Guia Completo de
# Aromaterapia

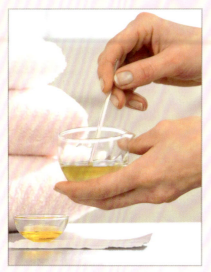
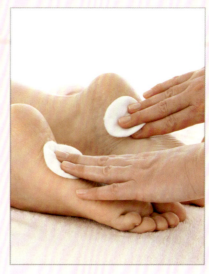
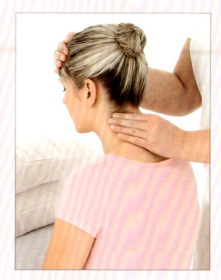
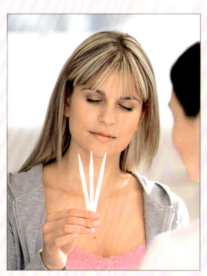
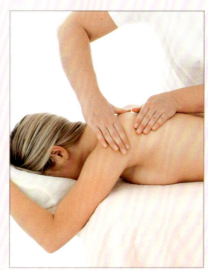
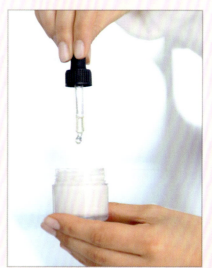
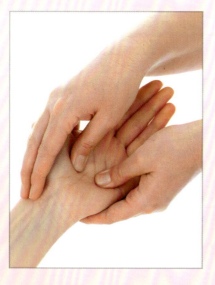
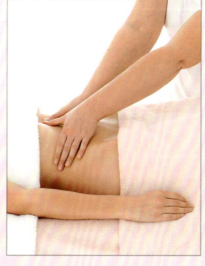
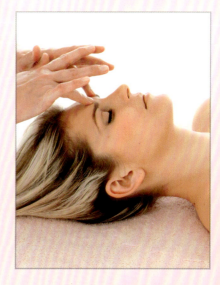

# Guia Completo de Aromaterapia

*Um curso estruturado para alcançar a excelência profissional*

## Joanna Hoare
com Sarah Wilson

Tradução
CLAUDIA GERPE DUARTE

Editora Pensamento
SÃO PAULO

**Dedico este livro a Philip, meu falecido marido, que adorava escrever, e às minhas filhas Debbie e Sammie.**

Publicado pela primeira vez na Grã-Bretanha em 2010 por Gaia Books, uma divisão da Octopus Publishing Group | Carmelite House | 50 Victoria Embankment | London EC4Y 0DZ
www.octopusbooks.co.uk

Todos os direitos reservados. Nenhuma parte desta obra pode ser reproduzida ou usada de qualquer forma ou por qualquer meio, eletrônico ou mecânico, inclusive fotocópias, gravações ou sistema de armazenamento em banco de dados, sem permissão por escrito, exceto nos casos de trechos curtos citados em resenhas críticas ou artigos de revistas.

A Editora Pensamento não se responsabiliza por eventuais mudanças ocorridas nos endereços convencionais ou eletrônicos citados neste livro.

Copyright © 2010 Octopus Publishing Group Ltd.
Copyright do texto © 2010 Joanna Hoare
Copyright da edição brasileira © 2010
Editora Pensamento-Cultrix Ltda.
1ª edição 2010.
2ª reimpressão 2019.
Joanne Hoare reivindica o direito moral de ser identificada como a autora desta obra

A preparação deste livro foi feita com enorme cuidado, mas as informações nele contidas não têm a intenção de substituir os cuidados médicos sob a supervisão direta de um médico. Antes de efetuar quaisquer mudanças no seu padrão de saúde, consulte sempre um médico. Peça sempre a opinião de um aromaterapeuta profissional antes de tratar de mulheres durante os 14 primeiros meses da gestação, particularmente se tiverem um histórico de aborto espontâneo. A aplicação das ideias e informações contidas neste livro depende apenas do critério do leitor, sendo de sua inteira responsabilidade e risco.

**Coordenação editorial:** Denise de C. Rocha Delela e Roseli de S. Ferraz
**Preparação de originais:** Roseli de S. Ferraz
**Revisão de provas:** Yociko Oikawa

---

Dados Internacionais de Catalogação na Publicação (CIP)
(Câmara Brasileira do Livro, SP, Brasil)

Hoare, Joana
   Guia completo de aromaterapia : um curso estruturado para alcançar a excelência profissional / Joana Hoare, com Sarah Wilson ; [tradução Claudia Gerpe Duarte]. – São Paulo : Pensamento, 2010.

   Título original: The complete aromatherapy tutor.
   ISBN 978-85-315-1608-5

   1. Aromaterapia - Guias, manuais, etc. I. Wilson, Sarah. II. Título.

10-02274            CDD-615.321

Índices para catálogo sistemático:
1. Aromaterapia : Terapia alternativa   515.321

---

Direitos de tradução para o Brasil adquiridos com exclusividade pela
EDITORA PENSAMENTO-CULTRIX LTDA., que se reserva a propriedade literária desta tradução.
Rua Dr. Mário Vicente, 368 – 04270-000 – São Paulo, SP
Fone: (11) 2066-9000
http://www.editoracultrix.com.br
E-mail: atendimento@editoracultrix.com.br
Foi feito o depósito legal.

# Sumário

Introdução 6

Como usar este livro 7

**1** As origens da aromaterapia 8

**2** A ciência dos óleos essenciais 18

**3** A escolha e a utilização dos óleos essenciais 36

**4** Lista de óleos essenciais 56

**5** A massagem aromaterápica 110

**6** Os sistemas corporais 158

**7** Aromaterapia para situações e problemas especiais 212

**8** Como se tornar um aromaterapeuta bem-sucedido 240

Índice Remissivo 250

Agradecimentos da autora 256

# Introdução

Há muito os óleos vegetais são reconhecidos pelas suas propriedades curativas. Eles têm sido usados ininterruptamente em toda
a Europa e no Extremo Oriente durante milhares de anos.

Há indícios no Ocidente de que os antigos egípcios extraiam óleo das plantas, bem como de que os gregos e os romanos os usavam tanto para higiene quanto para fins medicinais. No Oriente, há séculos, os óleos essenciais são usados como incenso e queimado nos templos.

Sou membro, examinadora e principal instrutora da International Federation of Aromatherapists (IFA) desde que a IFA iniciou os seus exames no Royal Masonic Hospital na década de 80. Como estou envolvida com a aromaterapia há mais de 30 anos, vi a medicina complementar, especialmente a aromaterapia, deixar de ser considerada superficial e ser agora aceita como uma das terapias alternativas mais populares.

Os praticantes que recebem treinamento hoje em dia aprendem que a aromaterapia é uma suave terapia holística que extrai o seu poder de cura do mundo vegetal, ajudando a restabelecer a harmonia e revitalizar as partes do corpo que estão funcionando inadequadamente. Os óleos utilizados têm a capacidade de equilibrar a mente, o corpo e as emoções, além de fazer com que as pessoas fiquem com uma boa aparência e se sintam bem.

Hoje em dia, a aromaterapia emprega os óleos essenciais para um efeito terapêutico, mas a aromaterapia clínica avançada utiliza os óleos essências para o alívio da dor, da insônia, das infecções e da depressão. As pesquisas claramente demonstraram que o olfato exerce um profundo efeito fisiológico, e que os óleos essenciais, ao atuar sobre o sistema nervoso, que é o sistema corporal mais facilmente perturbável no mundo moderno, ajudam a relaxar ou animar a mente. Tenho presenciado esse fato particularmente no meu trabalho voluntário com pacientes com câncer ao longo dos últimos 10 anos.

Este livro é uma fonte de consulta abrangente para todos os aspectos da aromaterapia e da sua capacidade curativa. Espero que você o aprecie.

*Joanna Hoare*

A **International Federation of Aromatherapists** é o mais antigo conselho diretor da Aromaterapia Profissional no mundo. A Federação é uma organização internacional e tem escolas de treinamento especializado e membros no mundo inteiro, e tem estado na vanguarda do desenvolvimento dentro da profissão da aromaterapia, sendo pioneira na utilização da aromaterapia nos hospitais, clínicas para os doentes terminais, unidades de tratamento intensivo e nos consultórios de clínica médica em geral.

Mais informações podem ser obtidas no website da IFA
**www.ifaroma.org**

# Como usar este livro

Este é um livro para qualquer pessoa interessada em conhecer ou trabalhar com a aromaterapia, quer você seja um estagiário ou já exerça a atividade de terapeuta.

A obra oferece um panorama completo da aromaterapia, propiciando-lhe uma base completa, inclusive o entendimento de como a aromaterapia funciona e o conhecimento necessário para que você possa usá-la.

Durante a leitura do livro, você tomará conhecimento das origens da aromaterapia e das principais figuras na sua história e no seu desenvolvimento.

Os princípios botânicos e químicos básicos que respaldam a aromaterapia são depois detalhadamente explicados, antes de um capítulo que ensina a escolher os óleos para cada cliente e como misturá-los com os óleos carreadores para a massagem.

Segue-se uma relação abrangente de óleos essenciais, que inclui informações sobre a origem de cada um deles, as propriedades da planta da qual é extraído, o método empregado na extração e listas de óleos complementares com a maneira como são normalmente mais utilizados.

Um capítulo sobre a massagem o conduzirá, passo a passo, ao longo de séries para o corpo inteiro, por meio de fotografias de um aromaterapeuta profissional, com ênfase na posição das mãos e dos dedos. O capítulo seguinte explica a anatomia básica, sistema por sistema, detalhando o funcionamento do corpo e como a aromaterapia pode ser usada para tratar cada órgão ou sistema.

Finalmente, você encontrará alguns capítulos que contêm informações sobre quais os óleos que devem ser utilizados para doenças e problemas de saúde específicos, e ainda indicações sobre o que você deve fazer para começar a exercer a profissão.

## O APRENDIZADO PASSO A PASSO

As séries de massagem aromaterápica são desmembradas em séries menores de passos, cada um acompanhado por uma fotografia que mostra exatamente como você deve mover as mãos para tratar a parte do corpo em questão. Este exemplo mostra as diferentes informações que você pode esperar encontrar, em cada sequência de massagem.

Fotografias de um aromaterapeuta que mostram exatamente como executar cada movimento.

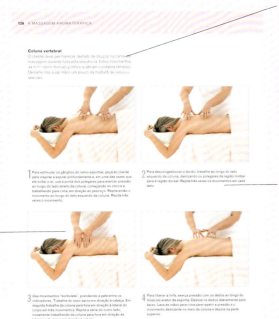

A introdução diz exatamente qual a parte do corpo na qual você estará trabalhando, que posição o cliente deverá assumir e qual a finalidade da série, ou seja, se é fazer a drenagem linfática, acalmar os nervos ou liberar a tensão.

As instruções o guiam, passo a passo, ao longo da técnica específica utilizada, explicando os movimentos que suas mãos e dedos deverão fazer e a pressão que você deverá empregar.

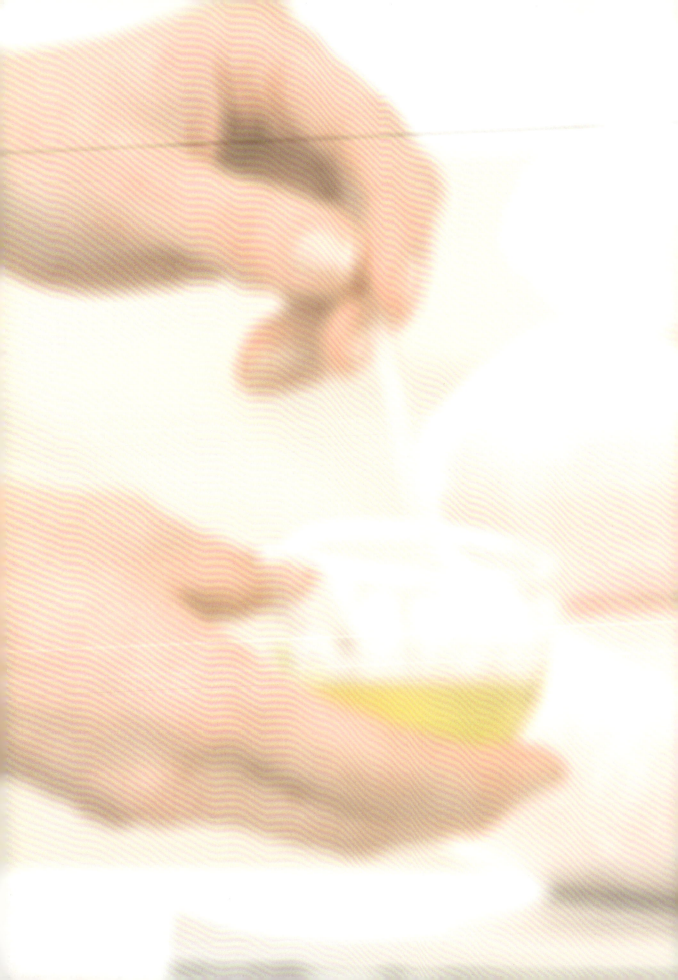

# As origens da aromaterapia

A moderna aromaterapia data dos idos da década de 1930 e do trabalho do químico francês René-Maurice Gattefossé, que fez experimentos com os óleos essenciais e percebeu o grande potencial de cura dos mesmos. Foi desses primórdios, e também do trabalho pioneiro realizado no século passado, que a aromaterapia evoluiu para a forma amplamente reconhecida de tratamento que é hoje. No entanto, a utilização da essência das plantas aromáticas precede Gattefossé em muitos milênios.

**Sua história e antecedentes** 10

**A aromaterapia nos dias de hoje** 14

**A aromaterapia como arte de cura** 16

# Sua história e antecedentes

Os extratos aromáticos das plantas são usados de forma terapêutica há milhares de anos, e a sua utilização remonta a todas as antigas grandes civilizações.

## O mundo antigo

Desde os primórdios da humanidade, a fumigação tem sido usada tanto nos rituais cotidianos quanto em cerimônias religiosas como expressão e lembrete de uma sacralidade que tudo permeia. A fragrância tem sido vista como uma manifestação da divindade na Terra, uma ligação entre os seres humanos e os deuses, meio e mediador, emanação da matéria e manifestação do espírito.

A Índia, onde os óleos essenciais são usados há milhares de anos, é provavelmente o único lugar no mundo onde essa tradição jamais foi perdida. Os templos indianos eram construídos quase inteiramente de sândalo para garantir que tivessem uma atmosfera aromática e, com uma história de mais de 10 mil anos, a medicina ayurvédica é a forma mais antiga conhecida de prática médica. O *Pen Tsao,* o livro médico mais antigo que sobreviveu até os nossos dias, é um livro chinês sobre ervas de autoria de Chen Nang, e data aproximadamente de 2800 a.C. Ele contém informações a respeito de mais de cem plantas. Além de usar as ervas aromáticas como medicamento, os chineses as utilizavam para mostrar respeito aos seus deuses, queimando também madeiras aromáticas e incenso com essa finalidade.

## Os egípcios

As origens da medicina aromática na Europa e no mundo ocidental recuam a mais de 6 mil anos, ao Egito e aos faraós. Os egípcios usavam um método conhecido como infusão para extrair o óleo de plantas aromáticas, e o incenso foi provavelmente uma das maneiras mais antigas de utilização das essências aromáticas. Os egípcios levavam muito a sério a higiene pessoal, e a receita mais antiga registrada de um desodorante para o corpo foi encontrada no Papiro de Ebers datado de 1500 a.C. Eles tinham experiência em massagem e usavam óleos de massagem perfumados depois do banho, sendo famosos pelo cuidado que tinham com a pele e pelos cosméticos. Os egípcios também eram especialistas em embalsamamento e utilizavam os óleos essenciais com poderosas propriedades antissépticas para que o tecido do corpo ficasse bem preservado durante milhares de anos. O famoso perfume kyphi era fabricado pelos egípcios, mas era mais do que um perfume por ser também antisséptico, balsâmico e tranquilizante.

As práticas egípcias influenciaram todo o Oriente Médio e a bacia do Mediterrâneo. Os babilônios misturavam perfume com a argamassa quando construíam os seus templos, arte que foi transmitida aos árabes, que erigiam as suas mesquitas da mesma maneira. O famoso templo do Rei Salomão em Jerusalém, concluído por volta de 960 a.C., foi construído com cedro e pedra.

Os mercadores fenícios exportavam valiosos unguentos e vinhos aromáticos para a região do Mediterrâneo e da península árabe, e voltavam das suas viagens ao Oriente trazendo os preciosos olíbano, canela, gengibre e mirra. O olíbano e a mirra foram duas das oferendas que os Reis Magos fizeram ao menino Jesus.

## O mundo clássico

Os antigos gregos usavam substâncias aromáticas nas casas de banho, e os óleos aromáticos eram amplamente utilizados para a saúde. Muito importante é o fato de os gregos terem assentado por escrito grande parte do seu conhecimento médico, o qual foi transmitido ao longo dos séculos. Hipócrates utilizou um grande número de medicamentos fitoterápicos, escreveu a respeito deles e fez comentários até hoje relevantes para a aromaterapia. Teofrasto escreveu o primeiro tratado sobre o odor, que foi chamado de *Tratado sobre os Odores.* Ele fez um inventário de todas as essências aromáticas gregas e importadas, e analisou maneiras pelas quais elas poderiam ser utilizadas. Pedânio Dioscórides escreveu o seu livro a respeito de medicina fitoterápica, *De Materia Medica,* no século I d.C., mas a obra permaneceu como o padrão de consulta médica do mundo ocidental durante pelo menos 1.200 anos depois da sua morte. Grande parte do nosso conhecimento médico atual a respeito das ervas medicinais procede de Dioscórides.

Os romanos obtiveram grande parte do seu conhecimento médico com os gregos e se dedicaram a aprimorar e intensificar o uso das essências aromáticas na higiene, na medicina e nos cosméticos. Galeno (c.130-200 d.C.), médico de vários imperadores romanos, contribuiu muito para a história da farmacologia.

## A Idade Média

Durante esse período, na Europa, nem o corpo nem as roupas eram lavadas com muita frequência, e ervas aromáticas eram espalhadas no chão para ajudar a disfarçar o cheiro. Os fabricantes de luvas impregnavam as suas mercadorias de óleos aro-

SUA HISTÓRIA E ANTECEDENTES **11**

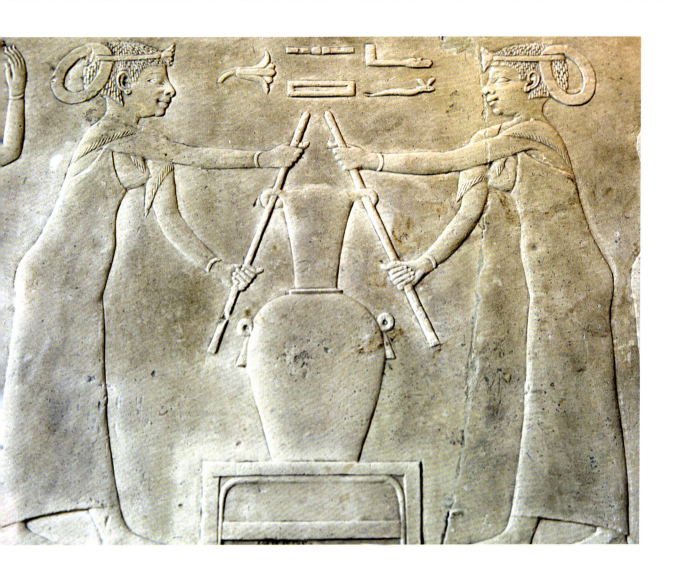

**Servas egípcias** prensando flores em um vaso para fabricar óleos medicinais e perfume. Os antigos egípcios extraiam o óleo das plantas aromáticas para usar como incenso, desodorante, na massagem e no embalsamamento.

**Ruínas da Casa de Banhos dos Quatro Ventos** (em primeiro plano). Os antigos gregos e romanos usavam óleos aromáticos nas casas de banho, para fins de higiene e, com o tempo, passaram a utilizá-los na fabricação de remédios e de cosméticos.

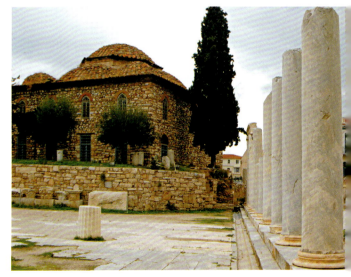

máticos, e está registrado que as substâncias aromáticas eram utilizadas dessa e de outras maneiras para ajudar as pessoas a sobreviver às epidemias da peste. As pessoas carregavam bolas perfumadas – laranjas espetadas com cravo ou pequenos buquês de ervas aromáticas – para repelir as infecções, particularmente a peste. Os médicos frequentemente usavam um "embornal" pela mesma razão. Está claro que extratos vegetais estavam sendo usados com êxito para uma variedade de problemas internos e externos. Em 1559, Conrad Gesner escreveu que os óleos essenciais tinham o poder de "conservar todas as energias e prolongar a vida".

Do outro lado do mundo, nas Américas, os astecas eram bastante conhecidos pelos seus medicamentos, e os conquistadores traziam de volta o conhecimento de outras plantas medicinais e óleos aromáticos. Os índios norte-americanos também usavam óleos aromáticos e produziam os seus próprios remédios fitoterápicos.

Paracelso, médico, cirurgião e alquimista do século XVI, foi a primeira pessoa a realizar e registrar a dissociação de agentes químicos ativos nas plantas, algo que é regularmente executado hoje de acordo com as normas farmacêuticas modernas. No século XVII, Nicholas Culpeper, botânico, especialista em ervas medicinais e médico, escreveu o famoso livro *Complete Herbal*, que as pessoas citam até hoje.

### AVICENA

Avicena foi um dos mais famosos médicos árabes numa época na qual a medicina árabe era a mais avançada do mundo ocidental. Ele nasceu em Bucara, na Pérsia, em 989 d.C. Foi responsável por aprimorar o então muito simples equipamento de destilação, meramente prolongando o comprimento do tubo de esfriamento e conferindo-lhe uma forma espiralada, possibilitando que o vapor esfriasse com mais rapidez e eficiência. Ele ainda refinou o processo, de maneira que um óleo essencial puro pôde ser obtido pela primeira vez. Consta que a sua primeira destilação bem-sucedida foi *Rosa centifolia*, realizada a partir de pétalas de rosas.

Avicena escreveu mais de cem livros, um dos quais foi sobre os efeitos benéficos da essência de rosas. As duas obras mais famosas de Avicena foram *O Livro da Cura*, que tratava das ciências naturais, da psicologia, da astronomia e da música, além de assuntos exclusivamente médicos, e o *Cânon da Medicina*, no qual ele resumia o conhecimento médico dos seus antecedentes gregos, romanos e árabes, acrescentando ao resumo as suas próprias constatações. No *Cânon*, ele relaciona nada menos do que 760 substâncias.

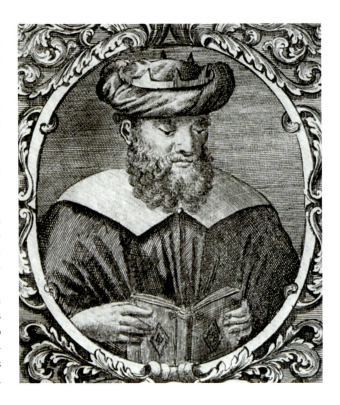

**Avicena** foi um médico do final do século X e no início do século XI cujo aperfeiçoamento do equipamento de destilação possibilitou que ele fosse a primeira pessoa a fabricar um óleo essencial puro. Ele tinha um interesse especial pela essência das rosas.

## Os pioneiros da aromaterapia

A aromaterapia como a conhecemos hoje em dia deve muito ao trabalho pioneiro de cientistas franceses e italianos durante os séculos XIX e XX.

A tuberculose foi um dia uma doença muito comum na França, e constatou-se que as pessoas que trabalhavam na manipulação de flores e ervas não contraíam doenças respiratórias. Essa constatação gerou o primeiro teste de laboratório registrado, em 1887, dos efeitos antibacterianos dos óleos essenciais, já que eram considerados responsáveis pela boa saúde dos trabalhadores. Isso deu origem à mais antiga pesquisa científica sobre os óleos essenciais e os seus efeitos nos micro-organismos, realizada na França por Chamberland e confirmada por Cadac e Meunier. Ela revelou que os óleos essenciais matavam micro-organismos da mononucleose infecciosa e da febre amarela.

O dr. René-Maurice Gattefossé, o qual, segundo consta, criou o termo *aromathérapie,* era químico. A sua contribuição para a história da aromaterapia é que, em 1910, ele queimou gravemente as mãos quando realizava um experimento no seu laboratório que resultou numa explosão. A sua ação reflexa foi mergulhar a mão num recipiente que continha óleo essencial de

# SUA HISTÓRIA E ANTECEDENTES

lavanda. Gattefossé descobriu que a dor nas mãos diminuiu e o processo de cura foi mais pronunciado por causa da sua inadvertida aplicação da lavanda.

Entre os anos de 1920 e 1930, cientistas italianos realizaram experimentos relacionados com os efeitos psicológicos dos óleos essenciais. O dr. Renato Cayola e o dr. Giovanni Garri debateram os efeitos dos óleos essenciais sobre o sistema nervoso, a pressão sanguínea, o ritmo respiratório e a frequência do pulso, já eles haviam estudado os efeitos estimulantes e calmantes desses óleos. Eles também observaram a capacidade de cada óleo essencial de destruir bactérias.

O dr. Jean Valnet, cirurgião do exército francês, utilizava os óleos essenciais como antissépticos para tratar de ferimentos e queimaduras graves durante a guerra da Indochina, que durou de 1948 a 1959. Depois da guerra, ele passou a exercer medicina na vida civil, usando óleos essenciais para tratar dos seus pacientes. Em seguida, começou a tratar pacientes de hospitais psiquiátricos com óleos essenciais e outros produtos fitoterápicos, obtendo um grande sucesso. Em 1964, escreveu *L'Aromathérapie*.

O Professor Paoli Rovesti fez pesquisas sobre os efeitos psicológicos dos óleos essenciais nos pacientes que sofriam de depressão e histeria. Em 1975, conduziu uma expedição arqueológica ao Paquistão a fim de investigar descobertas relacionadas com o uso de produtos de beleza pela civilização do Vale do Indo 5 mil anos atrás. No museu de Taxila, cidade localizada na base do Himalaia, ele encontrou um dispositivo de destilação ou destilador em perfeito estado de conservação, feito de terracota. A datação científica desse equipamento o colocou em 4000 a.C.

Mais ou menos nessa mesma época, a bioquímica Marguerite Maury estava pesquisando a utilização dos óleos essenciais para fins terapêuticos e cosméticos. Ela usava a massagem como a base da sua terapia médica/cosmética e escreveu um trabalho a respeito da maneira como as essências aromáticas atuam sobre o corpo físico, a mente e também sobre a pele. O seu conhecimento natural a respeito dos cuidados com a pele parece se apoiar amplamente em informações da Índia e da China antigas.

Grande parte das tendências atuais da aromaterapia tem as suas origens no trabalho de Marguerite Maury. A falecida Micheline Arcier conheceu Marguerite Maury em 1959 numa conferência sobre a terapia da beleza. Esse encontro fez com que Micheline Arcier dedicasse a vida à aromaterapia, tendo sido treinada tanto com Marguerite Maury quanto com o dr. Jean Valnet.

Micheline Arcier foi um dos primeiros centros de treinamento oficialmente reconhecidos pela sólida International Federation of Aromatherapists, que foi formada em 1985 como o principal órgão de aromaterapia no Reino Unido e no resto do mundo. O centro formulou com êxito os padrões da prática, assim como promoveu a aromaterapia igualmente para a profissão médica e para o público.

## MARGUERITE MAURY

Marguerite Maury (1895-1968) é conhecida como a mãe da prática da aromaterapia moderna. Ela foi uma pioneira na sua época, tendo começado a sua pesquisa na década de 1940 e continuado até a sua morte. O seu livro *Le Capital Jeunesse*, publicado pela primeira vez em 1961 e traduzido para o inglês com o título *The Secret of Life and Youth* por Daniele Ryman em 1964, é hoje em dia uma valiosa fonte de consulta para os aromaterapeutas. Maury trabalhou incansavelmente e descobriu o valor da zona ativa das partículas aromáticas, prestando atenção particular aos seus efeitos por meio da absorção pela pele e da inalação.

Ela tentou provar e demonstrar, por meio das suas pesquisas, os efeitos dos óleos essenciais, e fez palestras por toda a Europa, abrindo clínicas de aromaterapia em Paris, na Suíça e na Inglaterra. Ela ganhou prêmios internacionais em 1962 e 1967 pela sua pesquisa sobre óleos essenciais e cosmetologia. O seu trabalho continua a existir na moderna aromaterapia, e a profissão da aromaterapia será eternamente grata pela sua extraordinária contribuição.

**Nicholas Culpeper** catalogou centenas de ervas medicinais e, em 1653, publicou as suas constatações no seu *Complete Herbal*, que causou um profundo impacto na medicina.

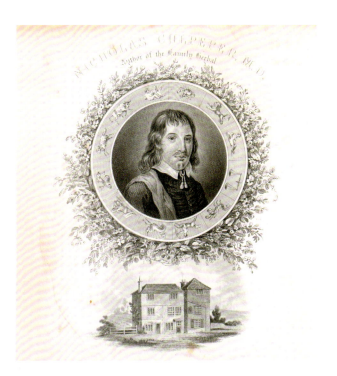

# A aromaterapia nos dias de hoje

À medida que a profissão médica tornou-se mais interessada em medicamentos alternativos, começaram a surgir mais indícios de que a aromaterapia funciona. Como resultado, os benefícios são hoje amplamente reconhecidos, e a aromaterapia está sendo levada mais a sério.

## Pesquisas e exames

As pesquisas e os exames clínicos em laboratórios de todo o mundo mostram os efeitos positivos da aromaterapia. Grande parte dessas pesquisas diz respeito ao poder antisséptico e antibiótico dos óleos essenciais e das suas propriedades alopáticas (que combatem a doença).

Quando aplicados de forma tópica, alguns óleos essenciais, entre eles o da melaleuca, possuem propriedades antibacterianas e antissépticas. Existe um forte argumento a favor do uso dos óleos essenciais nos hospitais. Como são antissépticos, podem ajudar a evitar a disseminação da infecção pelo ar, o que é um problema em muitos hospitais. O óleo de melaleuca tem sido estudado por curar várias infecções e indicado como sendo tão eficaz quanto os antibióticos para destruir o MRSA, o estafilococo dourado resistente à meticilina.

Desde o início da década de 80, pesquisadores da Warwick University, no Reino Unido, vêm estudando o olfato e a influência dos óleos essenciais quando inalados. Eles podem ser eficazes não apenas fisiologicamente, quando atuam sobre o problema físico efetivo, como também psicologicamente, quando atuam por meio do sentido do olfato e do efeito que este exerce sobre a mente. Muitas pesquisas demonstram que os óleos essenciais podem afetar positivamente a disposição de ânimo e a sensação de bem-estar, produzindo efeitos estimulantes ou relaxantes: o alecrim, por exemplo, atua como estimulante, e a lavanda atua como relaxante.

Pesquisas também estão sendo realizadas no campo do tratamento de pacientes cardíacos, do tratamento dos idosos e dos distúrbios do sono.

Quando aplicados à pele ou inalados, os óleos essenciais são absorvidos pela corrente sanguínea e metabolizados no corpo. A aromaterapia pode ajudar a acalmar a agitação e melhorar a qualidade de vida das pessoas que têm a doença de Alzheimer ou outros tipos de demência, de acordo com uma pesquisa publicada no *British Medical Journal*. É aventado que a terapia poderia ajudar a atenuar os problemas de comportamento comuns nas pessoas que sofrem de demência e ajudar as que têm câncer a encarar a vida de uma maneira mais positiva. Existe uma forte ligação entre o toque, a massagem e a sensação de bem-estar, e este é um dos princípios norteadores da aromaterapia.

## O papel da aromaterapia na medicina complementar

A aromaterapia se baseia em princípios holísticos, tratando da pessoa como um todo e não de um conjunto de sintomas. (A palavra "holístico" deriva do termo grego *holos*, que significa "total" ou "inteiro".) Trata-se de um processo muito humano, baseado no toque, na comunicação e na interação com as pessoas, em vez de um gesto automático em direção à caneta e ao receituário. Os terapeutas formam um quadro completo do caso dos clientes pedindo informações detalhadas a respeito do estilo de vida, da alimentação, da rotina de exercício, do histórico médico e da saúde em geral do cliente. A ideia é que se as pessoas estiverem envolvidas com os cuidados com a sua saúde e a recomendação fizer sentido para elas, o resultado tem a tendência de ser bem melhor.

Os óleos essenciais usados na aromaterapia são escolhidos para melhorar o bem-estar físico e emocional. Os óleos essenciais extraídos das plantas possuem propriedades terapêuticas especiais, que podem ser utilizadas para melhorar a saúde e evitar a doença. Eles podem ser usados junto com outros tratamentos como parte de uma abordagem integrada aos problemas de saúde. Entre alguns dos óleos populares usados hoje em dia na aromaterapia estão o de lavanda (reconfortante, calmante), o de alecrim (estimulante) e o de melaleuca (antisséptico). A aromaterapia também é popular nos tratamentos de beleza, onde os óleos essenciais são usados nos produtos para a pele e nos cuidados com o corpo, e nas massagens.

A aromaterapia é compatível com todas as outras terapias naturais, com a possível exceção da homeopatia. Acredita-se que alguns óleos essenciais possam anular os poderes de cura dos medicamentos homeopáticos. Não obstante, a maioria dos praticantes prefere se ater a uma terapia de cada vez. Se, por exemplo, um paciente estiver se tratando com um acupunturista e um aromaterapeuta ao mesmo tempo, nenhum dos dois saberá qual o efeito que o seu tratamento particular está causando.

**Assim que uma molécula de odor entra no nariz** ela pode afetar positivamente a disposição de ânimo, melhorando assim o bem-estar emocional, seja por meio da estimulação ou do relaxamento.

A AROMATERAPIA NOS DIAS DE HOJE **15**

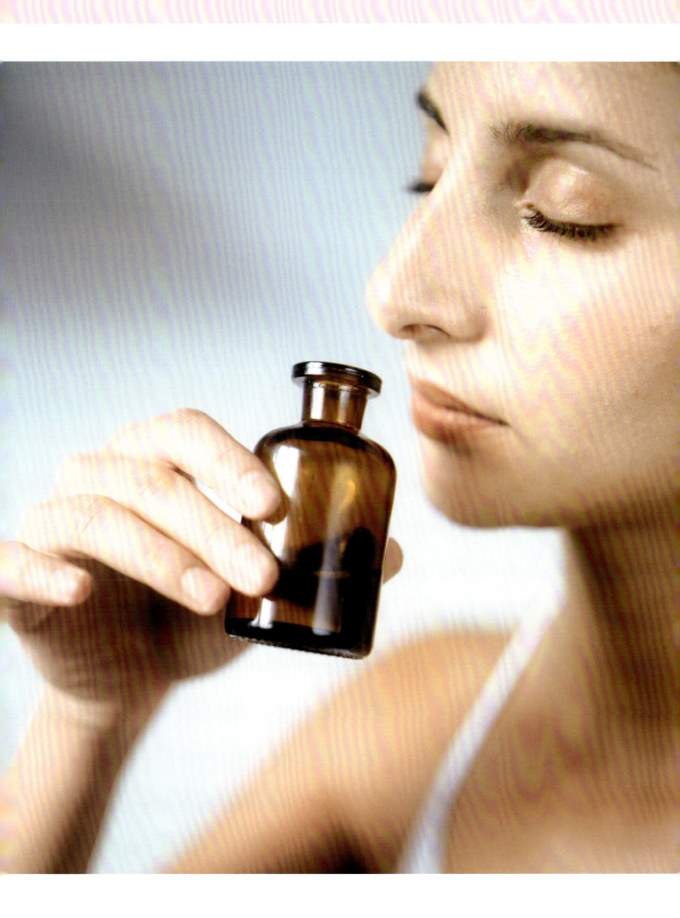

# A aromaterapia como arte de cura

Embora os óleos essenciais não devam substituir a medicina convencional, eles podem desempenhar um papel proeminente na manutenção da saúde em geral e do bem-estar mental.

## Os benefícios da aromaterapia

A aromaterapia é benéfica de muitas maneiras. Ela pode animá-lo quando você precisar ficar alerta ou promover a calma durante situações tensas e estressantes. Pessoas de todas as idades podem extrair benefícios do tratamento aromaterápico, seja para ficar curadas de algum problema ou receber uma injeção de ânimo. Os efeitos psicológicos da aromaterapia são incontestáveis.

A aromaterapia também é eficaz como medicina preventiva, tendo o poder de estimular o sistema imunológico e combater os efeitos negativos do stress. Com frequência, a vida exerce uma forte pressão no nosso corpo e na nossa mente: as longas horas diante da tela do computador, os alimentos excessiva-mente processados, o ar de baixa qualidade, a postura inadequada, a falta de sono e a pressão do tempo e do dinheiro cobram o seu preço. O stress e a doença frequentemente andam de mãos dadas; a expressão "biologia integral" com frequência é usada para descrever a maneira como os fatores físicos, ambientais e sociais interagem e afetam a nossa saúde e bem-estar de um modo geral.

Pesquisas demonstram que as terapias consideradas mais benéficas são as que incluem técnicas de massagem e relaxamento. Na realidade, uma das razões pelas quais a aromaterapia é tão popular hoje em dia é o fato de ela ser uma terapia relaxante e interativa que encerra benefícios maravilhosos sob o aspecto de incrementar o bem-estar e aliviar as tensões e preocupações que acompanham com tanta frequência o estilo de vida estressante.

A aromaterapia é regularmente utilizada para ajudar os problemas e o mal-estar físicos que podem ser provocados ou agravados pela vida do dia a dia. Tanto o óleo de hortelã-pimenta quanto o de eucalipto podem reduzir a dor associada à dor de cabeça, segundo pesquisadores na Alemanha. Eles descobriram que aplicar o óleo com uma esponja na testa e na têmpora reduzia a dor em mais de 50% dos casos. Os óleos essenciais, quer inalados, quer massageados na pele, podem ajudar a manter a concentração e os níveis de energia durante um longo dia de trabalho ou quando estamos lutando contra a exaustão ou o *jet lag*. Foi demonstrando que eles são eficazes para intensificar a atenção e a memória, bem como para ajudar a superar o TDAH (transtorno do déficit de atenção com hiperatividade). Pesquisadores nos Estados Unidos estão trabalhando em uma pesquisa para verificar se alguns odores podem ajudar na perda de peso.

Os óleos essenciais também podem ser úteis em um vasto leque de distúrbios físicos comuns, como a asma, os problemas menstruais e da menopausa, as dores muito ou pouco intensas, os problemas de pele como a acne e o eczema, e infecções como a cistite e a bronquite. A aromaterapia não se inclina a tratar de doenças mais graves como a epilepsia, o câncer ou a meningite,

**Ajude a reduzir a intensidade de uma dor de cabeça** pressionando contra a testa ou a têmpora um pano embebido numa combinação refrescante de óleos essenciais.

# A AROMATERAPIA COMO ARTE DE CURA

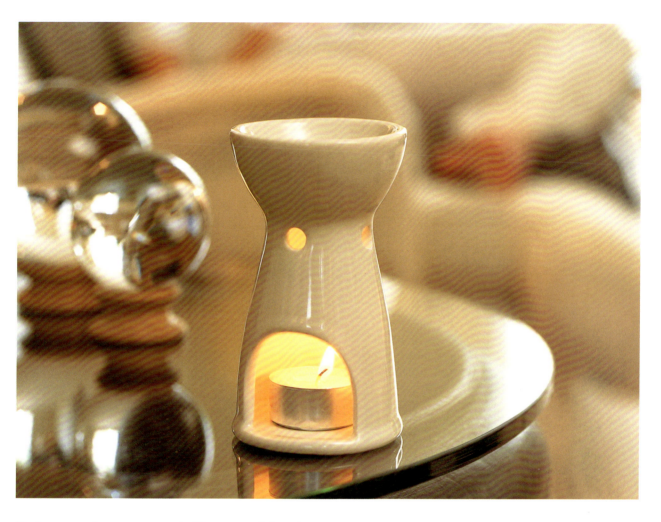

**Encher uma sala com o aroma de óleos essenciais** pode ajudar num vasto leque de problemas físicos e emocionais, trazendo, por exemplo, alívio para a dor de cabeça, intensificando a atenção e a memória, ou simplesmente relaxando-o depois de um longo dia.

embora possa ser muito útil para os pacientes que estão complementando o tratamento médico, desde que o praticante tenha a colaboração de um médico. O Capítulo 7 trata de como a aromaterapia pode ajudar nesses casos.

Quase todos os óleos essenciais são vendidos em frascos com conta-gotas, e eles não devem ser passados na pele sem ser diluídos. Uma exceção a essa regra ocorre quando tem lugar uma pequena queimadura ou picada. Nesse caso, uma pequena quantidade de lavanda (*Lavandula angustifolia*) ou melaleuca (*Melaleuca alternifolia*) pode ser usada. A frequência do tratamento depende muito da área da pele abrangida e da absorção do óleo essencial misturado. A reação à aplicação dos óleos essenciais varia enormemente de pessoa para pessoa e precisa ser levada em consideração.

## A ABORDAGEM HOLÍSTICA DA SAÚDE

Em *The Secret of Life and Youth*, Marguerite Maury ressalta que os tratamentos de aromaterapia por si só não são suficientes para nos proporcionar saúde, juventude e felicidade. Eles devem ser respaldados por um estilo de vida saudável e equilibrado, o que inclui ter uma alimentação saudável e equilibrada que seja rica em alimentos sazonais, não comer nem tomar bebidas alcoólicas em excesso, dormir bem e um número de horas suficientes, equilibrar as emoções e tentar levar uma vida livre de stress na qual você não corra constantemente de um lado para o outro. Poderá ser difícil fazer algumas dessas coisas, mas não existe nenhuma dúvida de que os seus clientes ficarão gratos por qualquer conselho que possa ajudá-los a ser mais felizes e que ajude os tratamentos a restaurar a vitalidade deles.

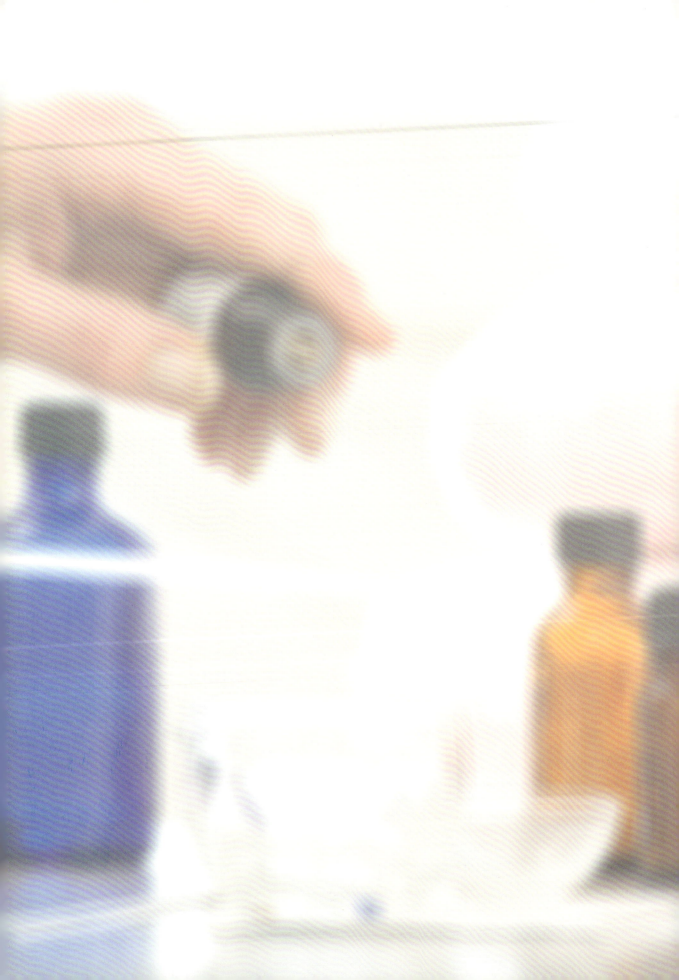

# A ciência dos óleos essenciais

Com o crescente interesse científico pela aromaterapia e a quantidade cada vez maior de projetos de pesquisa e trabalhos científicos que estão sendo publicados, é fundamental que os aromaterapeutas estejam bem fundamentados na ciência por trás da arte. Isso abarca a composição química básica dos óleos essenciais, os ciclos de vida das plantas e como as suas condições de crescimento afetam o óleo que elas produzem. Também é importante compreender algumas coisas a respeito dos mecanismos envolvidos na nossa percepção dos odores e das maneiras pelas quais os óleos essenciais são absorvidos pela pele, conhecimento inestimável quando se trata de escolher os óleos apropriados para o tratamento.

**Fundamentos da química** 20

**A anatomia e o metabolismo das plantas** 24

**Classificação das plantas** 27

**Plantas aromáticas** 29

**O sentido do olfato** 32

**Absorção pela pele** 34

# Fundamentos da química

Os óleos essenciais utilizados na aromaterapia têm sido descritos como um coquetel de substâncias químicas. A parte da química relevante para os óleos essenciais está relacionada com os tipos de moléculas que os formam, de modo que para entender a estrutura é preciso examiná-la no nível atômico e molecular.

## Os átomos

Os átomos são os componentes básicos de todas as substâncias no mundo físico; eles formam a menor unidade de um elemento capaz de existir em uma forma estável. O elemento é uma substância que consiste de átomos quimicamente idênticos. Como exemplo do tamanho de um átomo, a tampa comum de alumínio de uma garrafa é composta de aproximadamente 3.500 milhões de milhões de milhões de átomos do elemento alumínio. Cada elemento é designado por uma abreviação de uma ou duas letras. Os elementos mais importantes na aromaterapia são o carbono (C), o oxigênio (O), o hidrogênio (H), o nitrogênio (N) e o enxofre (S).

Embora os átomos sejam a menor unidade, eles são, por sua vez, formados por várias partes. Consistem de um núcleo, que contém prótons e nêutrons, e um ou mais elétrons que descrevem uma órbita ao redor do núcleo em uma série de camadas ou níveis. Os prótons têm uma carga elétrica positiva (+), os nêutrons não têm carga elétrica (0) e os elétrons têm uma carga elétrica negativa (-).

Os átomos se esforçam por alcançar a estabilidade, o que acontece quando existe um equilíbrio entre prótons positivos e elétrons negativos que produz uma carga elétrica total zero. Um átomo de hélio, com dois elétrons e dois prótons, é por natureza estável, mas a maioria dos átomos não é, de maneira que procuram se ligar a outros átomos para compartilhar elétrons, alcançar a estabilidade e complementar a sua última camada de elétrons para que fique completa (ver texto em destaque).

A estrutura do **hidrogênio (H)**, o átomo mais comum do Universo, tem a estrutura mais simples possível. Ele tem um próton (+) no seu núcleo e um elétron orbitante (-). Por conseguinte, o hidrogênio não tem nenhum espaço vazio na sua única camada externa.

O **hélio (He)** tem dois prótons (+) e dois nêutrons no seu núcleo e dois elétrons orbitantes (-). Não há espaços vazios na sua camada externa, de modo que este átomo é estável.

O **carbono (C)** tem seis prótons (+) e seis nêutrons no seu núcleo e seis elétrons orbitantes (-): dois na primeira camada e quatro na segunda. Por conseguinte, ele tem quatro espaços vazios na camada externa.

O **oxigênio (O)** tem oito prótons (+) e oito nêutrons (0) no seu núcleo e oito elétrons orbitantes (-): dois na primeira camada e seis na segunda. Por conseguinte, ele tem dois espaços vazios na camada externa.

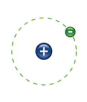

**Hidrogênio (H)**

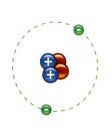

**Hélio (He)**

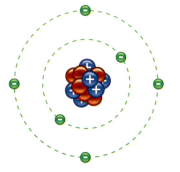

**Carbono (C)**

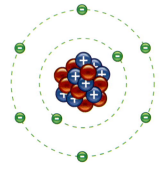

**Oxigênio (O)**

## Moléculas

Os átomos podem se ligar a outros átomos do mesmo tipo – as longas cadeias de carbono agrupadas são a base da vida na Terra – mas a maioria parece preferir a diversidade. Quando átomos de dois ou mais elementos diferentes se ligam para formar uma única substância, eles formam moléculas. A molécula de água, por exemplo, é formada pela ligação de dois átomos de hidrogênio e um de oxigênio ($H_2O$). Uma molécula é um composto, já que é composta de mais de um elemento, mas não é a mesma coisa que uma mistura: ela não pode ser separada e reter a sua identidade.

As propriedades de uma molécula dependem da natureza, do número e da disposição espacial dos átomos do elemento do qual ela é composta. Quanto maior a molécula, menor a sua volatilidade, ou capacidade de evaporação. As moléculas dos óleos essenciais são predominantemente pequenas, de modo que eles têm a tendência de ser voláteis, o que significa que se evaporam rapidamente.

## A composição química dos óleos essenciais

Quase todas as moléculas encontradas nos óleos essenciais são formadas por carbono, hidrogênio e oxigênio. À medida que os átomos se associam uns aos outros e se ligam, eles formam cadeias moleculares que se ramificam em formas que podem se tornar extremamente complexas. As duas estruturas que ocorrem com mais frequência nas moléculas dos óleos essenciais são unidades de isopreno, que consistem de uma cadeia ramificada de cinco compostos de carbono e anéis aromáticos. Estes últimos podem ser formados por apenas três átomos de carbono, mas cinco ou seis são mais comuns. O termo foi criado por causa do aroma adocicado de muitos compostos formados dessa maneira.

As propriedades químicas de um óleo essencial são geralmente determinadas por dois fatores:

- a natureza química das essências sintetizadas pela planta, que depende tanto da sua espécie quanto das condições nas quais ela é cultivada (ver p. 31).
- processo de extração. Por exemplo, o processo da destilação a vapor extrai apenas os componentes da planta que são voláteis e insolúveis na água. Os diferentes processos de extração são detalhados no Capítulo 3.

Existem duas classes principais de compostos nos óleos essenciais:

- os terpenos, formados apenas por carbono e hidrogênio.
- os compostos oxigenados, que incluem o oxigênio e também o carbono e o hidrogênio. Eles são classificados de acordo com o seu grupo funcional (ver p. 22).

## A ESTRUTURA DOS ÁTOMOS

Os elétrons orbitantes se organizam em camadas ou níveis ao redor do núcleo. A camada mais interna pode conter no máximo dois elétrons, e uma vez que ela esteja completa, os elétrons começam a se agrupar na segunda camada, que pode conter até oito elétrons; em seguida, quando a segunda camada por sua vez está completa, eles se reúnem na terceira camada, que pode acomodar mais dezoito elétrons, e assim por diante.

Os átomos visam ter uma camada externa de elétrons completa, o que eles conseguem ligando-se a outros átomos para perder, ganhar ou compartilhar elétrons da maneira mais eficaz. Se, ao estabelecer uma ligação, um átomo perde um elétron para outro para que ambos possam ter a última camada completa, e isso resultar em um dos átomos se tornar positivo e o outro negativo, diz-se que eles formaram uma ligação iônica. Se os átomos compartilharem elétrons a fim de completar a última camada, eles terão formado uma ligação covalente.

## Os terpenos

Os terpenos são uma família grande e muito importante de hidrocarbonetos aromáticos insaturados. (São chamados insaturados porque contém menos do que o número máximo de átomos de hidrogênio.) Os seus nomes podem ser reconhecidos pelo sufixo comum: -eno.

As moléculas de terpenos consistem de duas ou mais unidades de isopreno, e são classificadas de acordo com o seu tamanho:

- os monoterpenos têm duas unidades de isopreno e contêm 10 átomos de carbono (C10)
- os sesquiterpenos têm três unidades de isopreno e contêm 15 átomos de carbono (C15)
- os diterpenos têm quatro unidades de isopreno e contêm 20 átomos de carbono (C20).

Os terpenos ocorrem na estrutura química da maioria dos óleos essenciais (o óleo da melaleuca é composto aproximadamente por 30% de terpenos). Na maioria das vezes, eles são monoterpenos, cuja elevada volatilidade e odor pouco intenso significa que a contribuição deles não é muito grande. Os sesquiterpenos e os diterpenos ocorrem com menos frequência, mas são famosos pelo seu odor intenso. O cariofileno, por exemplo, é um sesquiterpeno que contribui para a fragrância característica de óleos bem diferentes, como o ylang ylang, a lavanda, o cedro de Atlas.

# Os grupos funcionais

Os óleos essenciais derivam a sua fragrância particular e propriedades terapêuticas da maneira como os átomos de hidrogênio, carbono e oxigênio que o compõem se combinam em diferentes compostos oxigenados. Estes se situam em vários grupos, conhecidos como funcionais, que compartilham determinadas características. Um único óleo pode conter dezenas de diferentes compostos de alguns ou de todos os grupos, com cada um contribuindo para o seu caráter individual.

## Aldeídos

O sufixo –al no componente de um óleo essencial indica a presença de um aldeído. A fragrância cítrica do capim-limão é muito familiar e reconhecível, e os aldeídos responsáveis por isso são o citral e o citronelal. Este último também é encontrado no *Eucalyptus citriadora*.

### Propriedades terapêuticas
- Anti-inflamatórios locais, com ação direta e indireta sobre a inflamação.
- Calmantes e reconfortantes, afetando diretamente o sistema nervoso central.
- Rubefacientes, aumentando o fluxo sanguíneo localizado.
- Produzem ação estimulante sobre as glândulas exócrinas do trato digestivo.
- Antissépticos aéreos, retardando a disseminação das infecções transmitidas pelo ar.
- Antifúngicos, possui poderosas propriedades antissépticas.

## Cetonas

O sufixo –ona indica uma cetona, como a verbenona (encontrada no alecrim) e a tujona (encontrada na tuia, no absinto e na sálvia). As cetonas são compostos hidrofílicos, o que significa que também podem ser encontrados nos hidrossóis depois da destilação a vapor das substâncias da planta (ver p. 40).

### Propriedades terapêuticas
- Exercem um efeito curativo e regenerativo na pele danificada, promovendo a formação do tecido.
- Apresentam uma ação mucolítica, tendo sido constatado que, quando atuam junto com outros grupos químicos, são eficazes para combater afecções mucopurulentas das vias respiratórias e do aparelho reprodutor.
- Os óleos essenciais com uma quantidade elevada de cetonas são úteis para a rápida reabsorção no tratamento de uma equimose extensa que tenha se seguido a lesões graves.
- Os óleos essenciais que contêm grandes quantidades de cetonas têm um efeito estimulante sobre o sistema nervoso central, mas podem apresentar um efeito neurotóxico depois de um uso prolongado.

## Alcoóis

O sufixo –ol indica um membro do grupo dos alcoóis, por exemplo, o linalol (no óleo de petitgrain e no de tomilho) e o gerariol (no óleo de rosa, no de gerânio rosa e no de palma-rosa). Esses óleos essenciais também contêm proporções substanciais de alcoóis monoterpenos.

### Propriedades terapêuticas
- Anti-infecciosos – antissépticos, bactericidas e antivirais.
- Diuréticos – aumentam a produção de urina.
- Imunoestimulantes – reforçam o sistema imunológico.
- Tonificam o coração – atuam sobre o sistema circulatório.

## Ácidos

Esse tipo de composto orgânico raramente é encontrado em quantidades significativas nos óleos essenciais. Os mais comuns são o ácido benzoico, encontrado no óleo de benjoim, e o ácido gerânico, encontrado no óleo de gerânio. O ácido tem uma baixa volatilidade mas, quando se combina com um álcool, é produzido um éster, que é um importante composto aromático.

## Ésteres

Essas moléculas são encontradas nos óleos essenciais como resultado da adição de um álcool a um ácido. Uma maneira de reconhecer um éster é por meio do sufixo –il no nome do álcool, e –ato no do ácido; por exemplo, a adição de ácido acético ao linalol produz o éster linalil. Os ésteres são geralmente muito frutuosos e fragrantes. Os que estão presentes nos óleos essenciais são altamente voláteis, ou seja, evaporam-se rapidamente quando expostos ao ar. O nível mais elevado de ésteres são produzidos quando as flores estão no auge da florescência.

### Propriedades terapêuticas
- Sedativos – exercem um efeito calmante direto no sistema nervoso central.

- Antiespasmódicos – alguns ésteres são poderosos espasmolíticos.
- Antifúngicos – alguns ésteres são ativos contra o fungo *Candida*; o acetato de linalil, por exemplo, encontrado em altas concentrações na lavanda, na *Salvia Sclarea* e no petitgrain. O gerânio contém ésteres que lhe conferem consideráveis propriedades antifúngicas.

## Fenóis

Como os fenóis compartilham algumas das propriedades dos alcoóis (mas não todas), eles têm o mesmo sufixo –ol, como, por exemplo, o timol e carvacrol, o que pode causar uma certa confusão. Algumas das moléculas mais benéficas para a utilização anti-infecciosa são fenóis. Um exemplo é o timol, encontrado no tomilho, e o eugenol, encontrado no manjericão.

### Propriedades terapêuticas
- Bactericidas, fungicidas, viricidas e parasiticidas.
- Altamente estimulantes, exercendo um acentuado efeito anti-asmático devido a sua ação dilatadora dos brônquios.
- Intenso efeito antiespasmódico na musculatura lisa.
- Imunoestimulantes.

## Óxidos

Como os óxidos geralmente derivam dos alcoóis, eles conservam o nome do álcool com a adição da palavra "óxido"; por exemplo, óxido de linalol. Um exemplo comum de um óxido encontrado nos óleos essenciais é o cineol, geralmente conhecido como 1,8 cineol, o principal componente do eucalipto.

### Propriedades terapêuticas
- Poderosos expectorantes.

## As lactonas e as cumarinas

As lactonas são conhecidas pelo nome vulgar, pois os nomes químicos são longos demais. Esses nomes tendem a terminar em –ina; por exemplo, a helenalina na arnica, mas também podem terminar por –ona; por exemplo, a umbeliferona, encontrada nas plantas umbelíferas como a cenoura e angélica. As lactonas exercem uma intensa ação cetônica (ver texto em destaque), o que é demonstrado pela sua poderosa ação mucolítica. As cumarinas derivam das lactonas, e o seu nome também costuma terminar por –ina ou –ona.

### Propriedades terapêuticas
- As lactonas estimulam o fígado.
- As cumarinas têm uma afinidade especial com o sistema nervoso central. Elas são:
- anticonvulsivas, calmantes e sedativas
- anticoagulantes
- sudoríparas – atuando sobre o sistema nervoso para estimular a transpiração.

## INFORMAÇÕES IMPORTANTES SOBRE AS LACTONAS E AS CUMARINAS

Se incorretamente utilizados, os óleos essenciais que contêm um elevado percentual de lactonas ou cumarinas são potencialmente neurotóxicos. Podem queimar a pele e sabidamente causam alergias de pele. Por sorte, eles estão presentes apenas em pequenas quantidades na maioria dos óleos essenciais.

As cumarinas e as **furocumarinas**, com quem são aparentadas, podem produzir a fotossensibilidade e não devem ser administradas antes de a pessoa tomar banho de sol ou se submeter a tratamentos com lâmpada ultravioleta. O **bergapteno**, a furocumarina existente na bergamota, é bastante conhecido pelo seu efeito de fotossensibilização. Acredita-se que ele afete o DNA das células responsáveis pela produção da melanina, pigmento da pele. A falta de melanina significa que a pele deixa de estar protegida contra os raios ultravioletas, o que pode causar queimaduras ou até mesmo câncer de pele.

## ADVERTÊNCIAS

A aplicação de uma grande quantidade de aldeídos na pele pode ter um efeito irritante ou sensibilizante.

Tenha um cuidado especial ao usar óleos essenciais que contenham uma grande quantidade de cetonas.

Os éteres também são identificados pelo sufixo "-ol", mas em aromaterapia o único éter importante é o anetol, que é encontrado em níveis elevados no óleo da semente de anis. O óleo é predominantemente espasmolítico e carminativo, sendo usado como digestivo.

Os fenóis podem causar uma reação febril (hipertermia). Todos os compostos fenólicos podem produzir uma leve toxicidade hepática, a qual se torna visível quando são usados em doses elevadas durante longos períodos.

A presença do cineol no *Eucalyptus globulus* significa que ele não deve ser usado nos bebês porque é forte demais e fecha os alvéolos pulmonares.

# A anatomia e o metabolismo das plantas

Todo aromaterapeuta deveria ter um conhecimento básico da anatomia das plantas e do seu ciclo vital para poder avaliar como a formação e o crescimento de uma planta influencia o estilo, a qualidade e o poder terapêutico do óleo que ela produz.

## As células e os tecidos

As plantas são compostas de diferentes tipos de células. Como as células dos animais, as células das plantas consistem basicamente de uma membrana celular que encerra o citoplasma e um núcleo, junto com estruturas definidas conhecidas como organelas, que desempenham várias funções na célula (ver a estrutura da célula humana na p. 160). Entretanto, ao contrário das células animais, as células vegetais são cercadas por uma rígida parede celular de celulose, que impede que a umidade escape da célula.

Uma organela de importância particular é o cloroplasto, que é encontrado principalmente nas células das folhas. Os cloroplastos contêm o pigmento verde clorofila (que deriva das palavras gregas *chloros*, que significa "verde", e *phyllon*, que quer dizer "folha"), que capta a energia da luz solar e desempenha uma função essencial na fotossíntese (ver p. 26).

As células estão organizadas em tecidos, que podem ser descritos de acordo com as suas funções:

- tecido de preenchimento (ou parênquima), que é um tecido mole com grandes espaços entre as células; ele às vezes segrega óleos ou resinas que interessam aos aromaterapeutas.
- tecidos de sustentação (ou colênquima), que são fibrosos/lenhosos e ajudam a sustentar a planta e transportar água e nutrientes.
- tecido glandular, que contém várias estruturas que produzem látex, mucilagem, resinas, óleos e assim por diante.

## O sistema radicular

O sistema radicular da planta tem duas funções e é tipicamente formado por dois tipos de raízes. Uma série de grandes raízes ramificadas ou uma única raiz longa e profunda (raiz mestra) fixa a planta no solo, e um grande número de raízes mais finas e fibrosas são responsáveis por absorver os minerais, os nutrientes e a água que são então transportados para as folhas para que sejam convertidos em nutrição para a planta (ver p. 26). As raízes também proporcionam uma maneira de armazenar nutrientes, e algumas plantas desenvolvem depósitos de armazenagem particularmente intumescidos (tubérculos): as batatas são um exemplo comum.

Além do verdadeiro sistema radicular, muitas plantas desenvolvem estruturas que podem ser confundidas com raízes porque as desenvolvem no nível do solo ou abaixo dele.

- Os rizomas são caules modificados, com uma série de nodos intumescidos, que crescem logo abaixo da superfície do solo, tal como o gengibre (*Zingiber officinale*).
- Os bulbos são brotos modificados usados como órgãos de armazenagem, tais como os membros da família da cebola (*Allium* spp.)
- Os cormos são caules intumescidos usados para armazenagem, como, por exemplo, o do croco (*Crocus* spp) e da castanha-d'água (*Eleocharis dulcis*).

**O tamanho, a forma e a estrutura das folhas** variam de acordo com o método utilizado por uma planta específica para processar a clorofila, para transportar e armazenar alimento e água, e para se defender. A clorofila é vital no processamento da luz solar para a fotossíntese.

# A ANATOMIA E O METABOLISMO DAS PLANTAS 25

**Corte transversal de uma flor**
Mostra as partes masculina e feminina envolvidas na fertilização e na reprodução.

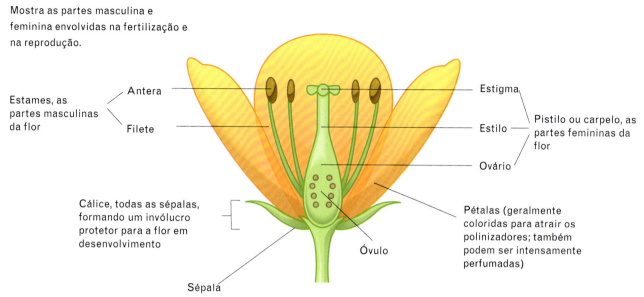

Estames, as partes masculinas da flor — Antera, Filete

Cálice, todas as sépalas, formando um invólucro protetor para a flor em desenvolvimento

Sépala

Estigma
Estilo
Ovário

Pistilo ou carpelo, as partes femininas da flor

Óvulo

Pétalas (geralmente coloridas para atrair os polinizadores; também podem ser intensamente perfumadas)

## O sistema aéreo

A parte da planta que fica acima do solo é conhecida como sistema aéreo. Ele consiste dos caules de sustentação, das hastes ou o tronco e os galhos, das folhas e, no caso da maioria das plantas, das flores.

## Os caules ou troncos

Eles proporcionam apoio estrutural para a planta e propiciam o meio pelo qual a água, os minerais e as substâncias de reserva (como a glicose) se deslocam pela planta através de tecidos especializados, chamados xilema e floema, que são contínuos ao longo de toda a raiz, dos caules e das folhas. Em algumas plantas herbáceas, tanto os caules quanto as folhas e as flores são aromáticos.

## As folhas

As folhas são os órgãos de respiração e transpiração da planta, realizando uma troca gasosa de uma maneira semelhante à dos pulmões humanos (ver A fotossíntese e a transpiração, p. 26). A estrutura, a forma, o tamanho e a textura variam enormemente de acordo com a adaptação particular delas para a fotossíntese, o metabolismo da água, o armazenamento dos nutrientes e para proteção. Muitas folhas são aromáticas.

## As flores, as frutas e as sementes

Embora haja exceções, quase todas as plantas se reproduzem sexualmente por meio da polinização, e o papel da flor é atrair polinizadores. A maneira como elas fazem isso depende do polinizador que desejam atrair, motivo pelo qual algumas flores têm pétalas fortemente coloridas, marcas atraentes ou (quando precisam de polinizadores noturnos) pétalas de uma brancura luminosa. O odor também tem um intenso poder de atração (ver Plantas aromáticas, p. 29).

As **brácteas** são folhas modificadas coloridas que protegem a flor de algumas plantas.
O **perianto** descreve o conjunto das pétalas e do cálice, especialmente quando não é possível distingui-los um do outro.
Em algumas espécies, as partes masculinas e femininas se formam em flores diferentes ou, até mesmo, em plantas distintas.

Depois que é polinizada, a função da flor deixa de existir. As pétalas caem (algumas podem permanecer durante algum tempo, mas mudam de cor para indicar que a polinização já ocorreu); o aroma esmorece. Essa característica explica a importância da escolha do momento certo de colher as flores para fabricar óleos essenciais.

As sementes que irão produzir a geração seguinte de plantas podem assumir uma profusão de formas, como, por exemplo, a de minúsculos grãos que são levados pelo vento para outros locais, a de nozes em um duro invólucro protetor ou a de caroços envoltos em um fruto suculento. Várias sementes e caroços fornecem óleos essenciais para a aromaterapia, entre eles os do abacate, da pimenta-do-reino e do damasco.

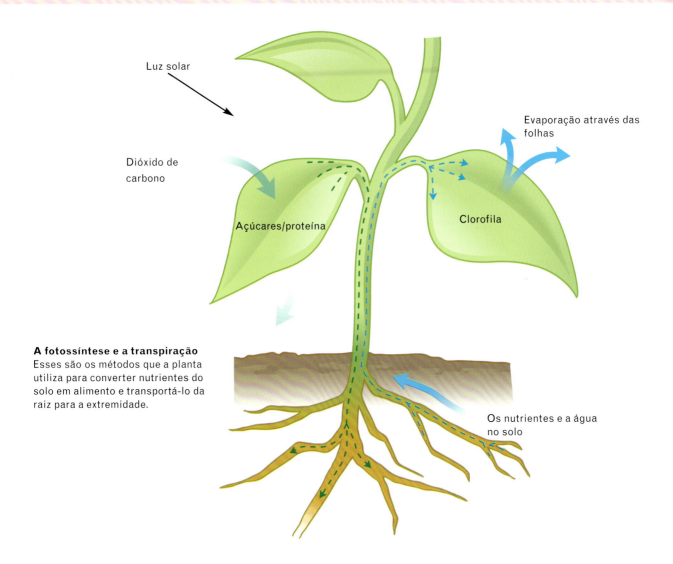

**A fotossíntese e a transpiração**
Esses são os métodos que a planta utiliza para converter nutrientes do solo em alimento e transportá-lo da raiz para a extremidade.

## A fotossíntese e a transpiração

Ao contrário dos animais, que obtêm energia dos alimentos que ingerem, as plantas verdes podem fabricar a sua própria comida metabolizando os elementos básicos numa série de processos físicos e químicos.

A fotossíntese é uma reação química que ocorre naturalmente nas folhas das plantas verdes quando são expostas à luz. Esse processo converte os nutrientes básicos que a planta absorveu através das raízes nos amidos, açúcares e proteínas que ela necessita para florescer.

A fotossíntese só pode acontecer se os seguintes fatores estiverem presentes:

- um suprimento de energia sob a forma de luz solar
- água
- dióxido de carbono, que vem do ar circundante e se espalha naturalmente pelo tecido da folha
- clorofila, o pigmento verde do cloroplasto.

Na presença da luz solar, que é captada pela clorofila, o dióxido de carbono reage com a água para formar um carboidrato (como a glicose do açúcar) e oxigênio. A planta decompõe então o açúcar a fim de obter a energia necessária para o seu crescimento e reprodução, liberando o oxigênio na atmosfera.

É a evaporação através das folhas que cria a sucção que puxa para cima a água e os nutrientes que ela conduz, que percorrem toda a extensão vertical da planta. Esse processo é conhecido como transpiração. A estrutura celular da planta permite então um fluxo de retorno dos nutrientes submetidos à fotossíntese em um processo denominado translocação.

Foi somente no século XX que surgiu uma explicação científica de como as plantas são capazes de aprisionar a luz do sol e convertê-la em energia química, embora até mesmo hoje algumas das etapas do processo ainda não sejam compreendidas.

# Classificação das plantas

A identificação das plantas é muito importante na aromaterapia; por exemplo, o óleo de lavanda extraído da *Lavandula angustifolia* não é o mesmo que o extraído da *Lavandula latifolia*. Além disso, o conhecimento da família à qual pertence uma determinada planta pode orientá-lo na escolha dos óleos e ajudá-lo a entender a maneira como eles funcionam.

## Como as plantas são classificadas

As plantas são classificadas de acordo com características compartilhadas que refletem o seu relacionamento natural e evolucionário com outras plantas. Essas características foram definidas a partir de pesquisas acumuladas e da interpretação da estrutura e do desenvolvimento das plantas realizadas por muitas gerações de botânicos. A classificação em geral se baseia em características como:

- a estrutura, o número e a posição das folhas no caule
- a forma e a posição das flores, e o número das suas partes componentes (pétalas, estames etc.)
- A estrutura do fruto.

Utilizando-se esses critérios, o reino vegetal se desmembra em uma série de agrupamentos cada vez mais específicos, de acordo com o número de características que cada grupo tem em comum.

A unidade básica é a **espécie**, que se abrevia como sp. (singular) e spp. (plural). As plantas individuais da mesma espécie compartilham uma ascendência comum, exibem uma estrutura e um comportamento praticamente idêntico e a sua natureza é relativamente estável.

As espécies estreitamente relacionadas que contêm características em comum são agrupadas no mesmo **gênero**. Os gêneros que têm características em comum são agrupados como uma **família**. As famílias são agrupadas dentro de uma **classe** e as classes dentro de uma **ordem**. Os três níveis de classificação que mais interessam aos aromaterapeutas são a família, o gênero e a espécie.

As plantas da mesma família tendem a produzir os seu óleos essenciais em partes particulares. As espécies das famílias Lamiaceae e Myrtaceae, por exemplo, produzem os seus óleos essenciais, na maioria das vezes, nas folhas. Já as da família Rosaceae produzem os seus predominantemente nas flores, e as espécies da família Rutaceae (que abrange todas as plantas cítricas) produzem os seus óleos essenciais nas flores, nos frutos e nas folhas.

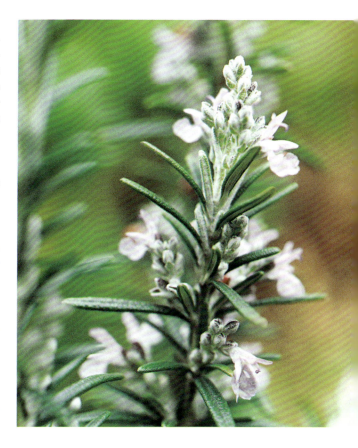

**A extensa família Lamiaceae** abarca muitas plantas herbáceas que produzem óleos essenciais muito proveitosos. Elas têm uma série de características em comum, entre elas a disposição das folhas e das inflorescências (quatro "pequenas nozes" cercadas pelo cálice.) A flor tem quatro ou cinco pétalas, sendo que a pétala maior, que fica embaixo, forma um lábio (o antigo nome dessa família era Labiatae ou "que tem lábio"). As flores normalmente ocorrem em densos aglomerados ou espiras perto da junção da folha com o caule e, em geral, têm quatro (raramente cinco) estames.

## Nomenclatura

O sistema dicotômico da nomenclatura das plantas, concebido por Linnaeus, nos permite identificar com precisão cada espécie de planta. Cada espécie recebe um nome botânico em latim composto por duas partes:

- O **nome genérico**, que identifica o gênero (como um sobrenome, ou nome de família, por exemplo, Bastos)
- O **nome específico**, que identifica a espécie (como um primeiro nome, por exemplo, Carlos).

A rosa-damascena, por exemplo, é *Rosa damascena*: *Rosa* é o nome do gênero e *damascena* é o nome da espécie. Foi convencionado que esses nomes devem sempre ser escritos em letras itálicas, e o nome genérico, mas não o específico, deve sempre começar por letra maiúscula. O nome da família também começa por maiúscula, mas não é escrito em tipo itálico.

O nome da espécie frequentemente pode fornecer uma pista útil a respeito da planta: *damascena* indica que essa rosa é originária de Damasco (ou pelo menos dessa área do Oriente Próximo). Um nome específico pode estar relacionado, entre outras características, com a primeira pessoa a identificar a planta, com a sua procedência ou com o seu hábito de crescimento. Reconhecer indicadores como *rubra* (vermelho) ou *officinalis* (usado para fins medicinais ou culinários) pode ajudá-lo a se familiarizar com esses nomes botânicos.

As espécies vegetais podem se dividir ainda mais, em várias categorias. Essas diferenças podem nem sempre ser visíveis para uma pessoa que não seja um botânico, mas podem influenciar o tipo e a qualidade do óleo produzido por uma planta.

**As subespécies (**subsp. ou subspp.) são uma subdivisão distinta de uma espécie que se desenvolveu de uma maneira diferente, frequentemente devido ao isolamento geográfico. O seu nome é escrito como, por exemplo, *Lavandula stoechas* subsp. *lusitanica*. Distinções de menor envergadura dentro de uma espécie podem ser rotuladas de **variedade** (var.) ou **forma** (f.), escrito como, por exemplo, *Lavandula stoechas* var. *rosea*, *Lavandula stoechas* f. *leuchantha*. A hibridização humana das plantas produziu muitos cultivares, reconhecidos como, por exemplo: *Lavandula stoechas* "Kew Red". Ver também Quimiotipos, p. 31.

A localização geográfica também é útil para a identificação dos quimiotipos. O óleo de manjericão das Ilhas Comoro é o quimiotipo metil chavicol, ao passo que o manjericão australiano tem o odor do quimiotipo linalol que é muito mais doce, sendo que este último quimiotipo é mais tranquilizante e relaxante enquanto o primeiro é útil para transmitir vivacidade, comentando-se com frequência que ele oferece um "sopro de oxigênio" ao cérebro cansado.

**O sistema dicotômico da nomenclatura das plantas atribui** a cada uma dois nomes latinos: um que identifica o gênero e outro, a espécie. Assim sendo, a semente de uva é conhecida como *Vitis* (que significa vinho) *vinifera* (que significa portadora de uva).

### OS PRIMEIROS SISTEMAS DE CLASSIFICAÇÃO

A taxonomia – a nomenclatura das plantas e dos animais, e a sua classificação em grupos (ou taxa) – é um dos mais antigos ramos da ciência. Vários sistemas de classificação foram propostos ao longo dos séculos. Na antiga Grécia, por exemplo, Plínio usou o tamanho e a forma para estabelecer três agrupamentos primários: as ervas, os arbustos e as árvores. Na Idade Média, as plantas eram agrupadas de acordo com a sua utilização: medicinais, comestíveis e venenosas. Muitos nomes vulgares que descreviam como plantas específicas eram usadas ainda são correntes, como a pulmonária (*Pulmonaria* spp.) para as doenças do pulmão.

No século XVIII, Carolus Linnaeus, o grande botânico sueco, instituiu uma classificação baseada no número de estames. O seu sistema foi suplantado, pois a ciência aprimorou a maneira como vemos o relacionamento das plantas umas com as outras, mas o seu sistema dicotômico de nomenclatura (anteriormente descrito), que substituiu os canhestros e confusos sistemas que o precederam, ainda é hoje o padrão.

# Plantas aromáticas

As substâncias aromáticas que as plantas produzem são parte do seu meio de sobrevivência. A natureza desse aroma varia de família para família, de espécie para espécie e até mesmo dentro de diferentes partes da mesma planta.

### Por que as plantas produzem substâncias aromáticas?

Acredita-se que as plantas produzem substâncias aromáticas – óleos voláteis, essenciais ou etéreos – por duas razões: como uma defesa, para evitar que os animais as comam, ou como um fator de atração, para garantir a polinização ou a disseminação das sementes. As plantas podem adotar uma dessas estratégias, ou ambas. A azaleia ocidental (*Rhododendron occidentale*), por exemplo, tem folhas fétidas destinadas a desencorajar os animais que poderiam comê-las e flores com um perfume doce para atrair os polinizadores.

### Defesa – o aroma nas folhas

As folhas de muitas plantas são cobertas por minúsculas células que contêm óleos aromáticos. Muitos desses óleos pertencem a uma família de compostos químicos conhecidos como terpenos (ver p. 21). Esses óleos não apenas tornam as folhas pouco apetitosas ou repugnantes para os animais que estão em busca de comida, como também se evaporam rapidamente nos dias quentes, esfriando a superfície das folhas. Além disso, acredita-se que alguns terpenos inibam o crescimento de plantas e sementes próximas quando levados para o solo em gotículas de água.

### Atração – o aroma nas flores

A fragrância, a cor e a forma das flores, quer individualmente, quer combinadas, servem para atrair os polinizadores. Algumas flores produzem uma fragrância que só é perceptível a uma curta distância, às vezes somente quando o polinizador já está pousado na flor; outras fragrâncias atraem polinizadores em distâncias muito maiores.

A natureza da fragrância de uma flor varia de acordo com o tipo do polinizador que ela deseja atrair. As fragrâncias destinadas a atrair abelhas e borboletas são normalmente doces e agradáveis, ao passo que as flores como o jasmim que floresce à noite (*Cestrum nocturnum*), que precisa atrair mariposas noturnas, têm um aroma mais pesado e enjoativo. Nem todos os odores destinados a atrair são agradáveis: algumas plantas exsudam um cheiro parecido com o de carne em putrefação para atrair moscas polinizadoras. É interessante observar a comunicação animal/humana; as moléculas que se evaporam, por exemplo,

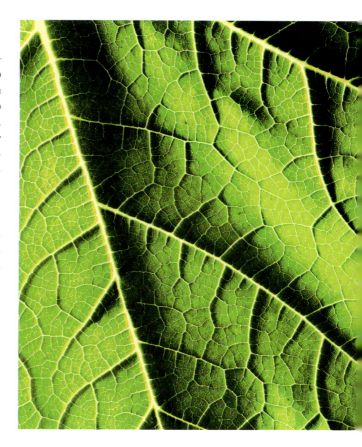

**A superfície de uma folha aromática** é coberta por células que contêm óleos aromáticos. Se você esmagar entre os dedos uma folha aromática, como a da hortelã-pimenta, as células liberam o óleo e você recebe uma maravilhosa golfada aromática.

podem irritar a boca de um animal que esteja pastando ou repelir certos insetos. Mas sabemos que as abelhas sentem-se particularmente atraídas pela hortelã e pela erva-cidreira.

A intensidade dos óleos aromáticos de uma planta também está relacionada com a maneira e o lugar onde ela cresce: algumas plantas aromáticas tropicais preferem o calor e o sol para exalar o seu inebriante perfume, ao passo que nos climas mais temperados os odores das plantas são mais sutis (ver *Terroir*, p. 31).

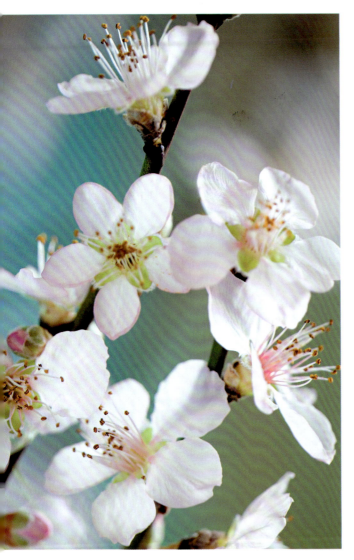

**A flor da amêndoa doce** (*Prunus dulcis* var. *amygdalis*) é a fonte de um óleo carreador de uso comum que é obtido a partir das sementes da planta por meio da prensagem a frio.

## Estruturas que produzem óleo

Células vegetais diferentes produzem tipos de óleo distintos. Isso explica as diferenças na composição química dos óleos voláteis produzidos na folha, no caule e na flor de uma planta. As essências fragrantes das flores são geralmente segregadas nas pétalas pelas células epidérmicas, ao passo que a produção de óleo por outras partes das plantas em geral envolvem pelos que segregam óleo.

A superfície de muitas plantas é pubescente, o que significa que é coberta por pelos (tricomas). Esses pelos podem ocorrer em toda a superfície da planta ou apenas em determinadas partes, como nas folhas ou no cálice da flor, podendo ainda ser finos ou ásperos. Os que foram concebidos para segregar óleo contêm tecidos secretores especializados, os quais se desenvolvem a partir de uma única célula epidérmica com um grande núcleo e um denso citoplasma (ver Células, p. 24).

Os pelos secretores podem ser **capitados** (ter cabeça uni ou bicelular) ou **peltados**, chegando a ter cabeça composta por dez células. Nos pelos peltados, as paredes das células terminando em cabeça se separam da cutícula externa, formando um espaço e causando a expansão da cutícula. É nesses espaços que o óleo é armazenado.

## Estruturas de armazenamento do óleo

O óleo é armazenado em várias estruturas nas plantas, e a capacidade da planta varia de acordo com a espécie, a idade, e a idade das suas células secretórias individuais.

### Células glandulares, pelos e escamas

Trata-se de protuberâncias uni ou multicelulares, ou "bolsos" na superfície da cutícula da planta. Entre as plantas que armazenam o óleo dessa maneira estão o tomilho (*Thymus vulgaris*), a manjerona (*Origanum marjorana*), o alecrim (*Rosmarinus officinalis*) e outros membros da família Lamiaceae.

### As células de óleo e as células de resina

Entre as plantas que dedicam células especiais (em alguns casos ainda vivas) ao armazenamento de óleos ou resinas estão os membros da família do loureiro (Lauraceae), como a canela (*Cinnamomum zeylanicum*) e a ravensara (*Ravensara aromatica*).

### Canais de óleo ou resina

Algumas plantas desenvolveram canais ou dutos tubulares, formados pela expansão dos espaços entre células glandulares vizinhas. Eles podem ser encontrados nas sementes das umbelíferas (Apiaceae) como a erva-doce (*Foeniculum vulgare*) e do coentro (*Coriandrum sativum*). As coníferas também possuem canais de resina a partir dos quais podem ser extraídas grandes quantidades de resina. Algumas resinas são coletadas por meio da "punção", que envolve perfurar a casca da árvore e coletar a resina quando ela começa a escorrer para fora.

### Reservatórios de óleo

Eles se formam quando as paredes das células secretórias se fragmentam, criando um pequeno saco que atua como um reservatório de óleo. (Esse processo é conhecido como formação de cavidade secundária, e o reservatório se chama reservatório lisigenoso.) Os membros da família cítrica são particularmente conhecidos pelos seus reservatórios de óleo.

### O *terroir* e os quimiotipos

A palavra francesa *terroir*, frequentemente utilizada na indústria do vinho, resume os efeitos das condições de crescimento de uma planta e, por conseguinte, do óleo essencial que ela produz. Essas condições incluem:

- o solo – o tipo de solo e a sua profundidade, estrutura, fertilidade e drenagem, as quais podem variar amplamente de acordo com a situação geográfica
- a localização – a altitude, o fato de o local ser ensolarado ou sombreado, abrigado ou desprotegido, plano ou inclinado
- as condições atmosféricas – a quantidade de chuva e a época do ano em que ela cai pode afetar diretamente o tamanho das flores e das sementes, bem como a concentração de substâncias químicas na planta. O vento também pode afetar o crescimento. As variações de ano a ano no mesmo local também podem ser importantes.

Amostras de óleo de plantas sob outros aspectos idênticas que crescem em diferentes regiões ou em condições distintas tendem a ter uma mistura diferente de compostos químicos. Essa diferença é descrita como um quimiotipo. Cada óleo essencial se caracteriza pelo seu quimiotipo. Para facilitar o entendimento, podemos pensar nisso como uma "receita" para o óleo que explica a mistura dos compostos que ele contém. Por exemplo, existem três quimiotipos principais de alecrim (*Rosmarinus officinalis*), que contém respectivamente: cânfora-borneol, 1,8 cineol e verbenona (ver Grupos Funcionais, p. 22). Os quimiotipos dessas plantas são com frequência escritos como, por exemplo, (*Rosmarinus officinalis*) ct. borneol.

**Assim como o *terroir* é um fator determinante** do tipo de vinho produzido pelas uvas numa videira, o tipo e a qualidade do solo, bem como a sua exposição às intempéries, exercem um efeito sobre as plantas que produzem óleos essenciais.

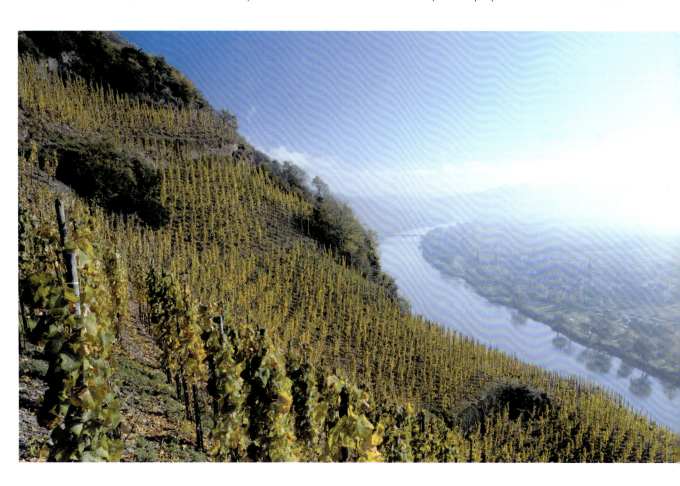

# O sentido do olfato

O sentido do olfato ou olfação desempenha um papel muito importante na aromaterapia. O sentido humano do olfato é ao mesmo tempo primitivo e sofisticado, oferecendo uma contribuição fundamental para a nossa saúde e sensação de bem-estar. A busca do mecanismo que ativa o nosso sentido do olfato e os sentimentos que ele desperta envolve uma jornada fascinante ao centro do cérebro.

## A fisiologia da olfação

A fim de que possamos sentir o cheiro de uma substância, ela precisa ser volátil, para que as suas moléculas possam penetrar nas narinas. A substância tem que ser solúvel em água, de maneira que possa se dissolver no muco dos seios nasais, fazendo assim contato com as células olfativas contidas no muco. A substância também precisa ser lipossolúvel, já que as membranas de plasma das fibras olfativas são em grande medida adiposas.

Quando o ar é sugado através do nariz, ele se aquece e quaisquer moléculas odoríferas, como a dos óleos essenciais, se dissolvem no muco, que cobre a mucosa das fossas nasais. Situado no alto, em ambos os lados da fossa nasal interna, aproximadamente na altura dos olhos, está o bulbo olfativo. Ele tem pouco mais de 1 cm de diâmetro e está coberto pela membrana mucosa. Esta membrana, denominada epitélio olfativo, é revestida em ambos os lados com um tecido especial, que é composto de cerca de 10 milhões de células olfativas cobertas por uma pequena camada de muco.

As células da membrana olfativa são células nervosas: esse é o único lugar no corpo humano onde o sistema nervoso central está exposto e em contato direto com o ambiente. Essas células nervosas são substituídas a cada 28 dias. Cada célula nervosa individual contém um feixe de seis a oito minúsculos pelos (ou cílios), que estão equipados com células receptoras. A estrutura das moléculas odoríferas é tal que elas se encaixam, como peças de um quebra-cabeça de tabuleiro, numa posição específica nas células receptoras. Os cientistas vêm estudando há um longo tempo a precisão com a qual as moléculas odoríferas estimulam esses minúsculos feixes de cílios antes de ser carregadas para o cérebro pelas células nervosas sob a forma de impulsos elétricos.

Os pelos presos às células nervosas – até 80 milhões deles – são capazes de conduzir uma grande quantidade de informações, mais do que qualquer outro processo analítico humano conhecido. Cada vez que respiramos, recebemos minúsculas informações a respeito do nosso ambiente. O sentido do olfato é altamente ajustado desde que nascemos, de modo que ele exerce um enorme efeito em nós a vida inteira.

## Como percebemos os odores

O sentido do olfato atua principalmente em um nível subconsciente. Ele pode ser dividido em duas categorias: primária (ou instintiva) e secundária (adquirida pela experiência).

### O sentido primário do olfato

Esta é uma parte do nosso kit de sobrevivência. O bebê aprende rapidamente a reconhecer o cheiro da mãe, e isso constitui parte do processo de formação do vínculo entre os dois. O sentido do olfato possibilita que identifiquemos odores relacionados com a comida ou o perigo. Na puberdade, somos atraídos de um modo subconsciente para parceiros sexuais por meio de odores hormonais chamados feromônios.

### O sentido secundário do olfato

Desde o momento que nascemos, o nosso sentido do olfato aumenta e se desenvolve à medida que nos tornamos cada vez mais conscientes de diferentes odores, reconhecendo-os e associando-os a experiências agradáveis ou desagradáveis. O vínculo entre o cheiro, as emoções e a memória é vital. Essa gama de percepções varia de pessoa para pessoa. Na perfumaria, o criador mais importante de um belo perfume é conhecido como "o nariz", sendo capaz de identificar até 3 mil fragrâncias diferentes. A pessoa pode levar 20 anos para desenvolver essa habilidade.

## A olfação e a aromaterapia

O ato de ouvir e o ato de ver requerem um estímulo energético na forma de som e de luz. O sentido do olfato, por outro lado, requer simplesmente a presença de uma molécula odorífera, que é registrada no cérebro quando o ar é exalado ou inalado. Os odores acentuados e penetrantes, como os do vinagre e da amônia, são carregados por um conjunto particular de células nervosas que respondem ao estímulo dessas moléculas, mas substâncias aromáticas prosseguem para o sistema límbico (como muitos outros estímulos) sem que o córtex cerebral as registre. Elas chegam aos centros de controle mais profundos do cérebro, o lugar onde estão armazenadas as informações a respeito dos odores.

# O SENTIDO DO OLFATO 33

**O sistema límbico** As moléculas odoríferas são detectadas nas fossas nasais pelas células nervosas, que enviam impulsos elétricos para o cérebro.

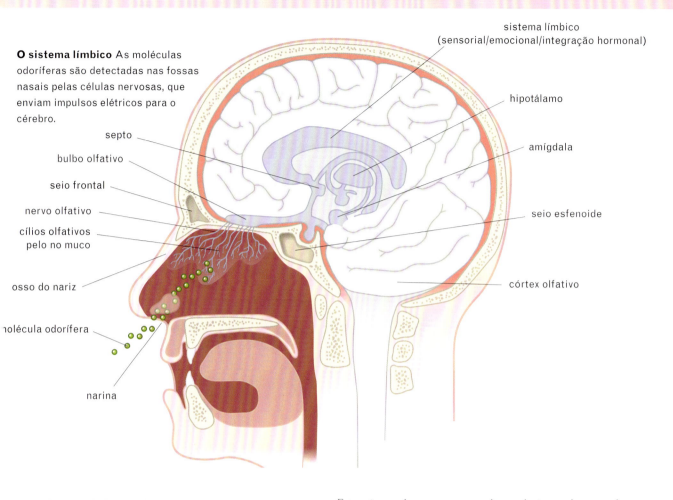

## O SISTEMA LÍMBICO

No que diz respeito à evolução, o sistema límbico (que um dia foi efetivamente chamado de cérebro olfativo) é uma das partes mais antigas do cérebro. Os seus principais componentes (a amígdala, o tálamo, o hipotálamo, as glândulas pituitária e pineal, e o hipocampo) estão associados de várias maneiras com as emoções, particularmente o prazer, a dor, a raiva, o medo, a tristeza e os sentimentos sexuais, bem como com a memória (tanto de longo quanto de curto prazo), com os padrões de comportamento, com o aprendizado e com a atividade mental. Alguns destes também desempenham um papel no controle das reações do corpo aos estímulos. A ligação direta entre as células receptoras olfativas e a região límbica do cérebro explica por que os odores podem produzir uma resposta emocional e reviver uma memória passada (as memórias olfativas perduram mais tempo do que as visuais). É por esse motivo que determinados odores podem trazer à lembrança memórias de tempos passados.

Em outras palavras, o nosso subconsciente recebe um odor e responde a ele antes que nos tornemos conscientes dele.

É essa interação direta com o sistema nervoso e o cérebro que confere aos óleos essenciais grande parte do seu poder terapêutico, especialmente na maneira como eles podem afetar a atividade mental e as emoções, que são controladas pelo sistema límbico.

Em parte por causa do seu complexo relacionamento com a memória e as emoções, a nossa percepção das fragrâncias individuais é bastante subjetiva, e o próximo capítulo (em particular as pp. 50-55) examina mais detalhadamente como os odores podem ser analisados e a importância de criar combinações ao mesmo tempo agradáveis e eficazes. Não se espera que os aromaterapeutas se tornem exímios "narizes", mas certamente precisam aprender a educar o nariz.

Ao longo das eras, os aromas têm sido usados para promover uma sensação de bem-estar e, quando corretamente usados, podem ser um poderoso instrumento capaz de favorecer a nossa religação com a natureza. Se o odor de um óleo essencial evocar algumas associações agradáveis, o efeito psicológico pode ajudar a equilibrar o corpo e a mente.

# Absorção pela pele

A pele é o maior órgão do corpo, e a sua capacidade de absorver óleos essenciais oferece ao aromaterapeuta a segunda principal maneira de introduzir no corpo as qualidades terapêuticas deles. A pele também é descrita como o sistema tegumentar do corpo.

### A permeabilidade da pele

A pele é responsável por aproximadamente 12% do total da nossa massa corporal, e uma das suas principais funções é impedir que substâncias estranhas entrem no corpo. Por conseguinte, a pele permite que muito poucas coisas a penetrem. Na realidade, até 50 anos atrás, partia-se do princípio de que a pele era totalmente impermeável. Entretanto, essa afirmação não é inteiramente verdadeira. Substâncias microscópicas (cujo tamanho seja, no máximo, duas vezes o da molécula típica dos óleos essenciais) podem ser assimiladas pelo corpo, especialmente quando são lipossolúveis, como é o caso dos óleos essenciais.

A primeira barreira importante à absorção é a epiderme. Esta é rompida pelos folículos pilosos e orifícios glandulares, e as moléculas hidrofílicas (que têm afinidade com a água) conseguem atravessar a epiderme através das glândulas sudoríparas da pele, enquanto as moléculas lipofílicas (que têm afinidade com a gordura) fazem o mesmo através das glândulas sebáceas. (A estrutura da pele e as suas diversas camadas são descritas em detalhe no Capítulo 6; ver p. 164.)

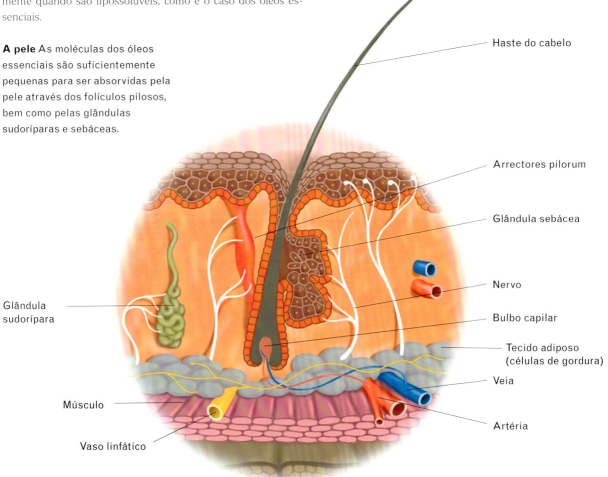

**A pele** As moléculas dos óleos essenciais são suficientemente pequenas para ser absorvidas pela pele através dos folículos pilosos, bem como pelas glândulas sudoríparas e sebáceas.

- Haste do cabelo
- Arrectores pilorum
- Glândula sebácea
- Nervo
- Bulbo capilar
- Tecido adiposo (células de gordura)
- Veia
- Artéria
- Glândula sudorípara
- Músculo
- Vaso linfático

A epiderme apresenta uma espessura variável, sendo mais espessa na sola dos pés e na palma das mãos, e mais fina nas pálpebras. A sua permeabilidade também varia: a pele da perna, por exemplo, é menos permeável do que a da testa ou a da parte interna do pulso.

## Debaixo da superfície

A epiderme não tem nenhum suprimento de vasos sanguíneos, mas depois que os óleos essenciais a atravessam e chegam à que fica logo embaixo, encontram o sem-número de vasos sanguíneos e o sistema linfático que formam uma densa rede nesse nível. Os óleos podem então penetrar nos sistemas circulatórios sanguíneo e linfático, e se deslocar rapidamente pelo corpo.

A absorção pela pele em vez de pelo sistema digestivo oferece a vantagem adicional de os óleos essenciais penetrar diretamente na corrente sanguínea, em de vez de passar primeiro através do fígado, que poderia filtrar parte do conteúdo deles. Além disso, como os óleos essenciais são lipossolúveis, são capazes de atravessar a barreira sangue-cérebro e, dessa maneira, penetrar no cérebro.

## O grau de absorção

Vários fatores influenciam o grau em que os óleos essenciais conseguem penetrar na epiderme. A pele que, por causa da idade ou por ter sido danificada pelo sol, está muito desidratada absorve os óleos com menos facilidade, já que as suas células-reservatório de óleos naturais diminuíram. O sexo das pessoas também faz diferença: a camada de gordura subcutânea adicional da mulher implica que a sua absorção de substâncias químicas lipossolúveis é em geral maior do que a do homem.

A principal variável de auxílio para os aromaterapeutas é a temperatura. A pele que está passando por uma intensa sudorese inibe a absorção, porque as glândulas sudoríparas não podem permitir que substâncias passem por elas enquanto estão exsudando umidade. A pele aquecida, por outro lado, é receptiva porque:

- o calor da pele reduz a viscosidade do óleo, favorecendo a sua absorção
- o calor faz com que os vasos sanguíneos na derme se dilatem, tornando mais fácil a entrada dos óleos essenciais na corrente sanguínea
- a maior velocidade do fluxo sanguíneo perto da superfície da pele acelera a distribuição dos óleos pelo corpo.

À medida que o grau de absorção aumenta, caso a pele esteja danificada ou enfraquecida, é muito importante evitar essas áreas, impedindo assim a sensibilização e a irritação da pele.

## Métodos de aplicação

Todos os pontos descritos até aqui enfatizam as vantagens da massagem aromaterápica como um meio agradável e eficaz de estimular a absorção. Uma alternativa frequentemente utilizada é a compressa, ou seja, tratar apenas de uma parte específica do corpo.

Os óleos essenciais são voláteis. Em alguns deles essa característica é bastante intensa, e eles se evaporarão rapidamente se isso lhes for permitido. Por esse motivo, é sempre aconselhável cobrir as partes do corpo do cliente que não estiverem sendo efetivamente massageadas. As técnicas da massoterapia são explicadas integralmente no Capítulo 5 (ver p. 110).

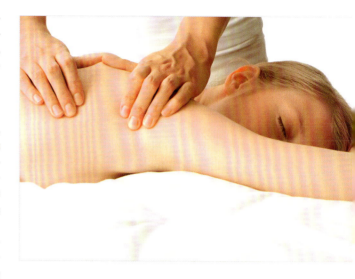

**A massagem aromaterápica** é um tratamento relaxante que estimula a penetração dos óleos essências na pele através das glândulas sudoríparas e sebáceas.

### O BANHO AROMATERÁPICO

A adição de óleos essenciais à água do banho é frequentemente recomendada como um tratamento caseiro (ver p. 150). O número de gotas sugeridas para uma banheira cheia de água (apenas de 6 a 8, e ainda diluídas em um óleo carreador) pode parecer muito pequeno para ser eficaz, mas a pele super-hidratada absorve os óleos com extrema eficácia, e o calor e o relaxamento do banho propiciam a penetração dos óleos na pele. Esse banho conta também com o bônus adicional da inalação dos óleos enquanto eles se evaporam no ar.

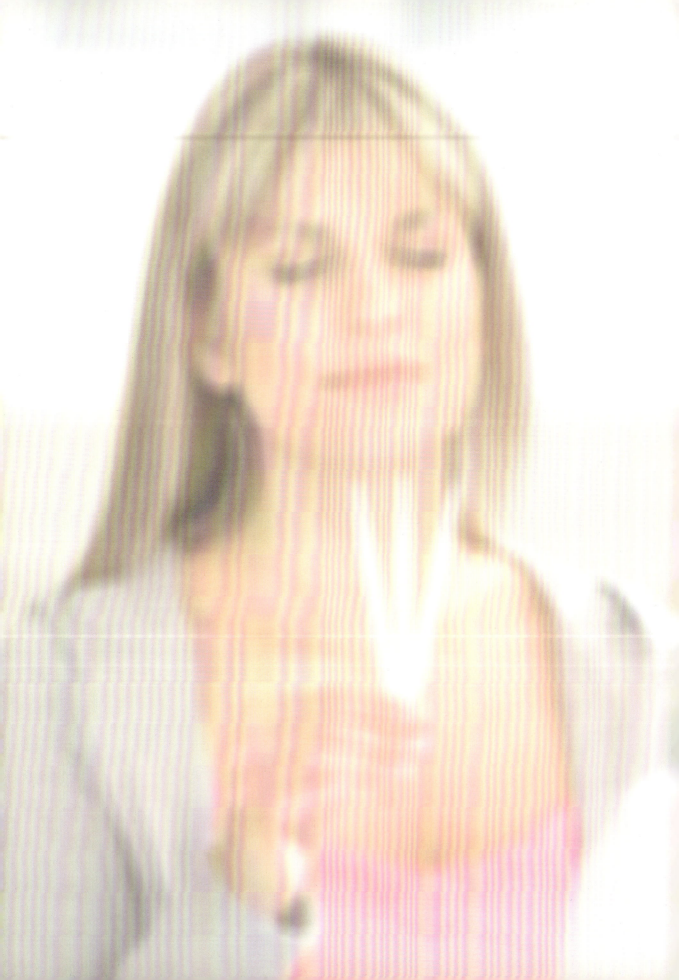

# A escolha e a utilização dos óleos essenciais

Os óleos essenciais são extraídos de uma gama enorme de plantas por meio de uma variedade de métodos. Conhecer tanto os métodos tradicionais demorados quanto os sistemas mais novos que envolvem um equipamento dispendioso explica por que os óleos essenciais são tão valorizados e, em alguns casos, tão caros. Uma vez extraídos, os óleos essenciais têm o poder de proporcionar alívio, relaxar, estimular e curar, mas para alcançar o potencial deles, o aromaterapeuta precisa aprender a arte de combiná-los com êxito.

**Fontes de óleos essenciais** 38

**A destilação** 40

**Outros métodos de extração** 42

**Como comprar os óleos essenciais** 45

**Os óleos carreadores** 46

**Como combinar os óleos essenciais** 50

# Fontes de óleos essenciais

Os óleos essenciais compõem apenas a parte mais minúscula da estrutura da planta. Diferentes quantidades de óleo são produzidas por diferentes espécies de plantas, e também por partes distintas de cada planta, motivo pelo qual a extração de alguns óleos é mais difícil do que a de outros.

## O que é um óleo essencial?

Os óleos essenciais são às vezes chamados de essências, mas isso não é totalmente correto. A essência é uma substância produzida em células secretórias especiais das plantas, que são encontradas nas folhas, nas flores, na casca ou nas raízes, ou ainda na polpa ou na casca das frutas, geralmente perto da superfície. As essências são armazenadas nessas células ou em células de armazenamento especiais. A essência só se torna um óleo essencial depois da destilação. Somente em alguns casos, como no dos óleos essenciais cítricos, a própria essência é utilizada (ver p. 44).

### PROPRIEDADES DOS ÓLEOS ESSENCIAIS
- Os óleos essenciais são em geral líquidos, embora alguns (como o de benjoim e o de rosa attar) sejam semissólidos.
- Apesar do nome, em geral não são oleosos.
- São voláteis, com diferentes graus de evaporação, e inflamáveis. Por conseguinte, devem ser sempre armazenados em um local fresco e mantidos longe do fogo.
- São solúveis no óleo e no álcool, embora formem apenas uma suspensão na água.
- São aromáticos, o que é importante nos tratamentos.
- São muito potentes quando não diluídos, de modo que são em geral diluídos com um óleo carreador ou gordura, ou então com álcool.

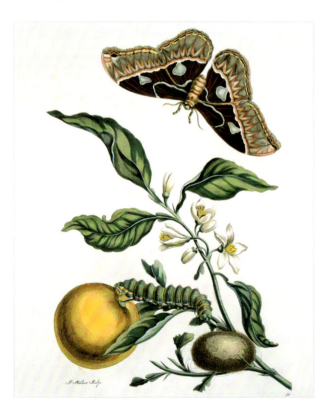

**A laranjeira-amarga** (*Citrus aurantium*) é a única planta que produz três diferentes tipos de óleo: o óleo de laranja-amarga da fruta, o petitgrain das folhas e o néroli das flores.

A maioria das plantas produz apenas um tipo de óleo, em uma parte específica. Por exemplo, o manjericão (*Ocimum basilicum*) e o pinheiro (*Pinus sylvestris*) fabricam a sua essência nas folhas, enquanto a cenoura (*Daucus carota*) produz a sua essência nas sementes. A laranjeira-amarga (*Citrus aurantium* var. *amara*), por outro lado, produz três tipos de óleo diferentes, que são extraídos por meio de três métodos distintos.

## Métodos de extração

Uma vez coletado, o material da planta precisa ser processado para que as suas essências sejam extraídas. Existem vários métodos diferentes, quase todos muito trabalhosos. Os processos de destilação e métodos alternativos serão descritos nas próximas páginas.

## Os produtos finais e os subprodutos

Os diferentes métodos de extração descritos nas páginas que se seguem variam no que diz respeito à sua adequação a determinadas plantas, e alguns produzem subprodutos que também são utilizados na aromaterapia ou na perfumaria.

# FONTES DE ÓLEOS ESSENCIAIS

## Vantagens e desvantagens dos principais métodos de extração

| Método de extração | Vantagens | Desvantagens |
| --- | --- | --- |
| Destillação | Método econômico de extrair grandes quantidades de óleo com um simples aparelho | Utiliza temperaturas elevadas, o que pode afetar a estrutura do óleo |
| Extração com solvente | Utiliza apenas baixas temperaturas, de modo que causa menos danos aos componentes do óleo | Pode conter resíduos de solvente |
| Extração com dióxido de carbono | Utiliza apenas baixas temperaturas, de modo que causa menos danos aos componentes do óleo | Muito dispendioso devido ao equipamento de alta pressão necessário |
| Extração com hidrocarboneto/processo fitônico | Rápido e preciso | Caro |
| Maceração | N/A | Lento e trabalhoso (raramente utilizado hoje em dia) |
| *Enfleurage* | Utiliza apenas baixas temperaturas, de modo que causa menos danos aos componentes do óleo | Muito demorado e trabalhoso |
| Expressão | O óleo submetido à expressão não é exposto ao calor | Este processo só pode ser usado para os óleos cítricos |

## Substâncias aromáticas derivadas da planta

| Destilação | | Expressão | *Enfleurage* | | Extração com solvente | | Maceração | |
| --- | --- | --- | --- | --- | --- | --- | --- | --- |
| ▼ | ▼ | ▼ | ▼ | | ▼ | ▼ | Álcool | Óleo |
| óleos essen- ciais | hidrossóis | essências (óleos cítricos) | pomadas | | extratos | resinoides | ▼ tinturas | ▼ óleos essenciais |
| | | | ▼ sabão | ▼ absolutos do *enfleurage* (pela extração do álcool) | ▼ concretos | ▼ óleos essenciais (por meio da destilação) | | |
| | | | | | ▼ absolutos | | | |

# A destilação

A destilação é uma técnica antiquíssima, tradicionalmente praticada artesanalmente, em pequena escala. Ela segue os mesmos princípios das bebidas alcoólicas como o conhaque ou o uísque.

## A preparação

As flores e as folhas geralmente necessitam de muito pouca preparação antes da destilação, embora às vezes precisem ser cortadas ou raspadas para fragmentar as paredes das células da planta e permitir que o óleo escape. Da mesma maneira, as frutas duras, as sementes e a casca podem ser reduzidas a pequenos pedaços ou a pó (um processo chamado cominuição) antes da destilação a fim de expor as células de óleo à água fervente. Algumas folhas, como as do patchuli (Pogostemon cablin), são postas para fermentar durante um breve período a fim de fragmentar as paredes das células.

A destilação envolve aquecer um líquido ou um sólido a uma temperatura na qual ele se vaporize, passando-o através do material da planta e depois esfriando o vapor, que agora contém as essências a ser extraídas, até que ele se condense novamente num líquido ou sólido. Dois tipos principais de destilação são usadas na produção de um óleo essencial: a destilação pela água e a destilação a vapor.

## A destilação pela água

O material da planta é colocado no recipiente da destilação, junto com uma quantidade suficiente de água, e a parte superior do destilador é firmada na posição adequada. À medida que o recipiente vai sendo aquecido, a água ferve, amolecendo a planta e liberando o óleo essencial das glândulas de óleo. O óleo se vaporiza, e o vapor (com as moléculas odoríferas) é carregado para cima e para dentro do condensador na corrente de vapor produzida pela água fervente. No condensador, o vapor de água e o vapor do óleo essencial se condensam nos seus respectivos líquidos, que são então coletados no receptáculo.

Por ser menos denso do que a água, o óleo essencial se separa, formando uma camada na superfície da água condensada. O óleo é então removido e, se necessário, tratado com sulfato de sódio anidro para eliminar qualquer água residual. O óleo é em seguida filtrado e colocado em recipientes adequados para ser armazenado e transportado.

## A destilação a vapor

Este é um processo semelhante, que emprega os mesmos princípios, mas o vapor de um *boiler* separado é injetado no recipiente de destilação e passado através do material da planta. A pressão do vapor é maior do que a da atmosfera, de modo que a sua temperatura é acima no ponto normal de ebulição de 100ºC. Os componentes voláteis que são insolúveis na água são arrastados no vapor, o qual, depois que é esfriado no condensador, é recolhido no receptáculo, como no caso da destilação pela água.

A destilação a vapor extrai os óleos essenciais com mais rapidez do que a destilação pela água, minimizando o dano aos compostos nos óleos. O método também é bom para a extração de compostos voláteis da família dos terpenos (ver p. 21).

Há também processos que são variações desses dois métodos principais. A destilação por vapor e água é um híbrido entre os dois, já que o vapor é gerado em um dispositivo separado e depois passado pelo destilador, onde estão o material da planta e a água.

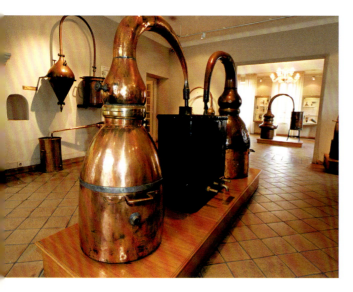

**Os antigos destiladores de cobre** eram muito decorativos e podem ser vistos no Musée International de la Parfumerie em Grasse, uma cidade francesa onde existe uma indústria de perfume desde o final do século XVIII.

**A maior parte dos óleos essenciais é produzida pela destilação,** cujo princípio envolve aquecer a parte relevante da planta, que libera o óleo como um vapor, o qual é então condensado no óleo essencial e na água no tanque receptor.

Água vaporizada e óleos essenciais

Planta que produz o óleo

Vapor ou água aquecida

Escoamento aquecido

Condensador resfriador

Influxo de água fria

Vapor esfriado e óleo essencial

Óleo essencial

Água floral (hidrossol)

A hidrodifusão é uma variação da destilação pela vaporização direta, sendo que a principal diferença é o fato de o vapor de água ser introduzido no alto do destilador e não na base. A condensação da mistura óleo/vapor tem lugar dentro do destilador, diretamente embaixo de uma bandeja perfurada que sustenta o material da planta que está sendo processado. As vantagens deste método são o baixo consumo de vapor, um tempo de processamento mais curto e uma maior produção de óleo.

## Redestilação (retificação)

Qualquer óleo essencial que contenha uma matéria não volátil pode ser purificado pela redestilação, seja pela vaporização ou pela extração a vácuo. A redestilação é conhecida como retificação e os produtos são conhecidos como óleos retificados. Os óleos essenciais podem ser redestilados em diferentes temperaturas – um processo conhecido como destilação fracionada – para a obtenção de certos componentes e exclusão de outros. A destilação fracionada é semelhante à destilação normal, mas o óleo essencial é recolhido em porções durante a redestilação em vez de ser continuamente coletado. Essas porções são chamadas de frações. A destilação fracionada do ylang ylang (*Canaga odorata*), por exemplo, produz o ylang ylang extra e o ylang ylang nº 1, nº 2 e nº 3. As frações da cânfora (*Cinnamomun camphora*) são conhecidas como branca, amarela e marrom (a fração marrom é considerada um óleo essencial perigoso e não é usado pelos aromaterapeutas).

A cobação é outro tipo de processo de destilação, usado principalmente para a extração da Rosa attar, redestilando a água da rosa e devolvendo-a ao destilado original.

## HIDROSSÓIS

O hidrossol (também conhecido como hidrolato ou água floral) é a água que resta depois que o óleo essencial foi removido de um destilado. Ele só pode ser produzido durante o processo de destilação e pode ser descrito como um destilado completamente não alcoólico. Os hidrossóis não são borrifos perfumados e tampouco são uma água à qual foram adicionadas gotículas de óleo essencial. Não podem ser fabricados sinteticamente no laboratório. Entre os exemplos estão a água de rosas e a água de lavanda.

No livro *Medical Aromatherapy*, o dr. Kurt Schnaubelt comenta que os hidrossóis aromáticos contêm componentes hidrossolúveis e voláteis de uma planta que frequentemente lhes confere uma fragrância semelhante à do óleo essencial, porém não tão intensa. A sua composição também é diferente, sendo mais rica em componentes compatíveis com a água e desprovida de substâncias como os terpenos. Isso torna os hidrossóis aromáticos altamente toleráveis, anti-inflamatórios e antissépticos.

O uso dos hidrossóis está se tornando agora mais popular na aromaterapia. Alguns são usados como tonificantes ou, no caso da melaleuca (*Melaleuca alternifolia*), para limpar o pé antes de uma massagem aromaterápica.

# Outros métodos de extração

Os outros principais métodos de extração geralmente envolvem lavar ou imergir o material da planta em um gás ou solvente que absorva os óleos essenciais da planta, às vezes junto com outras substâncias.

## Extração com solvente

Este é um processo suave quando comparado com a destilação porque exerce um efeito menor na disposição dos compostos dos óleos essenciais. É empregado no caso de plantas cujos óleos essenciais seriam degradados pela destilação, o que se aplica quando a planta:

- não pode ser aquecida, por exemplo, o jasmim (*Jasminum officinale*)
- contém baixas concentrações de óleo, como, por exemplo, a rosa (*Rosa centifolia*)
- contém material resinoso, como por exemplo, o benjoim (*Styrax benzoin*).

Os óleos extraídos com solvente têm uma fragrância mais rica; porém, componentes não voláteis, como cera e corantes vegetais, são extraídos junto com os óleos essenciais.

O material aromático é colocado num recipiente fechado que contém um solvente orgânico (acetona, benzeno, propanona ou hexano) que "dissolve para fora" o óleo, as ceras naturais, o material resinoso, a clorofila e outros pigmentos. O resíduo da planta é repetidamente lavado com o solvente para maximizar a produção. A solução resultante é conhecida como um **extrato**.

O solvente é então removido colocando-se o extrato num destilador com uma pressão reduzida, o que baixa o ponto de ebulição do solvente de maneira que apenas um calor suave é necessário para expelir o solvente do extrato, mas não o óleo essencial.

Quando esfria, o extrato concentrado se solidifica e assume uma consistência cerácea chamada de **concreto**, que é formada por até 50% de cera inodora. A cera é removida lavando-se o concreto com álcool, no qual os óleos essenciais se dissolvem. A mistura de álcool é então esfriada e filtrada, e o álcool removido pela extração a vácuo. O resíduo final é chamado de **absoluto** (ver texto em destaque).

Se o resíduo da extração inicial for resinoso, ele é chamado de **resinoide**. O benjoim (*Styrax benzoin*), a mirra (*Commiphora myrrha*) e o olíbano (*Boswellia carteri*) são resinoides. Quando contêm um número suficiente de componentes aromáticos voláteis, muitos resinoides produzem óleos essenciais quando destilados. Como os concretos, os resinoides são empregados na perfumaria como fixadores para prolongar o efeito da fragrância. Eles são sempre notas de fundo.

## A extração com dióxido de carbono

A extração supercrítica (ou hipercrítica) com dióxido de carbono é um método relativamente novo. Ela emprega o dióxido de carbono em uma pressão muito elevada para dissolver os óleos essenciais de um vasto leque de plantas. O método tem várias vantagens.

- O óleo essencial não é afetado pelo calor
- A extração é quase instantânea (leva apenas alguns minutos) e é completa
- Como o solvente é praticamente inerte, não ocorrem reações químicas entre o solvente e as substâncias aromáticas.

Em comparação, a destilação a vapor chega a levar 48 horas, sempre deixa para trás alguns resíduos de óleos essenciais e muitas substâncias são oxidadas no processo. Na extração com dióxido de carbono, todo o processo tem lugar em uma câmara

### ABSOLUTOS

Os principais absolutos que interessam aos aromaterapeutas são o da rosa (*Rosa damascena* ou *R. centifolia*), o do jasmim (*Jasminum officinale* ou *J. grandflorum*) e o do néroli (flor de laranjeira; *Citrus aurantium*). O poder aromatizante e terapêutico dos absolutos é muito intenso, e eles em geral precisam ser usados em concentrações mais baixas. São normalmente coloridos e, em geral, mais espessos e viscosos do que os óleos essenciais. O absoluto da rosa, por exemplo, pode se solidificar na garrafa à temperatura ambiente, mas logo se liquefaz novamente quando aquecido na mão.

## OUTROS MÉTODOS DE EXTRAÇÃO 43

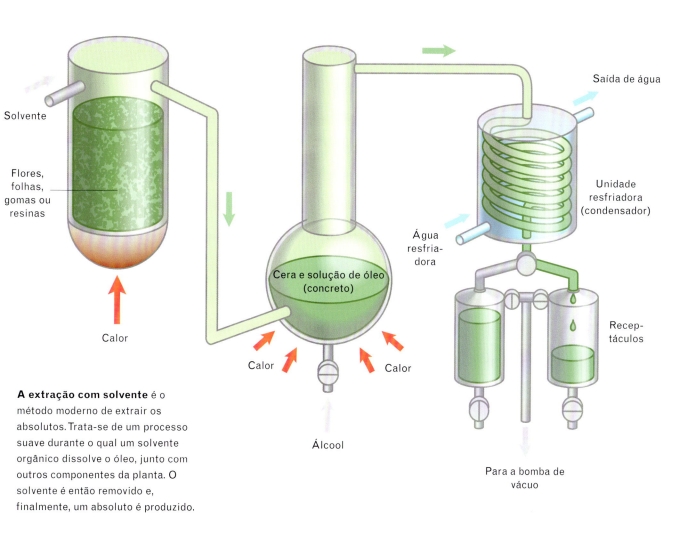

**A extração com solvente** é o método moderno de extrair os absolutos. Trata-se de um processo suave durante o qual um solvente orgânico dissolve o óleo, junto com outros componentes da planta. O solvente é então removido e, finalmente, um absoluto é produzido.

fechada, o que significa que até mesmo as frações mais voláteis e frágeis da fragrância podem ser coletadas. Embora o equipamento seja grande e extremamente dispendioso, existem várias instalações ao redor do mundo que utilizam esse tipo de processo, e todas produzem um óleo de excelente qualidade.

### A extração com hidrocarboneto

Este método utiliza um hidrocarboneto como solvente, como o éter do petróleo ou o hexano, para extrair resinoides de materiais naturalmente resinosos como os bálsamos, as resinas, as oleorresinas e as óleo-goma-resinas, como o olíbano e a mirra. Os resinoides podem ser líquidos viscosos, semissólidos ou sólidos, e ter uma natureza não cristalina.

### O processo fitônico

Este é um método novo, altamente eficiente e econômico de extração com solvente que emprega solventes amigos do ambiente, abaixo da temperatura da sala e em um aparelho vedado, para extrair óleos essenciais (fitóis) das plantas. O método garante que os componentes extremamente delicados e sensíveis ao calor do óleo essencial não sejam nem perdidos nem alterados durante a extração.

### A maceração

Para macerar em álcool, o material da planta (adequadamente fragmentado) é misturado com álcool de uma graduação apropriada e depois colocado em um recipiente fechado e mexido de vez em quando até que todas as substâncias solúveis em álcool tenham passado da planta para o álcool. Em seguida, este último é filtrado e ajustado para corrigir a intensidade do odor e colocado para amadurecer (como o vinho) até que o seu buquê esteja perfeitamente harmonioso e representativo da sua fonte natural. Isso se chama **tintura**.

Macerar no óleo envolve colocar o material da planta em óleo quente, o que absorve a essência aromática dele. Um novo material do mesmo tipo substitui repetidamente o antigo até

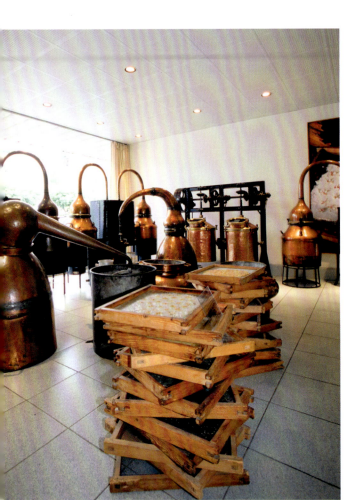

que o óleo fique perfumado. Esse era o método tradicional de extrair a fragrância das pétalas de rosa na Pérsia, e a perfumaria francesa Fragonard em Grasse ainda utiliza esse tipo de maceração (seguido da filtragem para extrair os óleos essenciais).

## O enfleurage

Este método tradicional de extrair os óleos essenciais da melhor qualidade de flores delicadas como a violeta, a rosa e o jasmim está hoje quase obsoleto, embora a Parfumerie Fragonard ainda obtenha os seus óleos dessa maneira.

Placas de vidro em uma moldura de madeira, chamadas de chassi, são revestidas de uma fina camada de gordura, geralmente banha de porco ou gordura de boi purificadas. Pétalas recém-colhidas são espalhadas à mão sobre as molduras, que são empilhadas. À medida que a gordura vai absorvendo a essência das pétalas, as pétalas esmaecidas são substituídas por novas. O processo é repetido até que a gordura não possa mais absorver óleo, o que pode levar muitos dias (três semanas no caso do jasmim). A gordura aromática resultante é chamada de **pomada** e

**No método tradicional do *enfleurage*,** delicadas flores recém-colhidas são espalhadas em camadas sobre a gordura e empilhadas. Ao longo de muitos dias, as pétalas são renovadas até que a gordura não seja mais capaz de absorver óleo.

lembra um perfume em creme. A extração do óleo é feita diluindo-se a pomada em álcool e depois evaporando este último. A gordura remanescente é usada comercialmente na fabricação do sabão. Esse processo laborioso e caro foi amplamente substituído pela extração com solvente.

## Expressão

A expressão só é usada no caso das plantas da família cítrica e, a rigor, ela produz uma essência e não um óleo essencial. O processo é semelhante ao de prensar a frio utilizado na extração do azeite de oliva virgem especial das azeitonas.

Todos estamos familiarizados com o borrifo de óleo que é liberado quando fazemos uma incisão ou tiramos raspas da casca de uma laranja ou de um limão. Isso acontece porque o óleo da fruta cítrica é contido em pequenos sacos logo debaixo da casca.

A expressão manual envolve cortar as frutas pela metade, removendo a polpa e embebendo as cascas na água morna para amolecê-las. Elas são então emborcadas ao redor de uma esponja. Isso rompe as células de óleo e libera o óleo, que é absorvido pela esponja. Quando saturadas, as esponjas são comprimidas, o óleo é recolhido em um recipiente e depois decantado.

Esse processo foi amplamente suplantado por métodos mecânicos. Um depósito alimentador joga as frutas inteiras em um tambor giratório que contém fileiras de pregos grandes que lhes retiram a casca externa, a qual é em seguida comprimida para a extração da essência. Esta, por sua vez, é rapidamente separada dos outros materiais, mas a possibilidade de que a ação das enzimas afete a qualidade do óleo é maior. O processo (conhecido como escarificação) é geralmente levado a termo numa fábrica que produz sucos de fruta para maximizar os lucros utilizando-se todas as partes das frutas.

A expressão é especialmente vantajosa para a obtenção de notas de frente (ver p. 50), como a bergamota (*Citrus bergamia*) e o limão (*Citrus limon*), que são muito voláteis.

## A escolha do método de extração

Diferentes óleos essenciais são criados por meio de uma variedade de processos de extração. A escolha do tipo de extração depende da natureza do material da planta no estado natural e, embora 90% dos óleos essenciais utilizados pelos aromaterapeutas sejam obtidos pela destilação, algumas plantas são delicadas demais para passar por esse processo, como o jasmim e a violeta. Plantas resinosas como o benjoim precisam ser submetidas à extração com solvente, e algumas frutas cítricas precisam ser submetidas à expressão.

COMO COMPRAR OS ÓLEOS ESSENCIAIS  **45**

# Como comprar os óleos essenciais

As propriedades terapêuticas de um óleo essencial depende da sua composição química. Para garantir que os óleos que você está usando sejam puros e tenham o efeito desejado, é importante adquirir produtos de marcas bem-conceituadas e ficar atento à possível venda de óleos adulterados.

### Por que comprar óleos de alta qualidade?

Os óleos essenciais de alta qualidade são frequentemente muito caros, o que é um reflexo de uma série de fatores:

- o tempo e o esforço envolvidos no cultivo das plantas
- o tempo e o esforço envolvidos na colheita das plantas, o que depende em grande medida das partes da planta que são usadas e do seu conteúdo de óleo
- os custos da produção; os processos de extração são frequentemente realizados em uma escala relativamente pequena e são demorados e trabalhosos, além de precisar de um equipamento especializado.

Ao comprar óleos essenciais de alta qualidade, você poderá ter certeza de que eles contêm os componentes corretos nas proporções certas, e ainda que terão as propriedades terapêuticas desejadas. Os óleos sintéticos e diluídos são menos previsíveis e se inclinam a ser menos eficazes do ponto de vista terapêutico.

Os óleos puros contêm centenas de componentes químicos que interagem quando são misturados, acentuando as suas propriedades individuais num processo conhecido como sinergia (ver p. 50). Esse processo não acontece se forem usados óleos sintéticos.

### Adulteração

Como a produção dos óleos puros é extremamente dispendiosa, óleos mais baratos estão conquistando o seu lugar no mercado, mas a qualidade deles é, em geral, inferior devido à adulteração. Os principais métodos utilizados para adulterar os óleos essenciais são os seguintes:

- adicionar um óleo mais barato ou fazer uma diluição com álcool ou outra base alcoólica
- adicionar um produto sintético
- substituir o óleo em questão por outro óleo essencial mais barato.

**O tempo e o esforço** necessários para a produção de óleos essenciais de boa qualidade significa que eles podem ser dispendiosos. É importante ter em mente que existem no mercado óleos adulterados mais baratos e que esses óleos não serão tão eficazes quanto os óleos puros mais caros.

Práticas como adicionar o lavandin, mais barato, ao óleo de lavanda, ou adicionar um óleo de menta mais barato (*Mentha arvensis*) ao óleo de hortelã-pimenta são, lamentavelmente, difundidas. Mais preocupante é a utilização de produtos substitutos ou sintéticos "de natureza idêntica": descobriu-se casos em que o óleo de cássia continha o aldeído cinâmico sintético, e o "óleo de tomilho vermelho" pode ser completamente sintético. Se o óleo não for o que você acredita que ele seja, a eficácia dele, e até mesmo a segurança, poderão ficar comprometidas.

Os óleos essenciais são usados para muitas outras finalidades além da aromaterapia, entre elas como aromatizantes alimentares e determinados processos industriais. A International Standards Organization (ISO) e a Associacion Française de Normalisation (AFNOR), definiram padrões para os óleos essenciais no nível industrial, mas pode ser difícil determinar a qualidade dos óleos utilizados na aromaterapia, embora a maioria das formas de adulteração possa ser detectada por meio de uma análise realizada por cromatografia a gás. Tudo o que foi dito enfatiza a importância de comprar os óleos com um fornecedor bem-conceituado que faça os seus próprios testes de controle de qualidade.

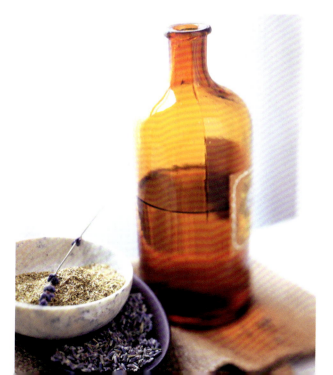

# Os óleos carreadores

Os óleos essenciais são concentrados demais para ser aplicados diretamente na pele, de modo que primeiro são misturados com um óleo mais leve cuja finalidade é diluí-los e facilitar a sua aplicação. Esses óleos mais leves são conhecidos como óleos carreadores. Os óleos desse tipo utilizados na aromaterapia são extraídos de substâncias vegetais, nozes ou sementes.

## Tipos de óleos carreadores

Os óleos carreadores são fixos, ou seja, não evaporam e têm pouco odor ou são inodoros. São geralmente produzidos por meio da prensagem a frio (ver p. 44). Embora uma certa quantidade de aquecimento e esfriamento esteja envolvida, as temperaturas em geral não excedem os 60°C, de modo que as características do óleo permanecem em grande medida inalteradas. Existem três tipos principais de óleos carreadores:

- **Óleos fixos básicos**, como os de amêndoa, semente de uva e caroço de pêssego. Esses óleos são pálidos, não são excessivamente viscosos e têm muito pouco cheiro. Podem ser usados no corpo e no rosto, com ou sem a adição de óleos essenciais.
- **Óleos fixos especializados**, como o de abacate, jojoba e germe de trigo. São em geral mais escuros, mais viscosos e mais pesados. São normalmente usados em pequenas quantidades, combinados com óleos carreadores mais leves.
- **Óleos macerados**, como os de calêndula e cenoura. São mais adequadamente descritos como extratos vegetais e, devido à maneira como são produzidos (ver texto em destaque), possuem propriedades terapêuticas adicionais. São particularmente bons para a pele, e podem ser acrescentados, em pequenas quantidades, a uma mistura ou aplicados sozinhos à pele.

### A PRODUÇÃO DE UM ÓLEO CARREADOR POR MEIO DA MACERAÇÃO

É possível extrair os componentes lipossolúveis das plantas medicinais macerando-se as plantas em óleo vegetal. Partes selecionadas das plantas são cortadas em pedaços e adicionadas a um tanque contendo um óleo carreador básico (frequentemente de girassol). Agita-se a mistura delicadamente durante algum tempo antes de colocá-la debaixo de um sol forte durante vários dias. Esse processo transfere todos os compostos lipossolúveis (inclusive os componentes químicos do óleo essencial) para o óleo no qual a planta está macerando. A mistura é então filtrada para que seja realizada a remoção da parte da planta que se deseja desprezar.

## Como comprar e armazenar os óleos carreadores

É importante utilizar óleos carreadores de boa qualidade, de preferência que tenham sido produzidos pela prensagem a frio sem o emprego de substâncias químicas. Quanto mais processado é um óleo, menos vitaminas ele conservará. A refinação remove os elementos mais sujeitos à deterioração, mas nestes estão incluídos elementos nutritivos capazes de reestruturar a pele.

Os óleos carreadores são perecíveis, de modo que é prudente comprá-los com frequência em pequenas quantidades. Armazene-os em recipientes hermeticamente fechados em um local fresco, longe da luz solar e da umidade. Os óleos se deterioram quando são expostos ao ar, ao calor, à água e à luz, e adquirem um odor rançoso. Uma vez exposto ao ar, o óleo carreador terá uma duração máxima de seis meses.

**Na massagem, um óleo essencial** é misturado a um óleo carreador para diluir o primeiro e facilitar a sua penetração na pele. Os óleos carreadores também possuem as suas próprias propriedades terapêuticas (ver pp. 47-49).

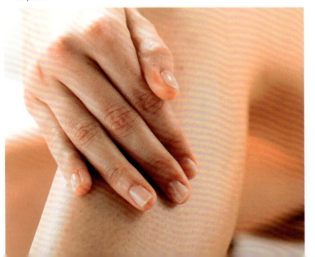

OS ÓLEOS CARREADORES 47

# Óleos carreadores comumente utilizados

Como os óleos essenciais, os óleos carreadores têm um caráter e aplicações individuais. Seguem-se detalhes dos que são utilizados com mais frequência.

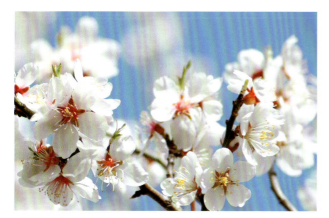

Flor da amendoeira doce (*Prunus amygdalis* var. dulcis)

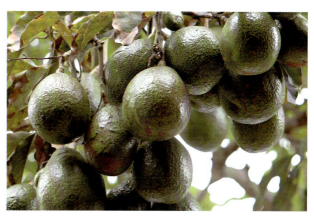

Abacates (*Persea americana*)

### Amêndoa (doce) (*Prunus amygdalis* var. *dulcis*)

A grande família *Prunus* abarca o pêssego e o damasco, os quais, embora diferentes sob o aspecto culinário, são botanicamente muito próximos (as amêndoas estão contidas em um fruto polpudo parecido com o damasco, e o caroço do pêssego/damasco, bem como as sementes que estão dentro deles, são muito semelhantes às amêndoas. Os seus óleos essenciais são em grande medida intercambiáveis.

**Componentes** Rico em vitaminas A, B1, B2 e B6. A pequena quantidade de vitamina E que esse óleo contém ajuda a sua conservação.

**Caráter** De coloração pálida mas com uma sensação relativamente encorpada, tendo um odor leve porém característico.

**Tipos de pele** A amêndoa é especialmente benéfica para a pele seca, enquanto o pêssego e o damasco são adequados à pele mais jovem.

**Propriedades terapêuticas** Bom para a pele irritada, como por um eczema. Protege e nutre.

**Comentários** Causa de vez em quando uma reação alérgica. (NB: caso haja qualquer preocupação com relação a uma alergia a nozes em geral, lembre-se de que ela também deve se estender ao caroço do pêssego/damasco.)

### Caroço de damasco consulte Amêndoa

### Abacate (*Persea americana*)

A substanciosa polpa dessa fruta subtropical em forma de pera primeiro é dessecada e depois prensada para produzir o óleo usado na aromaterapia.

**Componentes** Rico em lecitina e em vitaminas A, B1, B2 e D.

**Caráter** Tem uma coloração amarelo pálida, sendo encorpado e pesado, especialmente quando não refinado.

**Tipos de pele** Apesar da viscosidade, penetra bem nas camadas superiores da pele, de modo que é benéfico para a pele seca e enrugada.

**Propriedades terapêuticas** Hidratante e combate as rugas.

**Comentários** Funciona melhor quando diluído na proporção 50:50 com outro óleo carreador mais leve.

### Calêndula (*Calendula officinalis*)

A calêndula não deve ser confundida com o cravo-de-defunto (*Tagetes* spp.). O óleo, que inclui elementos voláteis, é produzido por meio da maceração das flores em um óleo fixo, de modo que ele em si não é verdadeiramente um óleo fixo.

**Componentes** Os carotenoides, que conferem às flores as suas cores características laranja e amarelo, são os precursores da vitamina A e possuem excelentes propriedades antioxidantes. Esse óleo também contém as vitaminas A, B, D e E.

**Caráter** De cor clara com uma boa textura.

**Tipos de pele** Eficaz para a pele rachada, úlceras, fragilidade capilar, contusões e erupções cutâneas.

**Propriedades terapêuticas** As suas propriedades anti-inflamatórias e cicatrizantes o tornam valioso para as varizes e a inflamação nas gengivas depois da extração de um dente. É excelente para os eczemas secos e a restauração da pele em geral.

**Comentários** Não existem contraindicações ou reações alérgicas conhecidas. Forma uma boa combinação sinérgica com o hipérico (ver texto em destaque, p. 49).

## Coco (*Cocos nucifera*)

O óleo da polpa branca do coco pode ser extraído pela prensagem a frio, mas ele é frequentemente obtido por meio da extração com solvente.

**Componentes** Glicerídeos, trimiristina e ácidos caproicos, entre outros.

**Caráter** Substancioso, porém fino. Incolor quando líquido, mas fica branco e sólido quando esfriado.

**Tipos de pele** Todos os tipos de pele.

**Propriedades terapêuticas** Excelente emoliente.

**Comentários** Usado com frequência nos cremes de massagem, torna a pele suave e acetinada, mas sabe-se que pode causar erupções cutâneas. Precisa ser misturado na proporção de pelo menos 50:50 com outro óleo para evitar a solidificação.

## Prímula (*Oenothera biennis*)

Embora originário da América do Norte (os pajés norte-americanos foram os primeiros a reconhecer o potencial desta planta como agente de cura), esta planta bienal esguia e graciosa, com flores amarelas, está hoje naturalizada em muitos países como uma flor de beira de estrada.

**Componentes** Rico em ácidos graxos, possuindo o segundo maior conteúdo de ácido linoleico gama (GLA) depois do óleo de borragem (ver a figura ao lado). É rico em ácido linoleico e ácido oleico.

**Caráter** Um óleo amarelo com uma textura leve que se oxida ao ser exposto ao ar.

**Tipos de pele** Bom para todos os tipos de pele, especialmente a pele seca, a que está em processo de envelhecimento, inflamada ou danificada.

**Propriedades terapêuticas** Acelera o processo de cicatrização restaurando e conservando o tecido da pele. Bom para o eczema e a psoríase. O ácido gama linoleico, GLA, ajuda a reduzir o colesterol do sangue e manter o equilíbrio hormonal do corpo.

**Comentários** O GLA é biologicamente importante, pois afeta a atividade enzimática do corpo e a produção de prostaglandina, cujo desequilíbrio provoca distúrbios, como o enfraquecimento da pele e problemas nos sistemas reprodutor e circulatório.

## Semente de uva (*Vitis vinifera*)

O óleo de semente de uva não está disponível prensado a frio, e pode ser refinado para ficar mais límpido.

**Componentes** Vitamina E, ácido linoleico, entre outros.

**Caráter** Pálido, leve e fino, muito estável e com uma forte penetração.

**Tipos de pele** Todos os tipos de pele.

**Propriedades terapêuticas** Deixa a pele suave sem a sensação de oleosidade.

**Comentários** O óleo refinado se conserva relativamente bem e não possui contraindicações conhecidas. O uso do óleo popular, não refinado, não é recomendado na aromaterapia.

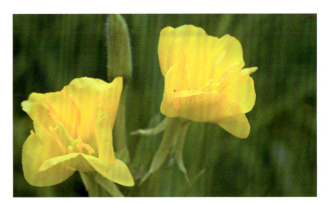

Prímula (*Oenothera biennis*)

## Avelã (*Corylus avellana*)

O óleo de avelã é frequentemente utilizado como substituto para o de amêndoa, especialmente quando o tipo de pele está sendo levado em consideração.

**Componentes** Ácido oleico e uma pequena quantidade de ácido linoleico.

**Caráter** A sua coloração é amarelo-âmbar e ele é prensado a frio.

**Tipos de pele** O seu efeito estimulante e adstringente é bom para a acne; é benéfico para a pele oleosa ou mista.

**Propriedades terapêuticas** Estimulante para a circulação e têm boa penetração.

**Comentários** Fique atento a uma possível alergia a nozes. É frequentemente diluído com outros óleos carreadores.

## Cera de jojoba (*Simmondsia sinensis*)

A jojoba é uma planta com folhas duras, originária da Califórnia e do México. A casca do seu fruto primeiro é verde e depois fica marrom antes de rachar e revelar sementes cuja aparência é semelhante à dos grãos de café.

**Componentes** Não é composta de triacilgliceróis e sim de ésteres com um teor elevado de vitamina E, o que a torna mais estável e com pouca tendência a se deteriorar.

**Caráter** Uma cera líquida dourada, que se solidifica ao esfriar. Não oxida com facilidade.

**Tipos de pele** Boa para todos os tipos de pele, pois se combina com o sebo, o que a torna útil para desbloquear poros obstruídos. Também é equilibrante, sendo benéfico para o couro cabeludo seco e produtos para o cabelo. Contém uma substância cerácea que se assemelha ao colágeno e é um hidratante natural.

**Propriedades terapêuticas** Excelente para a acne, a psoríase e o eczema. Contém ácido mirístico, um agente anti-inflamatório benéfico para problemas como a artrite e o reumatismo.

**Comentários** A consistência da cera de jojoba a torna um componente proveitoso para os bálsamos labiais e muitos outros cosméticos.

## Noz-macadâmia (*Macadamia ternifolia*)

Essa planta nativa das florestas subtropicais da Austrália também é hoje cultivada no Havaí. A semente cremosa está contida dentro de um envoltório muito duro cuja casca externa é verde.

**Componentes** Contém ácido oleico, sendo também muito rico em ácido palmitoleico, que também é encontrado no sebo humano. As suas quantidades substanciais de gordura saturada lhe conferem uma maior estabilidade.

**Caráter** Um óleo prensado a frio que está disponível refinado ou não refinado. Nenhum solvente é usado em ambos os casos de modo que o óleo conserva as suas propriedades naturais. A sua coloração é pálida, tem um odor suave e uma textura leve.

**Tipos de pele** Bom para todos os tipos de pele, sendo porém particularmente recomendado para peles mais maduras que começam a ficar ressecadas quando a produção do sebo diminui. É altamente nutritivo e facilmente absorvido.

**Propriedades terapêuticas** Particularmente agradável como lubrificante da pele. Também ajuda a evitar a queimadura de sol.

**Comentários** É acrescentado às combinações pelas suas propriedades terapêuticas e porque impede que a mistura fique rançosa. Testes feitos na pele indicaram que o óleo não causa irritação ou reação alérgica.

## Caroço de pêssego *ver Amêndoa*

## Óleo de germe de trigo (*Triticum sativum* var. *vulgare*)

**Componentes** Contém alto teor da vitamina E antioxidante. Contém também fitosteróis, vitaminas A, complexo B e lecitina.

**Caráter** Laranja intenso, tendendo ao amarelo se for mais refinado. Tem uma textura mais pesada que a da maioria dos óleos carreadores, e o seu cheiro forte reduziu a sua popularidade.

**Tipos de pele** Bom para todos os tipos de pele e especialmente recomendado para as peles secas, danificadas ou que estão em processo de envelhecimento.

**Propriedades terapêuticas** Pode ser usado em combinação com outros em uma massagem esportiva para trazer alívio a músculos cansados, melhora a circulação e ajuda a aliviar os sintomas da dermatite.

**Comentários** Este óleo é um antioxidante natural e um estabilizador para outros óleos carreadores. O ideal é acrescentá-lo em uma proporção de 5 a 10% a outro óleo carreador. Ele pode causar reações na pele de pessoas alérgicas a glúten, de modo que é melhor fazer um teste antes de usar. O seu uso regular no rosto pode promover o crescimento de pelos.

## ÓLEOS CARREADORES MENOS UTILIZADOS

### ÓLEOS FIXOS

**Borragem** (*Borago officinalis*) – possui um teor bastante elevado de GLA, um ácido graxo essencial. Bom para irritações da pele. Pode ser usado em pequenas quantidades para o eczema e a psoríase.

**Óleo de camelina** (*Camelina sativa*) – emoliente, usado principalmente nos cosméticos, como nos cremes para tratamento da pele.

**Óleo de rícino** (*Ricinus communis*) – usado terapeuticamente em feridas e abscesso, e também em produtos para o banho.

**Óleo de semente de cereja** (*Prunus avium*) – um emoliente de longa duração, usado nos cosméticos.

**Manteiga de cacau** (*Theobroma cacao*) – usado como lubrificante de massagem, mas principalmente em unguentos e cosméticos.

**Óleo de milho** (*Zea mays*) – usado principalmente em cremes emolientes e cremes dentais.

**Óleo da nogueira-de-iguape** (*Aleurites* moluccana), facilmente absorvido, sendo útil para muitos problemas de pele. Também proporciona uma boa proteção contra as intempéries.

**Óleo de linhaça** (*Linum usitatissimum*) – muito confortante para a pele.

**Óleo de palma** (*Elaeis guineensis*) – semelhante ao óleo de coco tanto nas propriedades quanto na aplicação.

**Óleo de amendoim** (*Arachis hypogaea*) – bom para a artrite.

**Rosa rubiginosa** (*Rosa rubiginosa*) – óleo vermelho dourado com um elevado teor de vitamina C, bom para regenerar a pele envelhecida ou danificada, bem como para curar feridas.

**Óleo de Tamanu** (*Calophyllum inophyllum*) – útil para problemas do cabelo e do couro cabeludo, bem como para o herpes-zóster.

**Óleo de noz** (*Juglans regia*) – considerado bom para o eczema, mas usado principalmente na massagem indiana na cabeça.

### ÓLEOS MACERADOS

**Óleo de cenoura** (*Daucus carota*) – rico nas vitaminas A, B, C, D e F, e em betacaroteno. Suavizante, e ajuda a curar a pele.

**Filipêndula** (*Filipendula ulmaria*) – anti-inflamatório e analgésico, bom para problemas artríticos.

**Centelha asiática** (*Centella asiatica*) – é considerado um regenerador da elasticidade da pele nos casos de estrias.

**Tília** (*Tilia cordata*) – bom para rugas, alivia a dor reumática e é relaxante, de modo que pode ser útil para problemas do sono.

**Óleo da flor de maracujá** (*Passiflora incarnata*) – um bom relaxante, considerado útil para a insônia.

**Óleo da erva-de-são-joão (hipérico)** (*Hypericum perforatum*) – suavizante para queimaduras e inflamações, antisséptico e analgésico, forma uma boa mistura quando combinado meio a meio com calêndula.

# Como combinar os óleos essenciais

A arte do aromaterapeuta reside na capacidade de combinar vários óleos essenciais para tratar de problemas específicos. Essa é uma habilidade altamente individual e resulta na criação de uma mistura orgânica exclusiva.

## Por que combinar?

Os óleos essenciais são substâncias complexas que funcionam em harmonia com o corpo e exercem efeitos potencialmente abrangentes. Um óleo isolado encerra certas propriedades e usos medicinais, mas quando dois ou mais óleos são misturados, acontece uma reação química e os óleos se combinam para formar um novo composto. Em uma combinação apropriada, as propriedades de cada óleo são intensificadas e a nova composição também pode ser capaz de ajudar outro conjunto de problemas.

A combinação de óleos na aromaterapia possibilita que você crie um produto especificamente adequado ao cliente. No início de um tratamento aromaterápico, a consulta realçará as necessidades do cliente. Você poderá então associar essas necessidades aos óleos essenciais relevantes e depois combiná-los para criar uma fórmula individual destinada a alcançar o melhor efeito terapêutico. Não se trata de uma ciência exata, de modo que existe espaço para aprimorar a fórmula.

## Sinergia

A sinergia é o efeito de combinar óleos essenciais que se complementam para que o seu efeito global seja intensificado. Os óleos essenciais que se combinam bem são conhecidos como sinergistas. Com base nesse princípio, os óleos podem ser combinados e modificados em cada sessão de tratamento de acordo com as necessidades da pessoa em um dia particular. Para criar uma sinergia poderosa, o terapeuta precisa levar em consideração não apenas os sintomas que estão sendo tratados mas também a causa subjacente do problema (ver p. 119).

## As notas

A volatilidade de um óleo essencial, em outras palavras, a rapidez com que ele se evapora, é descrita em função de "notas". Cada óleo essencial tem a sua própria amplitude de notas de frente, intermediárias ou de fundo, embora uma delas terá a tendência de dominar, mas essa individualidade significa que a emergência das notas irá variar consideravelmente. Alguns óleos essenciais também podem contribuir com mais de uma nota para uma combinação. O néroli, por exemplo, pode levantar o ânimo quando usado como nota de frente, mas funcionar como um fixador quando empregado como nota de fundo. Analogamente, embora o ylang ylang forneça uma nota de fundo, ele dá vida a uma combinação pesada, fazendo com que ela tenha um aroma muito mais agradável.

## Características das notas de fundo, intermediárias e de frente

|  | Notas de frente | Notas intermediárias | Notas de fundo |
|---|---|---|---|
| **Volatilidade** | Mais voláteis | Moderadamente voláteis | Menos voláteis |
| **Ação** | Atuam rapidamente no corpo e na mente. Fornecem as primeiras impressões de uma combinação, mas não subsistem por muito tempo | Velocidade de ação moderada no corpo e na mente. Adicionam substância a uma combinação. | São as que atuam mais devagar sobre o corpo e a mente "Fixam" uma combinação, conferindo-lhe resistência |
| **Efeitos** | Estimulam o corpo e a mente com efeitos inspiradores | Afetam as funções corporais, como a digestão e a menstruação. | Efeito calmante e relaxante Benéficas para problemas nervosos |
| **Exemplos** | Eucalipto, óleos cítricos, sálvia, tomilho, manjericão | Lavanda, gerânio e alecrim | Jasmim, sândalo, ylang ylang, gomas, madeiras e resinas |

A COMBINAÇÃO DOS ÓLEOS ESSENCIAIS 51

# O método de Joanna Hoare

Combinar óleos essenciais é um processo criativo, e a experiência o guiará em direção às preferências pessoais e combinações eficazes. Existem, no entanto, alguns instrumentos e diretrizes que poderão ajudá-lo a preparar misturas equilibradas e satisfatórias.

## "Como ouvir com o nariz"

A combinação de óleos essenciais envolve tanto a química quanto a estética, e é a experiência que fará com que você se torne perito nesse processo, de modo que você deve passar algum tempo descobrindo os odores dos diferentes óleos. Não tente avaliar mais do que seis óleos essenciais em uma única sessão, e limpe o nariz no intervalo entre cada uma delas. Alguns óleos essenciais são extremamente persistentes e podem perdurar durante muito tempo depois de você ter fechado o vidro. Além disso, alguns óleos essenciais podem ser nocivos para o tecido mucoso. (Ver Lista de óleos, pp. 108-109).

Escolha um local moderadamente quente e sem correntes de ar; certifique-se de que ele está livre do cheiro de comida e de outros odores típicos de uma casa. Reúna os vidros de óleo que você vai cheirar, várias tiras de teste (oferecidas de bom grado pelos fornecedores de óleos essenciais), uma caneta e um caderno.

Limpe o nariz antes de começar. Uma boa maneira de fazer isso é inspirar e expirar rapidamente várias vezes.

Pegue uma tira é escreva o nome do óleo em uma das extremidades. Mergulhe a outra ponta no óleo até uma profundidade de cerca de 5 mm. Segure-a bem debaixo do nariz e inspire repetidas vezes para sentir o cheiro; tome cuidado para não deixar a tira tocar o seu nariz.

Anote as suas impressões do odor, empregando palavras descritivas que encerrem significado para você (ver quadro). Se registrar também a origem e o fornecedor do óleo, bem como qualquer outra informação relevante, poderá mais tarde comparar a qualidade de óleos de procedências distintas e logo se tornará perito em reconhecer as diferenças.

Se tiver dificuldade no início, escolha os seus aromas prediletos e, pouco a pouco, vá adicionando óleos com um odor incomum. Um dos óleos mais difíceis de identificar no começo é o alecrim devido à sua nota de frente canforada. Muitos alunos o confundem com o tomilho.

**Antes de combinar os óleos,** organize a sua seleção de óleos e os instrumentos necessários para o trabalho de maneira a ter tudo no lugar. Não avalie mais de seis óleos essenciais numa única sessão.

## A DESCRIÇÃO DOS AROMAS

Percebemos os odores de uma maneira essencialmente subjetiva e, como na indústria do vinho, foram adotados determinados termos para descrever a característica principal de um aroma, palavras como "quente", "rico", "leve", "pesado", "difuso", "seco" e "harmonioso". Os aromas também são descritos de acordo com o tipo. Exemplos óbvios são "picante", "cítrico" e "floral", e você encontrará em seguida alguns outros termos (a gama inteira atinge a casa das centenas), mas os aromaterapeutas que estão em treinamento consideram proveitoso criar o seu próprio vocabulário pessoal.

| Nota | descrição |
|---:|---|
| balsâmico | doce e suave, como as resinas |
| canforado | limpo, revigorante e medicinal |
| florestal | lenhoso |
| verde | gramíneo |
| friável | um tanto indistinto |
| lenhoso | mais folhoso do que o florestal |
| doce | lembra a baunilha, o coco, o pêssego e o morango |

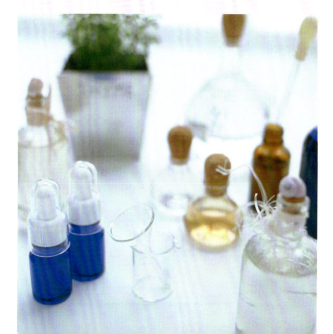

# 52 A ESCOLHA E A UTILIZAÇÃO DOS ÓLEOS ESSENCIAIS

## As proporções corretas

Para fins terapêuticos, os óleos essenciais são geralmente diluídos em um óleo carreador antes de ser aplicados à pele. Três a seis gotas de óleo essencial serão adicionadas a 10 ml do óleo carreador. Um total de cinco gotas em 10 ml de óleo carreador compõe uma fórmula a 2 ½ por cento.

Algumas indisposições requerem uma concentração mais forte de óleos essenciais do que, por exemplo, a necessária para problemas emocionais ou de fundo nervoso. Alguns óleos também são mais poderosos do que outros; os florais de alta qualidade como o da rosa e do jasmim, por exemplo, exercem um poder mais difuso que o da maioria dos outros óleos essenciais, o que significa que um pequeno percentual é suficiente para exercer um poderoso efeito ou influenciar o caráter de toda uma mistura.

## A escolha do óleo carreador

Você determinará o tipo de pele do cliente durante uma consulta por meio da observação e da conversa. Às vezes, quando a pele é muito seca, é necessário usar um óleo carreador fixo muito rico. Se a pele for jovem e tiver tendência para ser oleosa, um diferente óleo carreador será mais adequado.

Você também precisa levar em consideração o estado da pele, registrando, por exemplo, inflamações ou contusões que poderiam ser beneficiadas com o acréscimo de uma proporção de óleo carreador macerado a uma mistura adequada de óleos essenciais.

## A formulação de uma mistura

Comece por anotar os seus objetivos. Para cada combinação, você deve levar em consideração o seguinte:

- o problema que você deseja tratar
- a intensidade do odor dos óleos
- as propriedades medicinais dos óleos
- os efeitos psicológicos dos óleos
- a idade da pessoa (escolha óleos mais suaves e diluições mais baixas para os idosos e as crianças)
- a hora do dia em que o óleo será usado.

Em seguida, elabore um resumo dos óleos adequados. Uma ficha em forma de tabela é útil neste caso.

No exemplo que se segue, o alecrim foi eliminado por ser inadequado para uma pessoa hipertensa. A fórmula final, que oferece as qualidades terapêuticas adequadas e cria um aroma agradável para o cliente, combina limão, junípero, lavanda e ylang ylang.

| CLIENTE | AROMATERAPEUTA | | DATA |
|---|---|---|---|
| **Problema(s)** | **Nota de frente** | **Nota intermediária** | **Nota de fundo** |
| artrite (problema principal) | limão, eucalipto | pimenta-do-reino, camomila-romana, lavanda, junípero, manjerona, ~~alecrim~~ | gengibre |
| pressão alta | limão, esclareia | junípero, manjerona, melissa | ylang ylang |
| varizes | limão, hortelã-pimenta | junípero, cipreste, ~~alecrim~~ | sândalo |

| FÓRMULA PARA O CORPO | | FÓRMULA PARA O ROSTO |
|---|---|---|
| **De frente** | 2 gotas de limão | 1 gota de lavanda ou ylang ylang, dependendo da preferência |
| **Intermediária** | 1 gota de junípero, 1 gota de lavanda | |
| **De fundo** | 1 gota de ylang ylang | |
| **óleo carreador (10 ml)** 5 ml jojoba (para a artrite) 5 ml de abacate (para penetração) | | **óleo carreador (5 ml)** de óleo amêndoa doce para a pele madura e seca, ou de calêndula |

**Algumas perguntas comuns a respeito da combinação de óleos essenciais**

**P Todos os óleos essenciais se combinam bem?**
**R** Não. Alguns óleos entram em conflito uns com os outros, produzindo um aroma desagradável e efeitos diferentes dos esperados. Um exemplo é o óleo de rosa com o de limão.

**P Quantos óleos essenciais podem ser usados numa única combinação?**
**R** Neste caso, as opiniões variam. Alguns aromaterapeutas (Marguerite Maury, por exemplo) recomendam a utilização de no máximo cinco óleos essenciais numa única combinação, enquanto outros (como Shirley Price) aconselham no máximo quatro.

**P Existem "regras" para ajudar a produzir boas combinações?**
**R** Os óleos da mesma família botânica se misturam bem, assim como os óleos que têm uma composição química semelhante. Os óleos florais combinam bem uns com os outros, assim como os das madeiras e os cítricos. Depois de selecionar os óleos mais apropriados para as necessidades do seu cliente, verifique se eles se combinam bem: o aroma da rosa ou do hortelã-pimenta, por exemplo, podem ofuscar todos os outros odores, de modo que devem ser usados sozinhos ou em baixas concentrações.

**P As mesmas combinações de óleos essenciais são adequadas para ser usadas em todo o corpo?**
**R** Alguns óleos essenciais não são adequados para ser usados no rosto porque são fortes demais, de modo que é necessário ter uma mistura especial para a face. Se diferentes óleos estiverem sendo usados no rosto, é recomendado que não mais do que cinco óleos essenciais sejam usados numa pessoa num único dia.

**P É aceitável utilizar um único óleo essencial?**
**R** Se um único óleo essencial satisfizer as necessidades do cliente, e este gostar do cheiro do óleo, então use apenas um.

**P O que devo fazer se, acidentalmente, eu adicionar um excesso de óleo essencial ao óleo carreador?**
**R** Acrescente uma quantidade maior do óleo carreador para diluir a mistura de maneira a que ela fique com a concentração necessária.

**P Que quantidade devo misturar de uma só vez?**
**R** Você precisará apenas de 10 ml de óleo carreador para uma massagem corporal completa. Se quiser misturar mais (para o cliente levar para casa, por exemplo), você precisará ajustar o número de gotas dos óleos essenciais de forma correspondente para manter as mesmas proporções. Lembre-se de colocar primeiro a nota de frente, seguida pela intermediária e depois mexê-las juntas. Isso o ajudará a decidir se a nota de fundo é adequada.

## EXEMPLOS DE ALGUMAS COMBINAÇÕES

Eis algumas fórmulas iniciais. Cada uma delas deve ser adicionada a 10 ml de óleo carreador para elaborar uma mistura a 2½ por cento.

**Fórmula revigorante**
1 gota de gerânio
2 gotas de bergamota
2 gotas de palma-rosa

**Fórmula estimulante**
2 gotas de petitgrain
1 gota de lavanda
2 gotas de alecrim

**Para a retenção de líquido**
2 gotas de grapefruit
1 gota de junípero
1 gota de erva-doce
1 gota de patchuli

**Para dores musculares**
1 gota de bergamota
1 gota de camomila-romana
2 gotas de lavanda
1 gota de plai

**Para mimar**
1 gota de jasmim
2 gotas de gerânio
1 gota de rosa
1 gota de néroli

**Para a dor de garganta**
1 gota de limão
1 gota de ravensara
2 gotas de olíbano

## ALGUMAS REGRAS BÁSICAS

- Não complique demais as combinações: comece utilizando, no máximo, três óleos essenciais
- Não misture óleos que exerçam efeitos opostos, como um óleo estimulante e um calmante
- Trabalhe baseado nos princípios das notas de frente, intermediárias e de fundo para obter um bom equilíbrio
- Tenha em mente o odor da combinação final

**Advertência:** Certifique-se de que o cliente não é alérgico a nozes em geral antes de usar qualquer óleo carreador baseado em nozes.

# O preparo de uma combinação de óleos essenciais

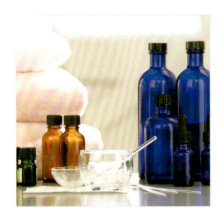
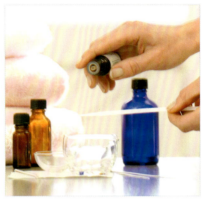
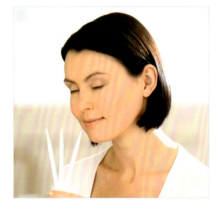

**1** Reúna todos os seus utensílios antes de abrir os vidros de óleos essenciais. Isso minimizará a exposição dos óleos ao ar. Você precisará de dois recipientes graduados ou provetas de vidro transparente (um para a fórmula do rosto e o outro para a do corpo), uma haste de vidro para misturar, uma pipeta para cada óleo (para não transferir o caráter de um óleo para o outro) e algumas tiras de teste. Todo o material deve estar muito limpo e seco, e mantido coberto quando não estiver sendo usado.

**2** Escolha os óleos que você deseja combinar, tendo em mente quaisquer problemas ou elementos emocionais que tenha registrado a respeito do seu cliente. Mantenha as coisas simples: você não precisa de mais de três óleos para criar uma mistura com uma nota de frente, uma intermediária e uma de fundo.

**3** Depois de escolher os óleos essenciais, coloque uma ou duas gotas de cada um numa tira de teste. Passe levemente as tiras debaixo do seu nariz. Isso lhe dará uma ideia de qual será o odor da combinação final.

## PROPORÇÕES

Como um guia prático, as medidas apropriadas dos óleos essenciais para o tratamento de um adulto são as seguintes:

- **Massagem corporal** 5 a 6 gotas em 10 ml de óleo carreador
- **Massagem facial** 1 gota em 5 ml de óleo carreador
- **Massagem localizada** até 6 gotas em 10 ml de óleo carreador.

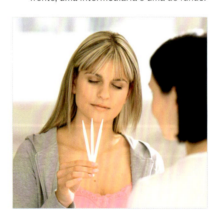
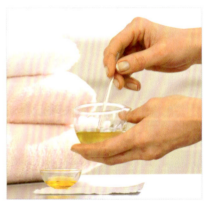

**4** Peça ao cliente para cheirar quaisquer óleos que você combine, para obter *feedback*. Isso o ajudará a formar uma imagem das preferências do cliente. Lembre-se de que existe uma forte associação entre o odor e a memória, de modo que você deve evitar óleos essenciais que tragam à lembrança associações desagradáveis. Talvez seja necessário começar a fazer pequenos ajustes na mistura substituindo um óleo por outro.

**5** Quando o cliente estiver satisfeito com a fórmula e você pronto para iniciar o tratamento, você pode medir o óleo carreador e acrescentar os óleos essenciais nas proporções adequadas (ver quadro ao lado). Adicione primeiro as notas de frente, em seguida as intermediárias e por último as notas de fundo. Mexa com uma haste de vidro e cubra o recipiente para evitar a evaporação.

# COMO COMBINAR OS ÓLEOS ESSENCIAIS

## ÓLEOS ESSENCIAIS E OS PROBLEMAS DE SAÚDE

**Fr** = nota de frente
**I** = nota intermediária
**F** = nota de fundo

| Nota | Olíbano | Ylang ylang | Cedro | Camomila-romana | Néroli | Petitgrain | Limão | Grapefruit | Mandarina | Laranja (doce) | Mirra | Cipreste | Eucalipto | Jasmim | Junípero | Lavanda | Melissa | Hortelã-pimenta | Manjericão | Manjerona | Gerânio | Pinheiro | Pimenta-do-reino | Patchuli | Rosa attar | Alecrim | Esclareia | Sândalo | Plai | Gengibre |
|---|---|---|---|---|---|---|---|---|---|---|---|---|---|---|---|---|---|---|---|---|---|---|---|---|---|---|---|---|---|---|
| | Fr | I | F | I | Fr/I | I/F | FR | F | FR | I | F | F | I | I | Fr | Fr | I | I | F | F | Fr | IF | Fr/I | Fr | I | F | I | Fr | F | F |
| Fadiga mental | | | | | | | | | | | | | | ✓ | ✓ | | | ✓ | | | | | | | | ✓ | ✓ | | | |
| Ansiedade | | ✓ | | ✓ | ✓ | | | | | | | | | ✓ | ✓ | ✓ | ✓ | | ✓ | ✓ | | | | | ✓ | | ✓ | ✓ | | |
| Depressão | | ✓ | | ✓ | | | | ✓ | | | | | | ✓ | | ✓ | | | ✓ | | ✓ | | | | ✓ | | ✓ | ✓ | | |
| Insônia | | ✓ | | ✓ | | | | | | | | | ✓ | ✓ | ✓ | ✓ | ✓ | | | | | | | | ✓ | | ✓ | | | |
| Problemas com a libido | | ✓ | | | | | | | | | | | | ✓ | | | | | ✓ | | | | | | ✓ | ✓ | ✓ | ✓ | | |
| Dores de cabeça | | | | ✓ | | | | | | | | ✓ | | | ✓ | ✓ | ✓ | ✓ | ✓ | | | | | | ✓ | | | | | |
| Enxaqueca | | | | ✓ | | | | | | | | | | | ✓ | | ✓ | | ✓ | | | | | | | ✓ | | | | |
| Infecções na garganta | | ✓ | | | | | ✓ | | | | | | ✓ | | | ✓ | | | ✓ | | | | | | | | ✓ | ✓ | | |
| Gripes e resfriados | | ✓ | | | | | | | | | | | ✓ | | | ✓ | | | ✓ | | | ✓ | | | ✓ | ✓ | | | | |
| Sinusite | | | | | | | | | | | | | ✓ | | | ✓ | | | ✓ | | | | | | | | | | | |
| Bronquite/Asma | | ✓ | | | | | | | | | | | ✓ | | | ✓ | | | ✓ | | ✓ | | | | | ✓ | | | | |
| Eczema | | | | ✓ | | | | | | | | ✓ | | ✓ | ✓ | ✓ | | | ✓ | | | | | | | ✓ | | | | |
| Acne | | ✓ | ✓ | ✓ | ✓ | ✓ | | | | | | | | ✓ | ✓ | ✓ | | | ✓ | | | | | | | ✓ | | | | |
| Estrias | ✓ | | | | | | | | | ✓ | | | | | | ✓ | | | ✓ | | | | | | | | | | | |
| Herpes simples | | | | | | | ✓ | | | | | | ✓ | | ✓ | ✓ | | | ✓ | | | | | | | | | | | |
| Pé de atleta | | | | | | | | | | | | | | | | ✓ | | | | | | | | | | | | | | |
| Queda de cabelo | | ✓ | ✓ | | | | | | | | | | | | | ✓ | | | | | | | | | | ✓ | | | | |
| Azia | | | | | | | ✓ | | | | | | | | | ✓ | | | | | | | | | | ✓ | | | | |
| Indigestão | | ✓ | | ✓ | | | ✓ | | | | | | | ✓ | | ✓ | ✓ | ✓ | ✓ | | | | | | | ✓ | | | ✓ | ✓ |
| Síndr. do intestino irritável | | ✓ | ✓ | | | | | ✓ | | | | | | | | | | | | | ✓ | | | | | | | | | |
| Afta | | | | ✓ | | | | | | ✓ | | | | | ✓ | ✓ | | ✓ | ✓ | | | | | | | | | | | |
| Diarreia | | ✓ | | ✓ | | | | | ✓ | | | | | | ✓ | | ✓ | | ✓ | | | | | | | | | | | |
| Náusea | | | | | | | ✓ | | | | | | | ✓ | ✓ | | | ✓ | | ✓ | | | | | ✓ | | | ✓ | | ✓ |
| Prisão de ventre | | | | ✓ | | | ✓ | ✓ | | | | | | | | | ✓ | | | ✓ | | | | | ✓ | | | ✓ | | |
| Palpitações | | ✓ | | ✓ | | | | | | | | | | ✓ | ✓ | | | | | | | | | | | | | | | |
| Pressão baixa | | | | | | | | | | | | | | | | | | | | | | | | | ✓ | | ✓ | | | |
| Pressão alta | | ✓ | | ✓ | | | ✓ | | | | | | | ✓ | ✓ | ✓ | | | ✓ | | | | | | | | ✓ | | | |
| Retenção de líquido | | | | | | | ✓ | | | | | ✓ | | ✓ | ✓ | | | | | | ✓ | | | | | | | | | |
| Celulite | | | | | | | ✓ | ✓ | | | | ✓ | | ✓ | ✓ | | | | | | ✓ | | | ✓ | | ✓ | | | | |
| Desintoxicação | | | | ✓ | ✓ | | | | | | | ✓ | | ✓ | ✓ | | | | | | | | | | | | | | | |
| Varizes | | | | ✓ | | | | | | | | ✓ | | ✓ | | | ✓ | | | | | | | | | ✓ | ✓ | | | |
| Cólicas | | | | ✓ | | | | ✓ | | | | | | | | | | | | ✓ | | | | | | ✓ | | | | |
| Distensões | | | | | | | | | | | | | | | | ✓ | | | | | | | | | | ✓ | | | | |
| Dores musculares | | | | ✓ | | | | | | | | | | | ✓ | | | | ✓ | | | ✓ | | | | ✓ | | | ✓ | ✓ |
| Reumatismo/artrite | | | | ✓ | | | ✓ | | | | ✓ | ✓ | | ✓ | ✓ | | | | ✓ | | | ✓ | | | | ✓ | | | ✓ | ✓ |
| Síndrome pré-menstrual | | | | ✓ | | | | | | | | ✓ | | ✓ | ✓ | ✓ | | | ✓ | | | | | | ✓ | ✓ | ✓ | ✓ | | |
| Cólicas menstruais | | | | ✓ | | | | | | | | ✓ | | ✓ | ✓ | | | ✓ | | | | | | | ✓ | ✓ | | ✓ | | |
| Menstruação irregular | | | | ✓ | | | | | | | | ✓ | | ✓ | ✓ | | | ✓ | | | | | | | ✓ | ✓ | ✓ | | | |
| Problemas da menopausa | | | | ✓ | | | ✓ | | ✓ | | | ✓ | | ✓ | | | ✓ | | | | ✓ | | ✓ | | | ✓ | | | | |
| Cistite | | | | | | | | | | | | ✓ | | ✓ | ✓ | ✓ | | | | | | | ✓ | | | | | ✓ | | |
| Cólica infantil | | | | ✓ | | | | | | | | | | | | | | | ✓ | | | | | | | | | ✓ | | |
| Assadura por fraldas | | | | ✓ | | | | | | | | | | | | ✓ | | | | | | | | | | | | ✓ | | |

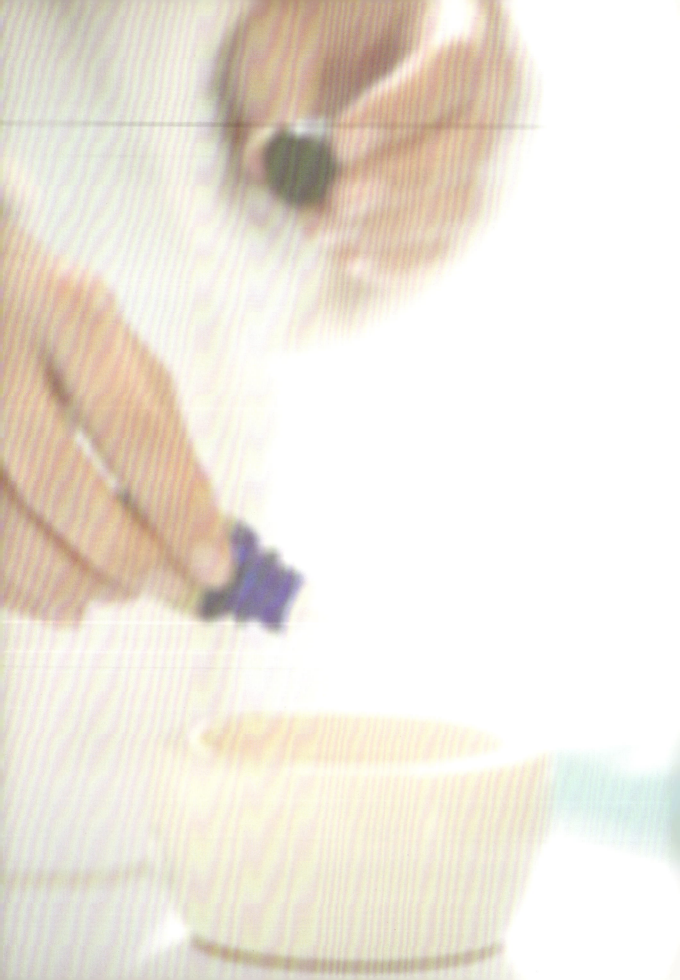

# Lista de óleos essenciais

O termo óleo essencial é geralmente empregado para descrever todos os óleos aromáticos utilizados pelos aromaterapeutas, e que podem ser extraídos de todas as partes concebíveis da planta, inclusive das flores, folhas, sementes, ervas, casca, resina e raízes. Os aromaterapeutas usam cerca de sessenta óleos essenciais e precisam ter consciência da procedência, das características, das propriedades curativas e das precauções de segurança de cada óleo que utilizam. Esta lista é uma referência inestimável para tudo que o aromaterapeuta precisa saber a respeito de um óleo particular. A seção final sobre segurança o ajudará a escolher e aplicar os seus óleos sem correr nenhum risco.

**Como usar a lista** 58

**Uma olhada de relance na família das plantas** 60

**A lista** 61

**Normas de segurança** 108

# Como usar a lista

Esta lista fornece detalhes sobre 47 dos óleos essenciais encontrados com mais frequência na aromaterapia: como são obtidos, como funcionam e as suas principais utilizações.

## Classificação

Os óleos essenciais podem ser classificados de várias maneiras, como em função da família botânica, do tipo de planta do qual é extraído ou da parte da planta da qual o óleo é obtido. Entre outros métodos menos comuns estão a classificação de acordo com as qualidades yin e yang e com os mapas astrológicos.

Para facilitar a consulta, os óleos aqui relacionados estão em ordem alfabética por nome botânico, começando por *Achillea millefolium* (milefólio) e terminando por *Zingiber cassumunar* (plai), embora o cabeçalho principal seja o nome vulgar pelo qual o óleo é mais conhecido. O óleo geralmente tem o mesmo nome da planta da qual procede, mas existem algumas exceções: a laranjeira-amarga (*Citrus aurantium*), por exemplo, produz tanto o néroli quanto o petitgrain.

Cada verbete contém nomes alternativos que possam existir para o óleo bem como também a família botânica à qual ele pertence; por exemplo, Myrtaceae (melaleuca) ou Cupressaceae (Cipreste). Como os seres humanos, as plantas possuem uma semelhança de família, e esses grupos familiares podem ser um guia útil para a natureza do óleo que uma planta produz: consulte a lista "Uma olhada de relance na família das plantas" na p. 60.

**Cada verbete consiste de:**

- uma descrição da planta a partir da qual o óleo essencial é obtido
- as partes da planta que são usadas no processo de extração
- os principais componentes químicos do óleo
- o país de onde a planta é originária bem como detalhes a respeito de onde ela é hoje cultivada para a extração do óleo
- as características do odor do óleo, inclusive as notas (ou características do aroma), ou seja, se ele possui uma nota de frente, intermediária ou de fundo, e a sua intensidade
- uma lista de outros óleos com os quais ele combine bem
- um resumo das propriedades curativas do óleo
- os problemas de saúde para o qual ele é normalmente usado e a maneira como funciona.

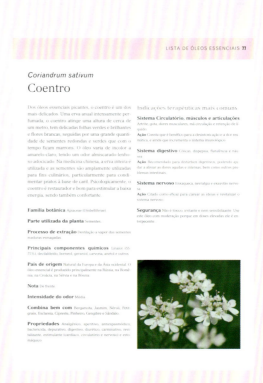

## A natureza dos óleos essenciais

Os óleos essenciais são em geral claros, transparentes e não oleosos, embora alguns sejam viscosos e coloridos. Todos são solúveis nos óleos graxos e em álcool, mas não na água.

Cada óleo essencial encerra uma série de propriedades e usos medicinais. A lavanda, por exemplo, exerce um efeito suave e sedativo, sendo frequentemente usada nos casos de insônia. Você encontrará em seguida os termos médicos utilizados para descrever as características de cura relacionadas na lista. Como explica a seção sobre a combinação de óleos (ver p. 50), quando dois óleos são combinados uma nova composição é criada, a qual pode ter propriedades que nenhum dos dois óleos possui sozinho.

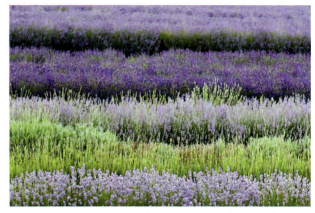

A lavanda atua como um sedativo suave e pode ser útil nos casos de insônia.

### Explicação dos termos (propriedades das plantas)

| | | | |
|---|---|---|---|
| **analgésica** | Alivia a dor | **hepática** | Tonifica e ajuda a função hepática |
| **antianêmica** | Combate a anemia | **hipnótica** | Induz o sono |
| **anti-inflamatória** | Combate a inflamação | **hipotensiva** | Reduz a pressão arterial |
| **antiespasmódica** | Alivia espasmos e convulsões | **linfática** | Atua sobre o sistema linfático |
| **adstringente** | Contrai e retesa o tecido do corpo | **nervina** | Fortalece e tonifica os nervos |
| **cicatrizante** | Promove a cura formando um tecido cicatricial | **revigorante** | Fortalece e renova os sistemas corporais |
| **citofilática** | Aumenta a atividade dos leucócitos para defender o corpo/estimula o sistema imunológico/promove a regeneração celular | **rubefaciente** | Causa vermelhidão na pele |
| | | **sedativa** | Exerce um efeito calmante |
| | | **estomáquica** | Ajuda e estimula a digestão |
| **digestiva** | Promove ou ajuda a digestão | **sudorífera** | Promove a sudorese |
| **diurética** | Promove a urinação | **tônica** | Fortalece e estimula o corpo inteiro ou partes dele |
| **emenagoga** | Induz ou ajuda a menstruação | | |
| **emoliente** | Amacia e suaviza a pele | **vasodilatadora** | Dilata os vasos sanguíneos |
| **expectorante** | Promove a remoção do muco do sistema respiratório | **vermífuga** | Expele os vermes intestinais |
| | | **vulnerária** | Cicatriza as feridas |
| **antitérmica** | Reduz a febre | | |

# Uma olhada de relance na família das plantas

**Anonaceae**
Óleo destacado aqui:
Ylang ylang (p. 64)

**Apiaceae (Umbelliferae)**
Óleos destacados aqui:
Coentro (p. 77)
Erva-doce (p. 82)

**Asteraceae (Compositae)**
Óleos destacados aqui:
Camomila-dos-alemães (p. 87)
Camomila-romana (p. 66)
Milefólio (p. 61)

**Burseraceae**
Óleos destacados aqui:
Olíbano (p. 63)
Mirra (p. 76)

**Cupressaceae**
Óleos destacados aqui:
Cipreste (p. 78)
Junípero (p. 84)

**Geraniaceae**
Óleo destacado aqui:
Gerânio (p. 94)

**Lamiaceae (Labiatae)**
Óleos destacados aqui:
Manjericão (p. 92)
Esclareia (p. 101)
Melissa (p. 90)
Lavanda (p. 85)
Patchuli (p.97)
Hortelã-pimenta (p. 91)
Alecrim (p. 100)
Manjerona (p. 93)
Tomilho (p. 104)

**Lauraceae**
Óleos destacados aqui:
Pau-rosa (p. 62)
May chang (p. 86)

**Myrtaceae**
Óleos destacados aqui:
Eucalipto (p. 81)
Niaouli (p. 89)
Melaleuca (p. 88)

**Oleaceae**
Óleo destacado aqui:
Jasmim (p. 83)

**Pinaceae**
Óleos destacados aqui:
Cedro de Atlas (p. 65)
Pinheiro (p. 95)

**Piperaceae**
Óleo destacado aqui:
Pimenta-do-reino (p. 96)

**Poaceae (Gramineae)**
Óleos destacados aqui:
Capim-limão (p. 79)
Palma-rosa (p. 80)
Vetiver (p. 105)

**Rosaceae**
Óleos destacados aqui:
Rosa absoluta (p. 98)
Rosa attar (p. 98)

**Rutaceae**
Óleos destacados aqui:
Bergamota (p. 71)
Laranjeira-amarga (p. 68)
Grapefruit (p. 73)
Limão (p. 72)
Limão-taiti (p. 67)
Mandarina (p. 74)
Néroli (p. 69)
Petitgrain (p. 70)
Laranjeira-doce (p. 75)

**Santalaceae**
Óleo destacado aqui:
Sândalo (p. 102)

**Styracaceae**
Óleo destacado aqui:
Benjoim (p. 103)

**Zingiberaceae**
Óleos destacados aqui:
Gengibre (p. 107)
Plai (p. 106)

# LISTA DE ÓLEOS ESSENCIAIS

## *Achillea millefolium*
# Milefólio

Esta erva perene possui um único caule que cresce até 1 metro de altura, folhas finas e rendadas, e capítulos branco-rosados. O óleo essencial é azul-escuro ou esverdeado, com um odor herbáceo levemente adocicado. Tem sido usado para uma série de queixas desde os dias da antiga Grécia; dizem que Aquiles o usou para tratar das lesões durante a guerra de Troia. Hoje em dia ele é usado na China no tratamento de problemas menstruais e hemorroidas.

**Família botânica** Asteraceae (Compositae).

**Nome vulgar alternativo** Mil-folhas.

**Parte utilizada da planta** Folhas secas e capítulos.

**Processo de extração** destilação a vapor.

**Principais componentes químicos** chamazuleno, acetato de borneol, cineol, canfeno, peneno e tricideno.

**País de origem** Encontrada na maioria das zonas temperadas. Destilada principalmente na Alemanha, na Hungria e na França, e também nos Estados Unidos e na África.

**Nota** Intermediária.

**Intensidade do odor** Média.

**Combina bem com os óleos de** Bergamota, Camomila, Esclareia, Júnipero, Lavanda, Limão, Néroli e Alecrim.

**Propriedades** anti-inflamatório, antirreumático, antisséptico, adstringente, antiespasmódico, carminativo, cicatrizante, digestivo, expectorante, hipotensivo, digestivo e tonificante.

## Indicações terapêuticas mais comuns

**Problemas de pele e de cabelo** Acne, queimaduras, eczema, inflamação, erupções cutâneas, cicatrizes, varizes e ferimentos.

**Ação** A ação anti-inflamatória e adstringente é benéfica para a rede capilar nas varizes. Dizem também que ajuda a promover o crescimento do cabelo quando usado para enxaguá-lo.

**Circulação, músculos e articulações**
Arteriosclerose, hipertensão, artrite reumatoide e trombose.
**Ação** Hipotensiva, de modo que ajuda a regular a hipertensão.

**Sistema digestivo** Prisão de ventre, cólicas, flatulência, hemorroidas e indigestão.
**Ação** Carminativo e estomáquico, o que auxilia a digestão.

**Sistema geniturinário** Amenorreia, dismenorreia, cistite e outras infecções.
**Ação** Benéfico para os problemas menstruais e fortalece o sistema imunológico, ajudando no combate às gripes, resfriados e febre.

**Sistema nervoso** Hipertensão e insônia.
**Ação** Bom para todos os problemas relacionados com o stress.

**Segurança** De um modo geral não tóxico e não irritante, mas pode causar sensibilidade em algumas pessoas. Não use este óleo em mulheres grávidas ou em crianças pequenas.

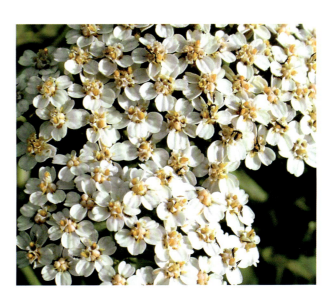

# *Aniba rosaedora* var. *amazonica*
# Pau-rosa

É uma árvore tropical perene com a casca e o cerne avermelhados, e flores amarelas. O óleo essencial, que só foi introduzido recentemente na aromaterapia, é amarelo-claro com um odor doce, lenhoso e levemente picante. O Pau-rosa é usado amplamente na construção e na fabricação de móveis, e está sendo extensivamente derrubado na floresta Amazônica, de modo que a legislação exige hoje que as destilarias plantem uma nova árvore para cada uma que é derrubada. O óleo de Pau-rosa é usado na perfumaria. Promove o equilíbrio, é estimulante e fortalecedor, sendo também um antidepressivo bastante eficaz. O Pau-rosa é hoje uma espécie ameaçada, de modo que a International Federation of Aromatherapists recomenda o uso de óleos de um quimiotipo da Howood leaf (*Cinnamomum camphora*), que tem um odor muito canforado, ou da Linaloa (*Bursera glabrifolia*), que tem um odor semelhante e não é prejudicial.

*Cinnamomum camphora*

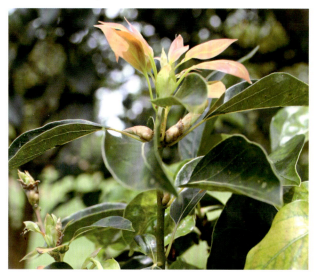

**Família botânica** Laureaceae.

**Nome vulgar alternativo** Pau-rosa do Oiapoque.

**Parte utilizada da planta** Lascas de madeira.

**Processo de extração** Destilação a vapor das lascas do cerne.

**Principais componentes químicos** Linalol (80-90%), cineol, terpineol, geraniol, citronelal, limoneno e pineno.

**País de origem** Nativa da região Amazônica. O Brasil e o Peru são os principais produtores.

**Nota** Intermediária.

**Intensidade do odor** Média.

**Combina bem com** Bergamota, Cedro, Olíbano, Gerânio, Lavanda, Néroli, Palma-rosa, Patchuli, Petitgrain, Rosa, Sândalo, Vetiver e Ylang ylang.

**Propriedades** Analgésico, antidepressivo, bactericida, desodorante, cefálico, inseticida e tonificante.

## Indicações terapêuticas mais comuns

**Problemas de pele** Combinação opaca de pele oleosa/seca, cicatrizes, feridas e rugas.
**Ação** Branda, antibacteriana e segura de usar, de modo que é benéfico para a pele sensível ou inflamada, sendo ainda um bom desodorante.

**Sistema imunológico** Resfriados, febres e infecções.
**Ação** Considerado um estimulante do sistema imunológico.

**Sistema nervoso** Frigidez, dores de cabeça, náusea e tensão nervosa.
**Ação** Revigora e anima, tendo também o efeito de equilibrar as emoções e ajudar nas variações de humor especialmente quando a pessoa está cansada ou estressada.

**Segurança** Não é tóxico, irritante e nem sensibilizante.

LISTA DE ÓLEOS ESSENCIAIS **63**

## *Boswellia carteri*
# Olíbano

Uma árvore pequena ou arbusto com muitas folhas plumosas e pequenas flores brancas ou cor-de-rosa. O olíbano produz uma goma-resina. O óleo essencial é obtido a partir da resina. Tem um cheiro balsâmico adocicado e é frequentemente queimado nas igrejas para propiciar a meditação e a prece. Segundo a Bíblia, o olíbano, aliado ao ouro e à mirra, foram presentes dados a Jesus, embora devesse se tratar da resina e não do óleo essencial que conhecemos hoje. Ele é usado como incenso na Índia e na China, sendo tradicionalmente queimado como uma oferenda aos deuses. Também é empregado como fixador na perfumaria. Existem relatos de casos em que o Olíbano foi utilizado para aliviar a dor associada à artrite. Ele equilibra as emoções, produzindo uma maravilhosa sensação de serenidade.

**Família botânica** Burseraceae.

**Parte utilizada da planta** Gotas de goma-resina.

**Processo de extração** Destilação a vapor. Um absoluto também é produzido.

**Principais componentes químicos** Monoterpeno, hidrocarbonetos, tujona e acetato de octila em *censole*.

**País de origem** Omã, Somália, Etiópia e China. A goma-resina é geralmente destilada na Europa e na Índia.

**Nota** De fundo.

**Intensidade do odor** Alta.

**Combina bem com** Gerânio, Grapefruit, Lavanda, Laranja, Melissa, Patchuli, Pinheiro, Rosa e Sândalo.

**Propriedades** Anti-inflamatório, antisséptico, citofilático e expectorante.

## Indicações terapêuticas mais comuns

**Problemas de pele** Pele madura ou seca, cicatrizes e manchas.
**Ação** Citado como estimulante da regeneração celular e também como auxiliar no tratamento das estrias.

**Sistema respiratório** Asma, bronquite, catarro, tosse, laringite e falta de ar.
**Ação** Um bom óleo pulmonar, de modo que favorece a respiração e também ajuda o sistema imunológico a combater gripes e resfriados.

**Sistema nervoso** Ansiedade, raiva, tensão nervosa e insegurança.
**Ação** Desacelera e aprofunda a respiração, de modo que é citado como tendo propriedades de limpeza e purificação que ajudam a mente a liberar os bloqueios emocionais. Pode também auxiliar a meditação.

**Segurança** Não é tóxico, irritante e nem sensibilizante. Não use este óleo em mulheres grávidas durante o primeiro trimestre de gestação.

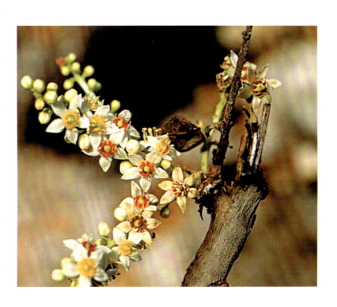

*Cananga odorata* var. *genuina*
# Ylang ylang

Esta árvore tropical alta tem flores perfumadas, geralmente amarelas mas ocasionalmente cor-de-rosa ou lilás. As flores amarelas são consideradas as melhores para a extração dos óleos essenciais. O óleo é amarelo-claro e tem um odor intensamente adocicado que é muito calmante, daí a sua popularidade na indústria do perfume. O ylang ylang era usado na época vitoriana como um tratamento para o cabelo e para aliviar a picada dos insetos. Na Indonésia, as flores são espalhadas na cama dos recém-casados na noite de núpcias porque são consideradas afrodisíacas. O óleo é usado amplamente na indústria do perfume pela sua fragrância exótica. O ylang ylang exerce um efeito de euforia, ajudando a fomentar as emoções positivas e acalmando nos momentos de stress.

**Família botânica** Anonaceae.

**Parte utilizada da planta** Flores frescas.

**Processo de extração** Destilação a vapor ou destilação pela água. O primeiro produto da destilação é o Ylang ylang extra de melhor qualidade; os destilados seguintes são o Ylang ylang 1, 2 e 3 sucessivamente. A extração com solvente produz um absoluto com odores florais duradouros.

**Principais componentes químicos** Linalol, acetato de geranila, cariofileno, acetato de benzila, benzoato de metila e outros sesquirtepenos. (O Ylang ylang Extra contém um teor elevado de ésteres.)

**País de origem** Indonésia, Filipinas e Madagascar.

**Nota** De Fundo.

**Intensidade do odor** Alta.

**Combina bem com** Grapefruit, Bergamota, Laranja, Jasmim, Gerânio, Sândalo e Vetiver.

**Propriedades** Antidepressivo, anti-infeccioso, afrodisíaco, eufórico, hipotensivo, nervino, sedativo (para os nervos) e tônico (uterino).

## Indicações terapêuticas mais comuns

**Problemas de pele e de cabelo** Acne, cuidados geral com a pele, picadas de inseto, pele irritada e cabelo sem vida.
**Ação** Citado como tendo um efeito de equilíbrio sobre o sebo, o que o torna eficaz tanto para a pele oleosa quanto a seca. Usado para enxaguar, promove um cabelo saudável.

**Sistema circulatório** Pressão alta, palpitações e taquicardia.
**Ação** Abaixa a pressão sanguínea, sendo reconhecido pelo seu efeito regulador e calmante no coração.

**Sistema nervoso** Ansiedade, depressão, frigidez, insônia e tensão nervosa.
**Ação** Um óleo essencial reconfortante que fomenta a autoconfiança e é benéfico para os problemas relacionados com o stress. Também é usado nos casos de raiva e insegurança.

**Segurança** De um modo geral não é tóxico e nem irritante, embora alguns casos de sensibilidade tenham sido relatados. Empregue-o com moderação porque o forte odor pode causar dor de cabeça e náusea.

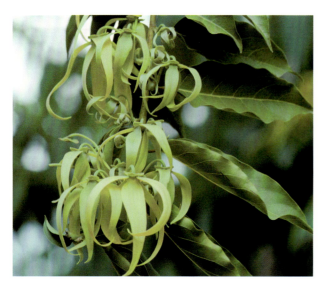

## *Cedrus atlantica*
# Cedro de Atlas

Esta árvore perene, alta e intensamente aromática cresce a uma altura de mais de 33 metros e vive mais de mil anos. O óleo essencial era usado pelos antigos egípcios no embalsamamento, na fabricação de cosméticos e na perfumaria. No Tibete, ainda é utilizado na medicina tradicional e como incenso nos templos. O óleo essencial tem uma profunda coloração âmbar e um aroma canforado e lenhoso. É usado em unguentos antissépticos e perfumes, possuindo qualidades fortalecedoras, calmantes e receptivas.

O cedro de Atlas é hoje uma espécie ameaçada, de modo que a International Federation of Aromatherapists recomenda, o óleo do cedro do Himalaia (*C. deodorata*). O cedro do Texas (*Juniperus ashei*) e o cedro da Virginia (*J. virginiana*) pertencem a uma família botânica diferente e produzem um óleo essencial bem distinto.

**Família botânica** Pinaceae.

**Nome vulgar alternativo** Cedro atlântico, cedro marroquino (óleo).

**Parte utilizada da planta** Madeira e serragem.

**Processo de extração** Destilação a vapor da madeira, cepos e serragem. Um resinoide e um absoluto também são produzidos.

**Principais componentes químicos** Atlantona, cariofileno, cedrol e cadineno.

**País de origem** Nativa dos montes Atlas da Algéria. Os óleos são principalmente produzidos no Marrocos.

**Nota** De fundo.

**Intensidade do odor** Média.

**Combina bem com** Bergamota, Cipreste, Olíbano, Jasmim, Junípero, Limão, Néroli, Esclareia, Vetiver, Alecrim, Ylang ylang e Patchuli.

**Propriedades** Antisséptico, adstringente, diurético, expectorante, fungicida, inseticida, sedativo (nervoso) e tonificante.

## Indicações terapêuticas mais comuns

**Problemas de pele** Acne, seborreia, caspa, calvície, dermatite, psoríase e úlceras.
**Ação** Possui propriedades adstringentes e antissépticas consideradas benéficas para o estado oleoso da pele e do couro cabeludo, bem como para a perda de cabelo.

**Sistema respiratório** Bronquite, tosse e catarro.
**Ação** Expectorante, alivia a congestão e a tosse.

**Sistema geniturinário** Cistite e leucorreia.
**Ação** Pode ser útil no tratamento de distúrbios do rim e da bexiga, bem como de infecções como a cistite.

**Sistema nervoso** Tensão nervosa, ansiedade, exaustão e problemas relacionados com o stress.
**Ação** Aquece, conforta e harmoniza.

**Segurança** Não é tóxico, irritante e nem sensibilizante. Não use este óleo em mulheres grávidas.

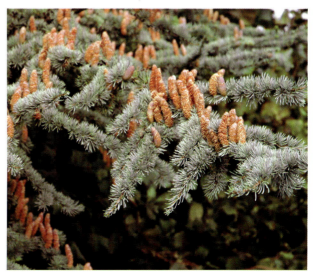

## *Chamaemelum nobile* (syn. *Anthemis nobilis*)
# Camomila-romana

Uma das ervas medicinais mais antigas que se conhece, a Camomila-romana é calmante e um bom óleo versátil. Uma erva perene que é usada na Europa há mais de 2 mil anos, a planta tem delicadas folhas plumosas e pequenas flores semelhantes a margaridas. Era usada pelos antigos egípcios e pelos mouros, e era uma das nove ervas sagradas dos saxões (sendo conhecida como "maythen"). Existem muitas variedades de camomila, mas a romana é a única normalmente utilizada na medicina. O óleo essencial é azul-pálido, mas fica amarelo quando armazenado, e tem um odor quente e adocicado.

**Família botânica** Asteraceae (Compositae).

**Parte utilizada da planta** Capítulos.

**Processo de extração** Destilação a vapor de capítulos que já passaram do apogeu.

**Principais componentes químicos** Ésteres, 85% de chamazuleno, pineno, farnesol e cineol.

**País de origem** Sudoeste da Europa, Grã-Bretanha, Bélgica, França, Hungria e Estados Unidos.

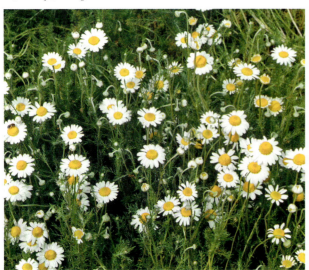

**Nota** Intermediária.

**Intensidade do odor** Alta.

**Combina bem com** Bergamota, Esclareia, Gerânio, Jasmim, Lavanda, Néroli e Rosa.

**Propriedades** Analgésico, antianêmico, anti-inflamatório, carminativo, cicatrizante, digestivo, emenagogo, antitérmico, hepático, hipnótico, sedativo para os nervos, estomáquico, sudorífero, tonificante, vermífugo e vulnerário.

## Indicações terapêuticas mais comuns

**Problemas de pele** Acne, alergias, queimaduras, cortes, eczema, inflamação, picadas de inseto e erupções cutâneas. Bom também para os cuidados com o cabelo, para a dor de ouvido, para dor de dente e para a dor de dente das crianças na época da dentição.
**Ação** Reduz a inflamação.

**Circulação, músculos e articulações.** Artrite, articulações inflamadas, dor muscular, reumatismo e distensões.
**Ação** Reduz a inflamação, especialmente onde também há inchaço.

**Sistema digestivo** Dispepsia, cólicas, indigestão e náusea.
**Ação** Particularmente benéfico para a indigestão, ajudando a acalmar e aliviar os sintomas.

**Sistema geniturinário** Dismenorreia e problemas da menopausa.
**Ação** Benéfico sempre que a dor está presente.

**Sistema nervoso** Dor de cabeça, insônia, tensão nervosa e enxaqueca.
**Ação** Possui muitas propriedades reconfortantes e calmantes, sendo particularmente útil para os problemas relacionados com o stress.

**Segurança** Geralmente não é tóxico nem irritante, embora possa causar dermatite em algumas pessoas.

# *Citrus aurantifolia* (syn. *C. medica* var. *latifolia*)
# Limão taiti

Existem várias espécies de limão taiti, que é uma pequena árvore perene, que cresce até 4,5 m, com galhos pendentes, folhas ovais aveludadas, pequenas flores brancas e pequenos frutos amargos. O fruto é verde e o óleo essencial é amarelo ou verde-pálido com um aroma de casca cítrica adocicado e revigorante. O óleo destilado é mais pálido, com um odor frutuoso-cítrico revigorante porém penetrante. Os mouros introduziram o limão taiti na Europa e ele foi então levado para a América do Norte pelos espanhóis e portugueses por volta do século XVI. Psicologicamente, ele revigora e levanta o ânimo.

**Família botânica** Rutaceae.

**Parte utilizada da planta** Fruto.

**Processo de extração** Expressão a frio da casca da fruta. Destilação da fruta madura inteira.

**Principais componentes químicos** Hidrocarbonetos de monoterpeno, pineno, sabineno, mirceno, limoneno, canfeno, citral, cineóis e linalol. O óleo expressado também contém cumarina. O óleo destilado de limão taiti contém a maioria dos componentes acima, sendo acrescido de traços de acetato de nerila e acetato de geranila.

**País de origem** Natural da Ásia, porém naturalizado em muitas outras regiões do mundo, principalmente na Itália, na Flórida, nas Índias Ocidentais, em Cuba e no México.

**Nota** De frente.

**Intensidade do odor** Alta.

**Combina bem com** Néroli, Lavanda, Alecrim, Esclareia, Gerânio, Grapefruit, Mandarina, Palma-rosa, Petitgrain, Vetiver, Ylang ylang – e pode dominar a mistura com o seu odor forte porém agradável.

**Propriedades** Antisséptico, antiviral, aperitivo, bactericida, antitérmico, hemostático, revigorante e tonificante.

## Indicações terapêuticas mais comuns

**Problemas de pele** Pele oleosa ou congestionada, unhas quebradiças, furúnculos, geladura, cortes, picadas de inseto e aftas.
**Ação** Possui propriedades antissépticas e adstringentes que podem ser benéficas para esses problemas.

**Sistema circulatório** Celulite, varizes e o sistema imunológico.
**Ação** É desintoxicante e reduz a retenção de líquidos.

**Sistema digestivo** Dispepsia, falta de apetite e náusea.
**Ação** Um estimulante digestivo que ajuda a estimular o apetite depois de uma doença ou durante a anorexia.

**Sistema nervoso** Fadiga mental, ansiedade e depressão.
**Ação** Extremamente revigorante e levanta a disposição de ânimo, sendo especialmente útil nos casos de fadiga e apatia.

**Segurança** Não é tóxico, irritante e nem sensibilizante. O óleo expressado é fototóxico (mas não o óleo da "fruta inteira" proveniente da destilação a vapor).

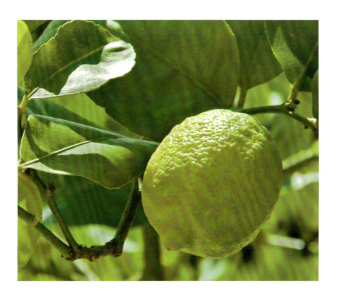

## *Citrus aurantium* var. *amara* (syn. *C. vulgaris*, *C. bigardia*)
# Laranjeira-amarga

A Laranjeira-amarga é uma árvore perene que chega a atingir 10 metros de altura, tendo folhas verde-escuras, ovais e brilhantes, e longos esporões. Existem muitas variedades diferentes dessa árvore. As suas flores são brancas e muito perfumadas, e o fruto é menor e mais escuro do que o da Laranjeira-doce. O óleo é amarelo-escuro e possui um odor seco e revigorante com laivos adocicados. A casca seca da laranja-amarga é usada como tônico e carminativo no tratamento da dispepsia. Na medicina chinesa, é usada internamente para o tratamento do prolapso do útero, embora alguns relatos indiquem que a casca é tóxica quando ingerida em grandes quantidades.

**Família botânica** Rutaceae.

**Nomes vulgares alternativos** Laranjeira-da-terra, laranjeira-azeda.

**Parte utilizada da planta** A fruta fresca, as folhas e a flor.

**Processo de extração** Expressão a frio (manual ou feita à máquina) da casca externa da fruta quase madura. Destilação das folhas para o Petitgrain e da flor para o Néroli (ver pp. 70 e 69).

**Principais componentes químicos** Monoterpenos (90%), pineno, limoneno, mirceno, canfeno e pequenas quantidades de alcoóis, aldeídos e cetonas.

**País de origem** Natural da China. Cultivada nos Estados Unidos e no Mediterrâneo. O óleo expressado é produzido principalmente em Israel, em Chipre, no Brasil e nos Estados Unidos. O óleo destilado procede principalmente do Mediterrâneo e da América do Norte.

**Nota** De frente.

**Intensidade do odor** Média.

**Combina bem com** Esclareia, Cipreste, Lavanda, Néroli, Mirra, Olíbano, Petitgrain, Rosa, Pau-rosa, Sândalo, Ylang ylang e todos os óleos picantes.

**Propriedades** Anti-inflamatório, Antisséptico, adstringente, bactericida, carminativo, fungicida, sedativo (brando), estomáquico e tonificante.

## Indicações terapêuticas mais comuns
**Problemas de pele** Aftas.
**Ação** Usado como enxaguatório bucal. Às vezes recomendado para a pele oleosa e sem viço, mas pode ser forte demais para o rosto.

**Sistema circulatório e imunológico** Obesidade, retenção de líquido, gripes e resfriados.
**Ação** Ajuda a reduzir o inchaço dos tecidos, possui propriedades antissépticas e estimula o sistema imunológico.

**Sistema digestivo** Dispepsia, prisão de ventre e síndrome do intestino irritável.
**Ação** Estimula o trato digestivo e a vesícula biliar.

**Sistema nervoso** Tensão nervosa, anorexia, ansiedade e depressão.
**Ação** Tem um odor delicioso que revigora e levanta o ânimo, e que parece ajudar as pessoas a relaxar e se descontrair.

**Segurança** Não é tóxico, irritante e nem sensibilizante. O óleo é fototóxico, de modo que os clientes devem evitar se expor ao sol forte ou à luz ultravioleta depois do tratamento.

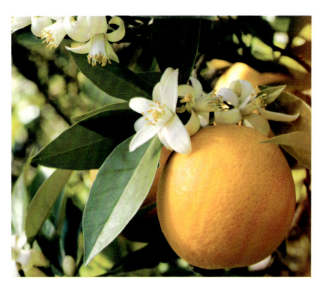

# *Citrus aurantium* var. *amara*
# Néroli

À semelhança do óleo da Laranja-amarga e do Petitgrain, o óleo de Néroli é obtido a partir da Laranjeira-amarga (ver verbete ao lado). O Néroli encontra-se entre as melhores essências (as flores da Laranjeira-doce também produzem uma essência, porém de qualidade inferior). O óleo essencial de Néroli é amarelo-claro e tem um odor floral leve e adocicado. O Néroli recebeu o seu nome em homenagem à Anna-Marie, Princesa de Nerola na Itália do século XVI. É usado na perfumaria e, psicologicamente, é a melhor escolha para o tratamento da ansiedade e dos problemas emocionais.

**Família botânica** Rutaceae.

**Nomes vulgares alternativos** Laranjeira-da-terra, laranjeira-azeda, flor de laranjeira (óleo), Néroli bigarade (óleo). "Néroli bigarade" indica que o óleo foi extraído por destilação e não por extração com solvente.

**Parte utilizada da planta** Flores frescas.

**Processo de extração** Destilação a vapor (óleo essencial, mais água de flor de laranjeira e um absoluto). Extração com solvente (um concreto e um absoluto).

**Principais componentes químicos** Linalol (aproximadamente 34%), acetato de linalil, limoneno, pineno, nerolidol, geraniol, nerol, antralinato de metila, indol, citral e outros.

**País de origem** Natural do Extremo Oriente, adaptou-se bem ao Mediterrâneo. Entre os principais produtores estão a França, a Itália, a Tunísia, o Marrocos, o Egito e os Estados Unidos.

**Nota** Óleo essencial – de frente. Absoluto – de fundo.

**Intensidade do odor** Alta.

**Combina bem com** Quase todos os outros óleos essenciais, mas particularmente com o de Benjoim, Olíbano, Gerânio, Lavanda e Rosa.

**Propriedades** Afrodisíaco, antidepressivo, antisséptico, antiespasmódico, bactericida, carminativo, cicatrizante, citofilático, estimulante (nervoso) e tonificante.

## Indicações terapêuticas mais comuns

**Problemas de pele** Peles secas, sensíveis e maduras, e fragilidade capilar.
**Ação** Excelente óleo regenerativo para todos os tipos de pele, pois não é irritante e pode ajudar a combater as estrias e as cicatrizes.

**Sistema circulatório** Circulação deficiente e palpitações.
**Ação** Possui propriedades antiespasmódica.

**Sistema digestivo** Cólica, flatulência, diarreia e síndrome do intestino irritável.
**Ação** Pode ajudar a relaxar os músculos do intestino delgado, especialmente nos casos de tensão nervosa.

**Sistema nervoso** Ansiedade, depressão, tensão nervosa e síndrome pré-menstrual.
**Ação** Pode beneficiar todos os problemas emocionais, sendo considerado um tranquilizante natural para a ansiedade e o choque. Valioso para a insônia causada pela ansiedade.

**Segurança** Não é tóxico, irritante, sensibilizante e nem fototóxico.

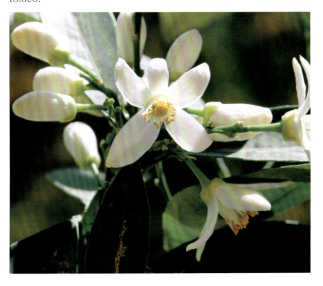

## *Citrus aurantium* var. *amara*
# Petitgrain

O Petitgrain é destilado a partir da Laranjeira-amarga, uma árvore perene com folhas verde-escuras e flores brancas e perfumadas. O óleo essencial é destilado a vapor a partir das folhas e dos galhos, ao contrário do óleo essencial da Laranja-amarga, que é destilado a partir da fruta, e do Néroli, que é destilado a partir das flores. O óleo essencial tem uma coloração que vai de amarelo-claro a cor de âmbar, com uma refrescante conotação herbácea cítrica e lenhosa. O nome significa "pequenos grãos", pois o Petitgrain era originalmente destilado a partir do pequeno fruto não maduro. O seu aroma refrescante o torna popular como um dos componentes tradicionais da água de colônia, e é frequentemente utilizado nos cosméticos. Psicologicamente, o Petitgrain é revigorante, acalentador e promove o equilíbrio.

**Família botânica** Rutaceae.

**Nomes vulgares alternativos** Laranjeira-da-terra, laranjeira-azeda.

**Parte utilizada da planta** Folhas e galhos.

**Processo de extração** Destilação a vapor.

**Principais componentes químicos** Ésteres (40-80%), acetato de linalil, acetato de geranila e também geraniol, linalol e nerol.

**País de origem** Natural da China e da Índia. O melhor óleo é produzido na França. Também é produzido no Norte da África, no Paraguai e no Haiti.

**Nota** De Intermediária a de frente.

**Intensidade do odor** Média.

**Combina bem com** Alecrim, Lavanda, Gerânio, Jasmim, Palma-rosa, Sândalo, Ylang ylang e outros óleos cítricos.

**Propriedades** Antidepressivo, antisséptico, antiespasmódico, desodorante, calmante e sedativo.

## Indicações terapêuticas mais comuns

**Problemas de pele** Acne, peles oleosas e mistas.
**Ação** Exerce um efeito tonificante nas peles oleosas e pode ser usado na pele por não ser nem sensibilizante nem fototóxico.

**Sistema nervoso** Insônia, problemas relacionados com o stress e palpitações.
**Ação** Exerce um efeito sedativo nos nervos, sendo benéfico para a insônia e para os problemas digestivos causados pela exaustão nervosa.

**Segurança** Não é tóxico, irritante, sensibilizante e nem fototóxico.

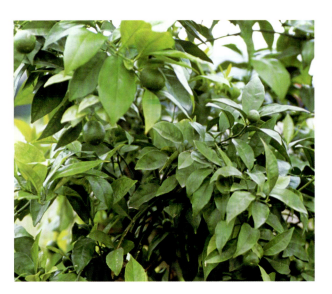

# LISTA DE ÓLEOS ESSENCIAIS

## *Citrus bergamia*
# Bergamota

A bergamoteira tem cerca de 4,5 metros de altura e folhas lisas e ovais. A árvore dá frutos pequenos e redondos que parecem laranjas em miniatura mas são azedos demais para comer. Dos óleos essenciais das frutas cítricas, o da bergamota é o de melhor qualidade, possuindo uma coloração clara amarelo-esverdeada e um aroma picante, refrescante e delicado com uma leve sugestão floral. A bergamota é utilizada na medicina popular há séculos, principalmente para tratar da febre e de vermes. Também é usada para temperar o chá Earl Grey, além de ser muito popular na perfumaria. A bergamota é revigorante, reconfortante e promove o equilíbrio.

**Família botânica** Rutaceae.

**Parte utilizada da planta** A casca da pequena fruta amarela.

**Processo de extração** Expressão a frio da casca da fruta quase madura.

**Principais componentes químicos** Cerca de 300 componentes, mas principalmente: acetato de linalil (30-60%), linalol, sesquiterpenos, limoneno, pineno e mirceno; contém também furocumarinas (inclusive o bergapteno).

**País de origem** Natural da Ásia tropical. Cultivado no sul da Itália.

**Nota** De frente.

**Intensidade do odor** Média.

**Combina bem com** Manjericão, Camomila, Cipreste, Eucalipto, Gerânio, Jasmim, Lavanda, Limão, Junípero, Limão taiti, Manjerona, Néroli, Laranja, Palma-rosa, Patchuli, Petitgrain, Alecrim, Sândalo e Ylang ylang.

**Propriedades** Analgésico, antidepressivo, antisséptico, antiespasmódico, antiviral, carminativo, cicatrizante, digestivo, antitérmico, estomáquico, tônico, vermífugo e vulnerário.

## Indicações terapêuticas mais comuns

**Problemas de pele** Acne, pele oleosa congestionada, herpes e psoríase.
**Ação** Possui poderosas propriedades antissépticas, e em baixas diluições é bom para tratar de problemas de pele.

**Sistema digestivo** Dispepsia, flatulência, cólicas e perda de apetite.
**Ação** Carminativo e digestivo, útil nos casos de indigestão e com efeito estimulante no fígado, no estômago e no baço.

**Sistema respiratório** Infecções na boca, dor de garganta e amigdalite.
**Ação** Pode ser usado como inalador nas infecções da garganta.

**Sistema geniturinário** Cistite, prurido e candidíase.
**Ação** Benéfico no banho de assento antisséptico em diluições bem fracas.

**Sistema nervoso** Ansiedade, depressão, raiva e problemas relacionados com o stress.
**Ação** Sedativo e reconfortante, mas pode levantar o ânimo.

**Segurança** Não é tóxico nem irritante. Pode aumentar a fotossensibilidade da pele, de modo que você deve recomendar ao cliente que ele deve evitar a luz ultravioleta ou se expor à luz direta do sol depois de aplicar este óleo.

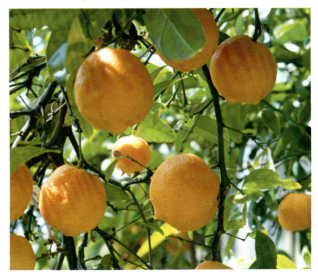

## *Citrus limon* (syn. *C. limonum*)
# Limão

O Limoeiro é uma árvore perene pequena, crescendo até 6 metros de altura, com folhas ovais serrilhadas e flores muito perfumadas. O óleo essencial tem uma coloração amarelo-esverdeada clara com um refrescante odor cítrico acentuado. O limão é amplamente considerado uma panaceia para os problemas infecciosos. A fruta contém níveis elevados das vitaminas A, B e C. O limão protege e estimula os sistemas do corpo e anima as emoções.

**Família botânica** Rutaceae.

**Parte utilizada da planta** Casca da fruta.

**Processo de extração** Expressão a frio das partes externas da casca fresca.

**Principais componentes químicos** Limoneno (cerca de 70%), pineno, bisapoleno, sabineno, mirceno, citral, linalol, geraniol, citronelal e nerol.

**País de origem** Natural da Ásia, mas cresce bem no Mediterrâneo. Também é cultivado na Califórnia e na Flórida.
**Nota** De frente.

**Intensidade do odor** De média a alta.

**Combina bem com** Benjoim, Camomila, Eucalipto, Gerânio, Gengibre, Junípero, Erva-doce, Lavanda, Néroli, Sândalo e Ylang ylang.

**Propriedades** Antianêmico, antisséptico, antimicrobiano, antirreumático, antiespasmódico, adstringente, bactericida, carminativo, cicatrizante, depurativo, diurético, antitérmico, hemostático, hipotensivo, inseticida, rubefaciente e tonificante, estimulando também os leucócitos (a produção dos glóbulos brancos do sangue).

## Indicações terapêuticas mais comuns

**Problemas de pele** Pele oleosa, cortes e furúnculos.
**Ação** Antisséptica e adstringente, com excelentes propriedades purificadoras.

**Sistema circulatório** Má circulação, baixa imunidade, gripes, resfriados e infecções.
**Ação** Bom para o tratamento de varizes e para baixar a pressão alta. Pode ser útil também para o reumatismo.

**Sistema digestivo** Dispepsia, inchaço e congestão hepática.
**Ação** Melhora o funcionamento do sistema digestivo.

**Sistema respiratório** Asma, bronquite, catarro e dor de garganta.
**Ação** Antisséptica, de modo que é útil para as infecções respiratórias, especialmente se usado desde o início.

**Sistema nervoso** Fadiga mental e preocupação.
**Ação** Ajuda a melhorar a concentração, melhora a disposição de ânimo e desanuvia a mente.

**Segurança** Não é tóxico, mas pode causar irritação ou sensibilidade em algumas pessoas. O óleo expressado é fototóxico, de modo que você deve recomendar aos clientes que evitem se expor à luz forte do sol ou à luz ultravioleta depois do tratamento.

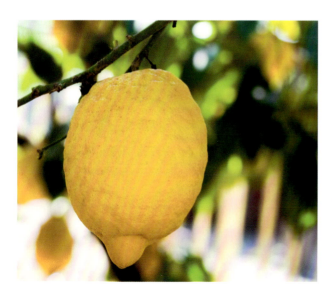

# LISTA DE ÓLEOS ESSENCIAIS

## *Citrus paradisi* (syn. *C. racemosa*, *C. maxima* var. *racemosa*)
# Grapefruit

Esta árvore grande, que atinge com frequência mais de 10 metros de altura, tem folhas brilhantes e grandes frutas amarelas, conhecidas de quase todas as pessoas. Acredita-se que a árvore tenha sido cultivada pela primeira vez no século XVIII, quando a fruta era conhecida como fruta Shaddock. Ela encerra importantes qualidades nutritivas, pois é rica em vitamina C, que ajuda a combater as doenças infecciosas. O óleo essencial é amarelo ou esverdeado com um aroma cítrico adocicado e refrescante. O seu prazo de estocagem é pequeno. O grapefruit é refrescante e revigorante. Levanta o ânimo e ajuda a combater a depressão e a fadiga.

**Família botânica** Rutaceae.

**Parte utilizada da planta** A casca da fruta.

**Processo de extração** Expressão a frio da casca da fruta fresca.

**Principais componentes químicos** Limoneno (90%), cadineno, pineno, mirceno; neral, geraniol, citronelal, ésteres, cumarianas e furocumarinas.

**País de origem** Natural da Ásia tropical e das Índias Ocidentais. Cultivado na Califórnia, na Flórida, na Austrália, no Brasil e em Israel.

**Nota** De frente.

**Intensidade do odor** Média.

**Combina bem com** Manjericão, Bergamota, Camomila, Erva-doce, Olíbano, Junípero, Gerânio, Lavanda, Limão taiti, Palma-rosa, Patchuli, Rosa e Ylang ylang.

**Propriedades** Analgésico, adstringente, depurativo, diurético, desinfetante, estimulante e tônico.

## Indicações terapêuticas mais comuns

**Problemas de pele** Acne e pele oleosa congestionada.
**Ação** Embora útil para esses problemas no corpo, o óleo não deve ser usado no rosto.

**Sistema circulatório** Celulite, gripes e resfriados.
**Ação** Impulsiona o sistema imunológico estimulando o sistema linfático, reduz a retenção de líquidos e ajuda desintoxicar o sistema.

**Sistema digestivo** Prisão de ventre e flatulência.
**Ação** Estimulante do sistema digestivo.

**Sistema nervoso** Stress, depressão, dores de cabeça e exaustão nervosa.
**Ação** Levanta o ânimo e é revigorante, melhorando a falta de autoconfiança frequentemente associada ao stress.

**Segurança** Não é tóxico, irritante e nem sensibilizante, embora a exposição à luz forte do sol ou à luz ultravioleta no intervalo de 24 horas depois do tratamento possa provocar irritação na pele.

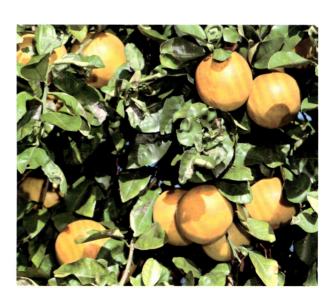

## *Citrus reticulata* (syn. *C. nobilis, C. madurensis, C. unshiu*)
# Mandarina

Uma árvore perene, que cresce até 6 metros de altura, com folhas brilhantes, a Mandarina é menor do que a Laranjeira. Tem flores perfumadas e frutas suculentas levemente achatadas nas extremidades. A fruta era um presente tradicional dado aos mandarins da China, daí o seu nome. A mandarina é geralmente preferida pela sua utilização aromaterápica. O óleo tem uma coloração laranja amarelada e um aroma intensamente doce, refrescante e penetrante. É um dos óleos mais seguros, sendo recomendado para o tratamento das crianças, das pessoas frágeis e dos idosos, bem como para ser usado durante a gravidez. No geral, levanta o ânimo e é reconfortante. A forma mais usual é o óleo da mandarina vermelha, embora o da verde e da amarela também sejam ocasionalmente vendidos.

**Família botânica** Rutaceae.

**Nome vulgar alternativo** Tangerina, mexerica, laranja-mimosa, mimosa.

**Parte utilizada da planta** A casca da fruta.

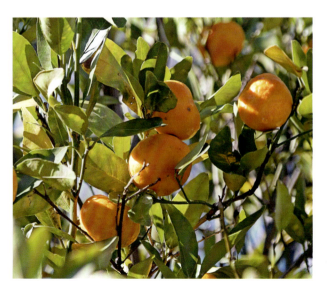

**Processo de extração** Expressão a frio da casca externa.

**Principais componentes químicos** Limoneno, pineno, mirceno, geraniol, citral, citronelal e geranial.

**País de origem** Natural do sul da China e do Extremo Oriente. Também é cultivada no Brasil, na Espanha, na Itália e na Califórnia.

**Nota** De frente.

**Intensidade do odor** Média.

**Combina bem com** Manjericão, Pimenta-do-reino, Camomila, Jasmim, Lavanda, Manjerona, Palma-rosa, Rosa, Sândalo, Ylang ylang e outros óleos cítricos.

**Propriedades** Antisséptico, antiespasmódico, carminativo, citofilático, digestivo, diurético (suave), laxativo, sedativo e tonificante.

## Indicações terapêuticas mais comuns

**Problemas de pele** Todos os tipos de pele, estrias e cicatrizes.
**Ação** Possui propriedades que regeneram as células. A utilização deste óleo é considerada segura durante a gravidez e o seu uso é geralmente recomendado em diluições elevadas (1%) a partir do primeiro trimestre da gestação.

**Sistema digestivo** Flatulência, colite e prisão de ventre.
**Ação** Ajuda a regular a bile e acalma o intestino. Uma diluição de ½ por cento é indicada para bebês que sofrem de cólicas e pode ser usado na pele.

**Sistema nervoso** Insônia, ansiedade, depressão e tensão nervosa.
**Ação** Um leve sedativo para o sistema nervoso, ajudando a levantar o ânimo nos momentos de stress.

**Segurança** Não é tóxico, irritante e nem sensibilizante. Entretanto, pode ser fototóxico, de modo que os clientes devem evitar se expor à luz forte do sol ou à luz ultravioleta depois do tratamento.

# LISTA DE ÓLEOS ESSENCIAIS

## *Citrus sinensis* (syn. *C. aurantium* var. *dulcis*)
# Laranjeira-doce

Existem dois tipos de laranjeiras: a Laranjeira-doce (*C. sinensis*) e a Laranjeira-amarga (*C. aurantium*). A Laranjeira-doce é uma árvore perene, menor do que a Laranjeira-amarga e menos resistente, tem folhas verde-escuras brilhantes, flores brancas perfumadas e frutas com a casca esburacada. O óleo possui uma coloração laranja-amarelada e um odor leve e adocicado de casca de laranja. As laranjas são frequentemente usadas com condimentos, como canela e cravo, para temperar drinques tradicionais, como o vinho aquecido com condimentos, para fazer bolas perfumadas (uma laranja espetada com cravos e posta para secar) ou para embeber as toras usadas nas fogueiras ao ar livre no Natal. Psicologicamente, o óleo da Laranja-doce traz alegria e levanta o ânimo, sendo com frequência chamado de "óleo sorridente".

**Família botânica** Rutaceae.

**Parte utilizada da planta** A casca da fruta madura ou quase madura.

**Processo de extração** Expressão a frio da casca externa. O óleo essencial pode ser destilado da fruta.

**Principais componentes químicos** Limoneno (mais de 90%), linalol, citronelal, neral, geranial, ésteres e cumarinas.

**País de origem** Natural da China. Cultivado nos Estados Unidos e no Mediterrâneo. O óleo expressado é principalmente produzido em Israel, em Chipre, no Brasil e na América do Norte. O óleo destilado procede principalmente do Mediterrâneo e da América do Norte.

**Nota** De frente.

**Intensidade do odor** Média.

**Combina bem com** Esclareia, Cipreste, Lavanda, Néroli, Mirra, Olíbano, Petitgrain, Rosa, Pau-rosa, Sândalo, Ylang ylang e todos os óleos picantes.

**Propriedades** Antidepressivo, antisséptico, antiespasmódico, carminativo, colagogo, digestivo, antitérmico, fungicida, hipotensivo, sedativo (nervoso), estimulante (digestivo e linfático), estomáquico e tônico.

## Indicações terapêuticas mais comuns

**Problemas de pele** Aftas.
**Ação** Às vezes recomendado para a pele oleosa, mas pode ser forte demais para o rosto.

**Sistema circulatório e imunológico** Obesidade, retenção de líquidos, gripes e resfriados.
**Ação** Ajuda a reduzir o tecido inchado, possui propriedades antissépticas e incrementa o sistema imunológico.

**Sistema digestivo** Dispepsia, prisão de ventre e síndrome do intestino irritável.
**Ação** Estimulante do trato digestivo e da vesícula biliar, de modo que é benéfico para a prisão de ventre e todos os distúrbios digestivos.

**Sistema nervoso** Tensão nervosa, anorexia, ansiedade e depressão.
**Ação** Possui um delicioso odor refrescante e inspirador que parece ajudar as pessoas a relaxar e se descontrair.

**Segurança** Não é tóxico, irritante e nem sensibilizante.

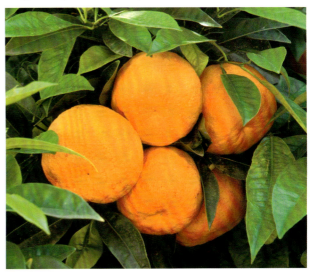

## LISTA DE ÓLEOS ESSENCIAIS

*Commiphora myrrha*

# Mirra

"Mirra" deriva da palavra árabe "mur" ("amargo"). Arbusto com galhos retorcidos, folhas aromáticas e flores brancas, sua resina é uma massa viscosa marrom-amarelada com um odor balsâmico quente, profundo e picante. A mirra era um ingrediente bem-conhecido do incenso que os antigos utilizavam nas cerimônias religiosas, bem como um dos componentes do embalsamamento e do perfume egípcio kyphi. A sua reputação de agente de cura recua milhares de anos. Os chineses usam a mirra bruta para tratar da artrite e de problemas menstruais. No Ocidente, ela é considerada benéfica para os problemas respiratórios.

**Família botânica** Burseraceae.

**Parte utilizada da planta** A mirra bruta, o resinoide.

**Processo de extração** Destilação a vapor da mirra bruta. Extração com solvente do resinoide para produzir um absoluto. A tintura é produzida para produtos farmacêuticos.

**Principais componentes químicos** Hiraboleno, limoneno, eugenol, cuminaldeído e pineno.

**País de origem** Natural da região nordeste da África e do sudoeste da Ásia, especialmente da região do Mar Morto (Etiópia, Somália e Iêmen).

**Nota** De fundo.

**Intensidade do odor** Alta.

**Combina bem com** Benjoim, Lavanda, Laranja, Patchuli e Sândalo.

**Propriedades** Anticatarral, anti-inflamatório, antisséptico, carminativo e cicatrizante.

## Indicações terapêuticas mais comuns

**Problemas de pele** Pé de atleta, pele irritada pelo frio, rachada e madura, eczema e tinha.
**Ação** Reduz a inflamação, alivia a irritação e ajuda a eliminar as infecções.

**Circulação, músculos e articulações** Artrite.
**Ação** Consta possuir qualidades de aquecimento que são especialmente benéficas para a artrite reumatoide.

**Sistema respiratório** Asma, bronquite, gengivite, catarro, tosse, dor de garganta e afonia, aftas.
**Ação** Um eficaz óleo pulmonar e expectorante que ajuda a eliminar a congestão. Também é benéfico para o sistema imunológico, ajudando a curar os resfriados aliados à congestão nasal.

**Sistema digestivo** Diarreia, dispepsia, flatulência e perda de apetite.
**Ação** Ajuda a limpar todo o sistema.

**Sistema geniturinário** Amenorreia, leucorreia, prurido, candidíase e menopausa.
**Ação** Pode aliviar os problemas menstruais.

**Segurança** Não é irritante e nem sensibilizante, mas em elevadas concentrações é tóxico. Não o utilize em mulheres grávidas.

## *Coriandrum sativum*
# Coentro

Dos óleos essenciais picantes, o coentro é um dos mais delicados. Uma erva anual intensamente perfumada, o coentro atinge uma altura de cerca de um metro, tem delicadas folhas verdes e brilhantes e flores brancas, seguidas por uma grande quantidade de sementes redondas e verdes que com o tempo ficam marrons. O óleo varia de incolor a amarelo-claro, tendo um odor almiscarado-lenhoso adocicado. Na medicina chinesa, a erva inteira é utilizada e as sementes são amplamente utilizadas para fins culinários, particularmente para condimentar pratos à base de caril. Psicologicamente, o coentro é restaurador e bom para estimular a baixa energia, sendo também confortante.

**Família botânica** Apiaceae (Umbelliferae).

**Parte utilizada da planta** Sementes.

**Processo de extração** Destilação a vapor das sementes maduras esmagadas.

**Principais componentes químicos** Linalol (55-75%), decilaldeído, borneol, geraniol, carvona, anetol e outros.

**País de origem** Natural da Europa e da Ásia ocidental. O óleo essencial é produzido principalmente na Rússia, na Romênia, na Croácia, na Sérvia e na Bósnia.

**Nota** De frente.

**Intensidade do odor** Média.

**Combina bem com** Bergamota, Jasmim, Néroli, Petitgrain, Esclareia, Cipreste, Pinheiro, Gengibre e Sândalo.

**Propriedades** Analgésico, aperitivo, antiespasmódico, bactericida, depurativo, digestivo, diurético, carminativo, revitalizante, estimulante (cardíaco, circulatório e nervoso) e estomáquico.

## Indicações terapêuticas mais comuns

**Sistema Circulatório, músculos e articulações**
Artrite, gota, dores musculares, má circulação e retenção de líquido.
**Ação** Consta que é benéfico para a desintoxicação e a dor reumática, e ainda que incrementa o sistema imunológico.

**Sistema digestivo** Cólicas, dispepsia, flatulência e náusea.
**Ação** Recomendado para distúrbios digestivos, podendo ajudar a aliviar as dores agudas e intensas, bem como outros problemas intestinais.

**Sistema nervoso** Enxaqueca, nevralgia e exaustão nervosa.
**Ação** Citado como eficaz para clarear as ideias e revitalizar o sistema nervoso.

**Segurança** Não é tóxico, irritante e nem sensibilizante. Use este óleo com moderação porque em doses elevadas ele é entorpecente.

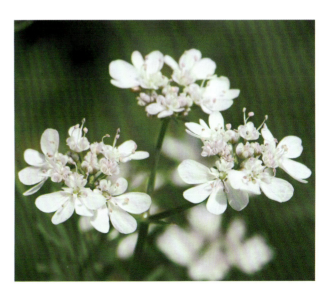

## *Cupressus sempervirens*
# Cipreste

Uma árvore perene alta, cônica, com galhos delgados e folhas do tipo agulha. Tem flores pequenas e redondas, e cones ou nozes cinza-amarronzados. O cipreste possui notas de frente picantes e resinosas, e laivos balsâmicos, o que lhe confere um aroma limpo, refrescante e lenhoso. Acredita-se que ele seja benéfico para o sistema urinário, pois os cones são muito secantes e coesivos. As antigas civilizações valorizavam o cipreste como um medicamento terapêutico e também como um incenso purificador.

**Família botânica** Cupressaceae.

**Parte utilizada da planta** Agulhas, galhos e cones.

**Processo de extração** Destilação a vapor das agulhas e dos galhos. Um concreto e um absoluto também são produzidos em pequenas quantidades.

**Principais componentes químicos** Pineno, canfeno, silvestreno, cimeno e sabinol.

**País de origem** Região do Mediterrâneo e também a África do Norte e a Grã-Bretanha. Destilado principalmente na França, na Espanha e no Marrocos.

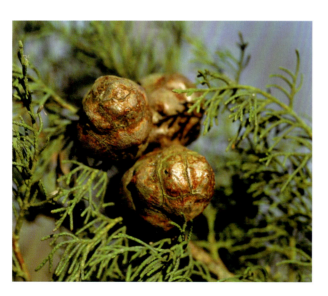

**Nota** De intermediária a de fundo.

**Intensidade do odor** Média.

**Combina bem com** Benjoim, Bergamota, Esclareia, Junípero, Lavanda, Limão, Laranja, Pinheiro, Alecrim e Sândalo.

**Propriedades** Antirreumático, antisséptico, antiespasmódico, adstringente, desodorante, diurético, hepático, estíptico (interrompe o sangramento), sudorífero, tonificante e vasoconstritor.

## Indicações terapêuticas mais comuns

**Problemas de pele** Hemorroidas, varizes, pele oleosa e excessivamente hidratada, sudorese excessiva e ferimentos.
**Ação** Adstringente, de modo que é benéfico para o excesso de sudorese. Também pode ser usado como repelente contra insetos e possivelmente para evitar que as crianças mais velhas urinem na cama. Quando usado com Limão, pode ajudar a contrair as varizes.

**Circulação, músculos e articulações** Reumatismo, celulite, câimbras musculares, edema e má circulação.
**Ação** Diurético, de modo que é bom para a retenção de líquidos e pode melhorar a aparência da pele que lembra "casca de laranja" (celulite), que é causada pelos tecidos encharcados de água.

**Sistema respiratório** Asma, bronquite e tosse.
**Ação** Pode ajudar a eliminar o muco, embora outros óleos essenciais sejam melhores para essa finalidade.

**Sistema geniturinário** Dismenorreia e problemas da menopausa.
**Ação** Consta que atua sobre os hormônios, estimulando a produção de estrogênio; é benéfico durante a menopausa e alivia as cólicas menstruais.

**Sistema nervoso** Tensão nervosa.
**Ação** Ajuda os problemas relacionados com o stress, o excesso de trabalho e a ansiedade. Acredita-se que seja benéfico para as questões emocionais, como a perda de um ente querido ou de um relacionamento íntimo.

**Segurança** Não é tóxico, irritante ou sensibilizante. Não use este óleo em mulheres grávidas.

LISTA DE ÓLEOS ESSENCIAIS **79**

## *Cymbopogon citrates* (syn. *Andropogon citrates*)
# Capim-limão

Um capim perene alto e aromático que chega a ter um metro e meio de altura. Existem várias espécies de Capim-limão, mas as mais comuns são as do leste da Índia e das Índias Ocidentais. Tem um odor de limão forte e refrescante, é usado como tempero na comida, bem como na perfumaria e também para aromatizar o ambiente. É usado na medicina indiana tradicional para tratar as doenças infecciosas e a febre; e recentes pesquisas na Índia revelam que ele também atua como um sedativo no sistema nervoso central. Depois da destilação, os resíduos do capim são usados para alimentar o gado. O Capim-limão é refrigerante, refrescante e estimulante.

**Família botânica** Poaceae (Gramineae).

**Parte utilizada da planta** Capim e folhas.

**Processo de extração** Destilação a vapor das folhas frescas e parcialmente secas (capim), que são picadas bem fino.

**Principais componentes químicos** Citral, limoneno, linalol, citronelol, acetato de geranila, geraniol, nerol e farnesol.

**País de origem** Natural da Ásia. Cultivado principalmente nas Índias Ocidentais, na África e na Ásia tropical. Os principais produtores são a Guatemala e a Índia.

**Nota** De Frente.

**Intensidade do odor** Alta.

**Combina bem com** Manjericão, Bergamota, Pimenta-do-reino, Cedro, Grapefruit, Gerânio, Lavanda, Manjerona, Palmarosa, Petitgrain e Alecrim.

**Propriedades** Analgésico, antidepressivo, antimicrobiano, antioxidante, adstringente, bactericida, carminativo, antitérmico, fungicida, inseticida, nervino, sedativo (do sistema nervoso) e combate a fadiga.

## Indicações terapêuticas mais comuns

**Problemas de pele** Pé de atleta e sudorese excessiva.
**Ação** Embora este óleo seja bom para a acne, ele parece irritar a pele e não deve ser usado no rosto. Também atua como repelente contra insetos.

**Circulação, músculos e articulações** Má circulação e tônus muscular.
**Ação** Considerado um excelente tônico, exercendo um efeito benéfico nos músculos doloridos, ajudando-os a tornar-se mais flexíveis, especialmente depois de uma lesão esportiva secundária.

**Sistema digestivo** Colite, indigestão e flatulência.
**Ação** Consta que ajuda a digestão e estimula o sistema imunológico a combater o resfriado e as infecções decorrentes da gripe.

**Sistema nervoso** Exaustão nervosa, dores de cabeça e problemas relacionados com o stress.
**Ação** Possui propriedades revigorantes, citado como sendo útil para reanimar e energizar. Eficaz para o *jet-lag* e a fadiga, beneficiando também a falta de clareza mental e a concentração, especialmente na presença da exaustão nervosa.

**Segurança** Não é tóxico, mas pode causar irritação ou sensibilidade. Use o óleo com cuidado, especialmente nos preparados para a pele.

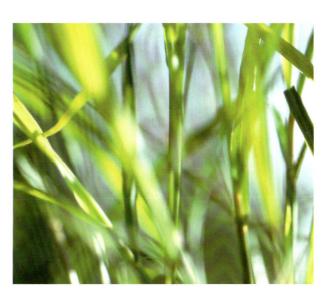

## *Cymbopogon martini* (syn. *Andropogon martini*)
# Palma-rosa

Planta herbácea semelhante ao capim que cresce espontaneamente na natureza. A palma-rosa tem um longo caule com floração na parte superior. As folhas são muito perfumadas e o óleo essencial amarelo-claro tem um cheiro floral adocicado. Na língua inglesa, o óleo também era conhecido com os nomes de Gingergrass, Indian ou Turkish Geranium oil, Russa Grass e East Indian Geranium oil. Este último nome data dos tempos em que o óleo saía de navio de Bombaim e depois era transportado por terra para a Bulgária, onde era usado para a adulteração do óleo de Rosa. A Palma-rosa exerce um efeito calmante porém ao mesmo tempo inspirador nas emoções.

**Família botânica** Poaceae (Gramineae).

**Parte utilizada da planta** O capim fresco ou seco e, às vezes, as folhas.

**Processo de extração** Destilação a vapor ou pela água.

**Principais componentes químicos** Geraniol, linalol, mircena, acetato de geranila, citronelol, depenteno e limoneno.

**País de origem** Natural da Índia e do Paquistão. Hoje, cultivado nas Ilhas Comoro e em Madagascar.

**Nota** De Frente.

**Intensidade do odor** De baixa a média.

**Combina bem com** Bergamota, Gerânio, Jasmim, Lavanda, Limão taiti, Melissa, Néroli, Laranja, Petitgrain, Rosa, Sândalo e Ylang ylang.

**Propriedades** Antisséptico, antiviral, citofilático, antitérmico, estimulante (digestivo e circulatório) e tonificante.

## Indicações terapêuticas mais comuns

**Problemas de pele** Peles secas e maduras, infecções e cicatrizes secundárias.
**Ação** Reidratante e umectante, estimulando a secreção de sebo e a regeneração celular.

**Sistema digestivo** Digestão preguiçosa e infecções intestinais.
**Ação** Atua como tônico para o sistema digestivo e é citado como exercendo um efeito adverso sobre os patógenos intestinais, particularmente o E. coli e organismos que causam disenteria.

**Sistema nervoso** Ansiedade, depressão e anorexia.
**Ação** Exerce um efeito ao mesmo tempo calmante e inspirador nas emoções, sendo particularmente benéfico quando a pessoa está se sentindo perdida ou apática.

**Segurança** Não é tóxico, irritante ou sensibilizante.

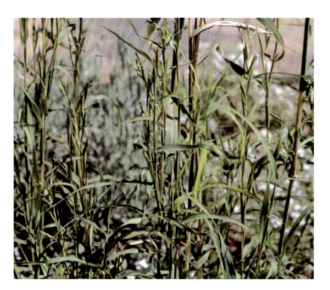

# LISTA DE ÓLEOS ESSENCIAIS

## *Eucalyptus radiata* (also *E. globulus, E. smithii, E. citriodora*)
# Eucalipto

Existem mais de setecentas espécies de Eucalipto. A mais comum usada na aromaterapia é a *E. globulus* (Blue Gum). São árvores perenes altas, que chegam atingir a altura de 90 metros. As árvores jovens possuem folhas verde-azuladas enquanto as maduras desenvolvem folhas amareladas longas e estreitas com flores brancas puxando para o creme. O óleo essencial é incolor e tem um odor canforado forte e bem-definido, e laivos lenhosos. O óleo da *E. radiata* var. *australiana* tem um odor muito mais leve e refrescante, sendo frequentemente utilizado por ser rico em cineol. O óleo da *E. smithii* é frequentemente recomendado como inalação para as crianças durante as epidemias e para doenças infecciosas. O óleo da *E. citriodora* é considerado particularmente benéfico para o sistema imunológico. O eucalipto é estimulante e purificante, podendo proteger o corpo contra a doença e os vírus ao fortalecer o sistema imunológico.

**Família botânica** Myrtaceae.

**Parte utilizada da planta** Folhas.

**Processo de extração** Destilação a vapor das folhas frescas ou parcialmente secas e dos galhos novos.

**Principais componentes químicos** Cineol (70-80% na maioria das espécies, exceto na Eucalyptus citriodora, que possui uma proporção elevada de citronelol), pineno, limoneno e globulol.

**País de origem** Austrália e Tasmânia. Cultivado na Espanha, em Portugal, no Brasil, e nos Estados Unidos.

**Nota** De frente.

**Intensidade do odor** Alta.

**Combina bem com** Manjericão, Benjoim, Cedro, Olíbano, Junípero, Lavanda, Limão, Manjerona, Melissa, Alecrim e Tomilho.

**Propriedades** Analgésico, antisséptico, antibacteriano, antiespasmódico, antiviral, carminativo, desintoxicante, diurético, cicatrizante, expectorante, antitérmico, estimulante e vulnerário.

## Indicações terapêuticas mais comuns

**Problemas de pele** Infecções, feridas, úlceras e picadas.
**Ação** Um bom remédio para qualquer problema em que haja uma infecção. Também é um bom repelente de insetos.

**Circulação, músculos e articulações** Dores musculares, artrite reumatoide, má circulação e celulite.
**Ação** Consta que promove o aquecimento e é anti-inflamatório.

**Sistema respiratório** Asma, bronquite, catarro, tosse, sinusite e dor de garganta.
**Ação** Poderoso óleo para os problemas respiratórios. É um remédio tradicional para a asma, as gripes e os resfriados.

**Sistema nervoso** Debilidade e dores de cabeça.
**Ação** Pode ser útil para os problemas psicológicos e também pode eliminar a dor de cabeça.

**Segurança** Externamente, não é tóxico, irritante (numa baixa diluição) ou sensibilizante. Não use este óleo associado a medicamentos homeopáticos. PODE SER FATAL SE USADO INTERNAMENTE.

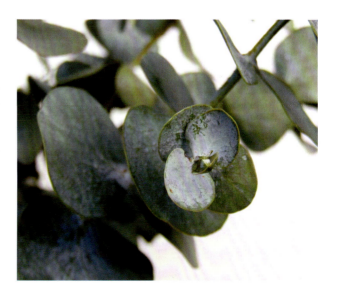

## *Foeniculum vulgare* (syn. *F. vulgare* var. *dulce*)
# Erva-doce

A erva-doce atinge uma altura de até 2 metros, tem folhas plumosas e flores amarelo-douradas. O óleo essencial é amarelo-claro com um odor herbáceo muito doce, semelhante ao anis. A erva-doce é amplamente utilizada na aromaterapia, mas o Funcho amargo (*F. vulgare* var. *amara*) é considerado tóxico demais. A erva-doce há muito é associada à desintoxicação e acreditava-se que ela promovesse a longevidade, a coragem e a força. A erva-doce é um diurético e depurativo natural, ajudando a melhorar a retenção de água e a prisão de ventre. No todo, ela é profundamente purificadora e revitalizante.

**Família botânica** Apiaceae (Umbelliferae).

**Parte utilizada da planta** Sementes esmagadas.

**Processo de extração** Destilação a vapor.

**Principais componentes químicos** Anetol (50-60%), limoneno, mirceno, pineno, felandreno, ácido anísico, aldeído anísico e cineol. (Nota: A espécie amarga contém fenchona (18-22%).

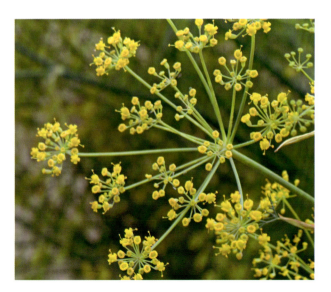

**País de origem** Natural do sul da Europa, hoje a planta é cultivada na Índia, na Argentina, na China e no Paquistão.

**Nota** De intermediária a de frente.

**Intensidade do odor** Alta.

**Combina bem com** Manjericão, Esclareia, Cipreste, Gerânio, Grapefruit, Lavanda, Limão, Laranja, Alecrim e Sândalo.

**Propriedades** Antisséptico, aperitivo, antiespasmódico, anti-inflamatório, carminativo, depurativo, desintoxicante, diurético, emenagogo, expectorante, galactagogo, estimulante, estomáquico, tonificante e vermífugo.

## Indicações terapêuticas mais comuns

**Sistema circulatório** Má circulação e celulite.
**Ação** Poderoso diurético capaz de ajudar a tratar a retenção de líquido e desintoxicar o corpo. É especialmente útil para melhorar o sistema linfático.

**Sistema digestivo** Flatulência, indigestão e náusea.
**Ação** Considerado um dos melhores medicamentos digestivos porque, de acordo com a medicina chinesa, entre as suas qualidades, estão a de aquecer e secar.

**Sistema respiratório** Asma, bronquite e coqueluche.
**Ação** Usado como antiespasmódico. Um bom óleo pulmonar.

**Sistema geniturinário** Infecções do trato urinário, problemas da menopausa, amenorreia, síndrome pré-menstrual e insuficiência na produção de leite nas mães que estão amamentando.
**Ação** Conhecido por ter uma significativa potência estrogênica devido a hormônios vegetais, de modo que pode ser útil para regular o ciclo menstrual. Acredita-se também que ele ajude a reduzir os sintomas causados pela flutuação dos níveis hormonais.

**Segurança** Não é irritante e é relativamente não tóxico. Use este óleo com moderação, pois pode causar sensibilidade em algumas pessoas. Não o utilize em mulheres grávidas e em clientes que sofram de epilepsia, endometriose ou de algum tipo de câncer dependente do estrogênio.

## *Jasminum grandiflorum* (syn. *J. officinale*)
# Jasmim

O Jasmim é uma trepadeira que produz uma grande quantidade de delicadas flores brancas ou amarelas em forma de estrela. O Jasmim é conhecido pelo seu aroma adocicado maravilhosamente inspirador, que algumas pessoas podem achar forte demais. Venerado durante séculos no Oriente, tanto como medicamento quanto como perfume, o Jasmim é chamado de "rainha da noite" na Índia, pois o seu perfume é mais forte depois do pôr do sol. Associado ao longo da história com deusas da Lua, o Jasmim crescia às margens do Nilo e era representado por Ísis, a deusa mãe egípcia que detinha os segredos da fertilidade, da magia e da cura. Durante a Idade Média, o Jasmim era usado na Europa como um tônico genérico para o corpo inteiro. Hoje é amplamente utilizado na perfumaria e em artigos de toucador. O Jasmim é reconfortante, relaxante e inspirador.

**Família botânica** Oleaceae (Jasminaceae).

**Parte utilizada da planta** Flores.

**Processo de extração** Extração com solvente que produz um absoluto, o qual é então destilado a vapor. O método tradicional é conhecido como *enfleurage*.

**Principais componentes químicos** Mais de cem componentes, entre eles o acetato de benzila, linalol, jasmere, geraniol e álcool benzílico.

**País de origem** China, norte da Índia, Egito, França e Mediterrâneo.

**Nota** De fundo.

**Intensidade do odor** Alta.

**Combina bem com** Esclareia, Olíbano, Gerânio, Laranja, Mandarina, Melissa, Néroli, Palma-rosa, Sândalo e Ylang ylang.

**Propriedades** Antiespasmódico, antidepressivo, sedativo, afrodisíaco, galactagogo, lactogênico, relaxante e tônico.

## Indicações terapêuticas mais comuns

**Problemas de pele** Pele inflamada, seca e sensível, dermatite, vermelhidão e coceira.
**Ação** Estimula a regeneração da pele e ajuda a curar o tecido cicatricial, hidrata e suaviza a pele seca, e aumenta a elasticidade.

**Aparelho reprodutor e sistema endócrino** Parto, dores do parto, dor menstrual e lactação.
**Ação** Ajuda a equilibrar os hormônios durante a síndrome pré-menstrual e a menopausa. As suas propriedades antiespasmódicas facilitam o parto e aceleram o nascimento do bebê.

**Sistema nervoso** Depressão, repressão emocional, impotência, frigidez, letargia, falta de confiança e prostatite.
**Ação** Aquece e relaxa o corpo, ajudando a fortalecer e restaurar os órgãos sexuais. Promove também a autoconfiança e o otimismo, alivia a depressão, acalma os nervos e aviva as emoções.

**Segurança** Não é tóxico, irritante e nem sensibilizante. É melhor não usá-lo no início da gravidez.

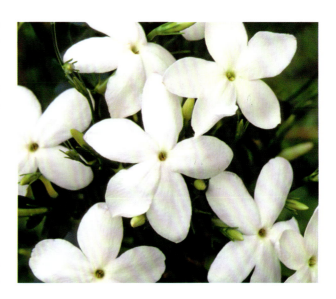

## *Juniper communis*
# Junípero

Uma árvore perene que chega a atingir 6 metros de altura com agulhas verde-azuladas características. Tem pequenas flores e bagos que são verdes no primeiro ano e pretos no segundo e no terceiro ano. O óleo é amarelo-claro e tem um odor refrescante e lenhoso. Conhecido pelas suas qualidades purificadoras, o junípero é usado medicinalmente há muitos anos, com destaque no combate à peste nos séculos XV e XVI. Os hospitais franceses costumavam queimar galhos de Junípero e Alecrim para purificar o ar. Ele era tradicionalmente queimado para proteção contra os espíritos malignos.

**Família botânica** Cupressaceae.

**Parte utilizada da planta** Bagos, resina.

**Processo de extração** Destilação a vapor dos bagos maduros frescos e, às vezes, das agulhas e da madeira. Uma pequena quantidade de absoluto é produzida a partir da resina.

**Principais componentes químicos** Principalmente monoterpenos, terpineno, tujeno, canfeno e limoneno.

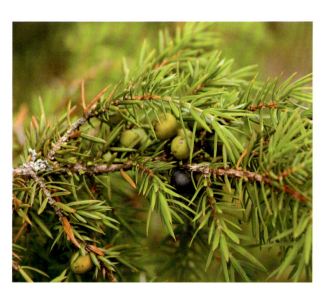

**País de origem** Hemisfério norte: Canadá, norte da Europa e da Ásia. O óleo essencial é produzido principalmente na Itália, na França, na Áustria, na Espanha e no Canadá.

**Nota** Intermediária.

**Intensidade do odor** Média.

**Combina bem com** Benjoim, Bergamota, Cipreste, Erva-doce, Olíbano, Gerânio, Grapefruit, Laranja, Lavanda, Limão, Limão taiti, Alecrim e Sândalo.

**Propriedades** Antirreumático, antisséptico, antiespasmódico, antitóxico, adstringente, carminativo, cicatrizante, diurético, emenagogo, nervino, estomáquico, tonificante e vulnerário.

## Indicações terapêuticas mais comuns

**Problemas de pele** Acne e pele oleosa congestionada.
**Ação** Conhecido como um óleo "purificador", podendo ajudar a desobstruir poros obstruídos.

**Circulação, músculos e articulações** Acúmulo de toxinas, gota, obesidade e reumatismo.
**Ação** Por ser um valioso diurético, ele é benéfico para esses problemas porque a maioria deles é causada pela acumulação de líquido ou de toxinas.

**Sistema geniturinário** Amenorreia, cistite, dismenorreia e leucorreia.
**Ação** Acredita-se que ajude a regular a menstruação, também sendo benéfico para retenção de líquido.

**Sistema nervoso** Ansiedade e tensão nervosa.
**Ação** Pode ajudar os problemas relacionados com o stress, sendo bom para eliminar a energia negativa.

**Sistema imunológico** Gripes, resfriados e infecções.
**Ação** É benéfico devido às suas qualidades antissépticas.

**Segurança** Não é sensibilizante nem tóxico, mas pode ser levemente irritante. Não aplique este óleo em mulheres grávidas porque ele estimula o útero, e nem em pessoas que tenham alguma doença renal.

# LISTA DE ÓLEOS ESSENCIAIS 85

## *Lavandula angustifolia* (syn. *L. vera, L. officinalis*)
# Lavanda

O óleo essencial de Lavanda é versátil considerado eficaz no tratamento de mais de setenta problemas de saúde. Arbusto perene fechado com folhas pontiagudas e flores roxo-azuladas, há milhares de anos é usado como erva e óleo essencial. O melhor óleo essencial de Lavanda é produzido na França. Era um óleo para banho popular entre os romanos, que o espalharam pela Europa. É reconfortante e relaxante, útil no tratamento de um vasto leque de problemas de saúde.

**Família botânica** Lamiaceae (Labiatae).

**Parte utilizada da planta** Flores.

**Processo de extração** Destilação a vapor. A extração com solvente produz um absoluto.

**Principais componentes químicos** Mais de cem componentes, entre eles o acetato de linalil (até 40%), pineno, limoneno, linalol e lavandulol. A Lavanda alpina tem sempre um teor de ésteres mais elevado do que o das plantas cultivadas em altitudes mais baixas.

**País de origem** Natural da região do Mediterrâneo. Hoje é cultivada particularmente na Inglaterra, na França, na Iugoslávia, na Bulgária, no Marrocos, na Austrália e na Tasmânia.

**Nota** Intermediária.

**Intensidade do odor** De média a alta.

**Combina bem com** a maioria dos óleos, mas especialmente com os cítricos e os florais. Combina muito bem também com Esclareia, Gerânio, Patchuli e Vetiver.

**Propriedades** Antidepressivo, anti-inflamatório, antisséptico, antiespasmódico, antibacteriano, antiviral, promove o equilíbrio, calmante, descongestionante, relaxante, sedativo, reconfortante e tonificante.

## Indicações terapêuticas mais comuns

**Problemas de pele** Acne, furúnculos, herpes labial, dermatite, eczema, piolho, erupções cutâneas, infecções cutâneas, tinha e queimaduras do sol.
**Ação** Estimula o processo de cura e promove o crescimento das células, acelerando a formação da pele nova e saudável.

**Sistema respiratório** Asma, congestão nos brônquios, resfriados, gripes e dor de garganta.
**Ação** Atua como antiespasmódico, relaxando a respiração.

**Circulação, músculos e articulações** Dores musculares e reumatismo.
**Ação** Possui propriedades reconfortantes e anti-inflamatórias.

**Sistema nervoso** Dores de cabeça, insônia, variação de humor e tensão nervosa.
**Ação** Reconfortante, promove o equilíbrio e é calmante. Pode ser benéfico para as emoções fortes como a frustração, a irritabilidade, a ansiedade nervosa, o pânico e a insônia. Se for usado em uma concentração elevada demais, exerce o efeito oposto, estimulando a vigília.

**Segurança** Não é tóxico, irritante ou sensibilizante. Pode ser usado na pele sem ser diluído, devendo ser aplicado com cuidado na área a ser tratada. Não use este óleo em mulheres grávidas durante o primeiro trimestre da gestação.

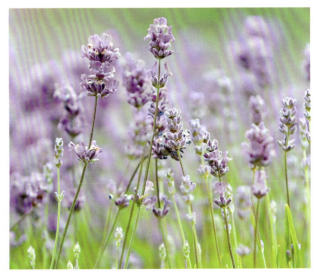

## LISTA DE ÓLEOS ESSENCIAIS

## *Litsea cubeba*
# May chang

Uma pequena árvore decídua que atinge uma altura de cerca de 5 a 8 metros. May Chang tem folhas e flores pequenas com cheiro de limão, e frutos em forma de pimenta, de onde deriva o nome "cubeba". O óleo essencial é amarelo-claro com um odor de limão refrescante, frutuoso e intensamente doce. May Chang é uma planta relativamente nova no mercado de óleos essenciais, mas a sua utilização na medicina chinesa tradicional tem uma longa história, em que a raiz e o caule da árvore são usados para tratar de problemas relacionados com a dismenorreia e também de indisposições comuns. Pesquisas recentes demonstram que a planta pode ser útil no tratamento de alguns distúrbios do coração. May Chang é extremamente versátil, exercendo um efeito estimulante e inspirador.

**Família botânica** Lauraceae.

**Parte utilizada da planta** Frutos.

**Processo de extração** Destilação a vapor dos pequenos frutos aromáticos.

**Principais componentes químicos** Geraniol, neral, citronelal, linalol, limoneno, acetato de linalil e acetato de geranila.

**País de origem** Natural da China, da Indonésia e do sudeste da Ásia. Hoje é cultivado principalmente na China, em Taiwan e no Japão.

**Nota** De frente.

**Intensidade do odor** De média a alta.

**Combina bem com** Manjericão, Bergamota, Gerânio, Gengibre, Jasmim, Lavanda, Néroli, Laranja, Petitgrain, Rosa e Ylang ylang.

**Propriedades** Antisséptico, anti-inflamatório, antidepressivo, antiespasmódico (brônquico), antiviral, digestivo, inseticida, estomáquico e tonificante.

## Indicações terapêuticas mais comuns

**Problemas de pele** Acne, pele oleosa, sudorese excessiva e pé de atleta.
**Ação** Exerce um efeito tonificante e adstringente na pele oleosa.

**Sistema circulatório** Arritmia e hipertensão.
**Ação** De acordo com as pesquisas chinesas, é um bom tônico para o coração e ajuda a baixar a pressão alta.

**Sistema respiratório** Asma, bronquite, tosse e resfriados.
**Ação** Citado como um eficaz tônico respiratório e antiespasmódico brônquico, com uma pronunciada ação antisséptica e antiviral. Também é usado como broncodilatador e pode ser benéfico para problemas relacionados com a asma.

**Sistema nervoso** Tensão nervosa e problemas relacionados com o stress.
**Ação** Inspiradora e estimulante, ajudando a levantar o ânimo e aliviar o stress e a tensão, especialmente na presença de um histórico de depressão e preocupação.

**Segurança** Não é tóxico e nem irritante, mas pode causar sensibilidade em algumas pessoas.

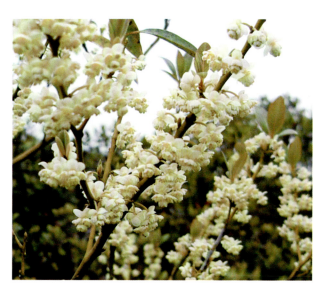

# LISTA DE ÓLEOS ESSENCIAIS

*Matricaria recutica* var. *chamomilla*
# Camomila-dos-alemães

Uma erva medicinal com sólida reputação, esta planta aromática anual tem caules altos e ramificados desprovidos de fibras, delicadas folhas plumosas e flores brancas simples, parecidas com margaridas, em caules individuais. As flores são menores do que as da Camomila-romana. É uma planta versátil, calmante e reconfortante, e particularmente adequada ao tratamento de crianças e idosos. Esta erva tem sido tradicionalmente usada para problemas relacionados com o stress, especialmente as dores de cabeça causadas pela tensão. As suas propriedades anti-inflamatórias são mais intensas do que as da Camomila-romana.

**Família botânica** Asteraceae (Compositae).

**Parte utilizada da planta** Capítulos.

**Processo de extração** Destilação a vapor. Um absoluto também é produzido.

**Principais componentes químicos** Chamazuleno, farneseno, óxido de bisabolol. (Nota: o chamazuleno só é produzido durante a destilação.)

**País de origem** Natural da Europa porém cultivada amplamente na Europa Oriental, particularmente na Hungria. (Apesar do nome, não é mais cultivada na Alemanha.) Também é encontrada na América do Norte e na Austrália.

**Nota** Intermediária.

**Intensidade do odor** Muito alta.

**Combina bem com** Benjoim, Bergamota, Esclareia, Gerânio, Jasmim, Lavanda, Manjerona, Melissa, Patchuli, Rosa e Ylang ylang.

**Propriedades** Analgésico, anti-inflamatório, antialérgico, antiespasmódico, carminativo, cicatrizante, digestivo, emenagogo, antitérmico, fungicida, hepático, sudorífero e vulnerário.

## Indicações terapêuticas mais comuns

**Problemas de pele** Acne, alergias, queimaduras, cortes, eczema, inflamação, picadas de inseto e erupções cutâneas. Também é bom para o cabelo, dor de ouvido, dor de dente e a dor da dentição nas crianças.
**Ação** Reduz a inflamação.

**Circulação, músculos e articulações** Artrite, dores musculares, reumatismo e distensões.
**Ação** Reduz a inflamação, especialmente na presença de inchaço.

**Sistema digestivo** Dispepsia, cólicas, indigestão e náusea.
**Ação** Ajuda nos casos de indigestão, é calmante e reconfortante.

**Sistema geniturinário** Dismenorreia e problemas da menopausa.
**Ação** É benéfico sempre que existe alguma dor.

**Sistema nervoso** Dor de cabeça, insônia, tensão nervosa e enxaqueca.
**Ação** Possui muitas propriedades reconfortantes e calmantes, e é particularmente benéfico para os problemas relacionados com o stress.

**Segurança** De um modo geral não tóxico e não irritante, mas pode causar dermatite. Use-o com moderação.

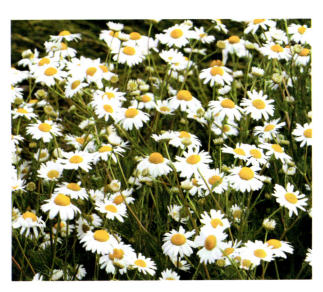

## *Melaleuca alternifolia*
# Melaleuca

A melaleuca é uma pequena árvore ou arbusto originário da Austrália que os aborígenes há muito a utilizam pelas suas qualidades antissépticas. As folhas são parecidas com agulhas e as flores são amarelas ou arroxeadas. Melaleuca é um nome genérico para os membros da família Melaleuca, entre eles a Cajeput (*M. cajeputi*) e a Niaouli (*M. viridiflora*). O óleo essencial é verde-amarelado claro e possui um penetrante aroma antisséptico. É o mais "medicinal" dos óleos essenciais e é eficaz para primeiros socorros genéricos. Ele também é exclusivo entre os óleos essenciais, já que foi constatado que é ativo contra as três categorias de organismos infecciosos, a saber, as bactérias, os vírus e os fungos. *Ravensara aromática* é um óleo menos conhecido que possui muitas das propriedades da melaleuca mas o seu cheiro não é tão forte. Em particular, ele é um óleo antiviral extremamente eficaz.

**Família botânica** Myrtaceae.

**Parte utilizada da planta** Folhas e galhos.

**Processo de extração** Destilação a vapor ou pela água.

**Principais componentes químicos** Terpeno (pelo menos 30%), cineol (não mais do que 15%), pineno, terpinenos, cimeno, sesquiterpenos e alcoóis sesquiterpenos.

**País de origem** Natural da Austrália. Outras espécies foram cultivadas em outros lugares, mas não a *M. alternifolia*.

**Nota** De frente.

**Intensidade do odor** Muito alta.

**Combina bem com** Cipreste, Eucalipto, Gerânio, Gengibre, Junípero, Lavanda, Limão, Mandarina, Laranja, Alecrim e Tomilho, mas dominará a mistura devido ao seu forte odor.

**Propriedades** Antibiótico, antimicrobiano, antisséptico, antiviral, bactericida, expectorante, fungicida, inseticida, estimulante e sudorífero.

## Indicações terapêuticas mais comuns

**Problemas de pele** Acne, erupções cutâneas, pele oleosa, mordidas e picadas, caspa, piolho-da-cabeça e pé de atleta.
**Ação** Pode ser usado (em combinação com Lavanda) no tratamento de espinhas e acne. Aplicado com um cotonete, sem ser diluído, no centro da pústula, ele rapidamente reduzirá o problema. Também pode ser aplicado a mordidas e picadas de insetos.

**Sistema imunológico** Gripes, resfriados, febre e infecções.
**Ação** Um estimulante muito poderoso do sistema imunológico, ajudando a aumentar as defesas do corpo contra organismos invasores.

**Sistema respiratório** Asma, bronquite, tosse e sinusite.
**Ação** Use em um vaporizador como inalador para desobstruir seios nasais congestionados e infecções respiratórias.

**Segurança** Não é tóxico e nem irritante, mas pode causar sensibilidade em algumas pessoas. Use-o com moderação.

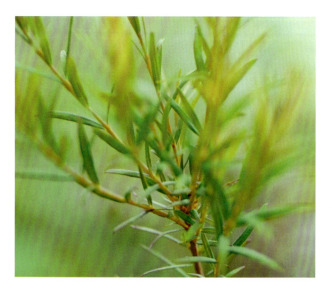

# *Melaleuca viridiflora* (syn. *M. quinquenervia*)
# Niaouli

Este óleo é obtido a partir de uma árvore perene de casca esponjosa e tronco flexível, folhas lineares pontiagudas e flores amarelas sésseis. Quando esmagadas, as folhas têm uma forte fragrância aromática, e o óleo essencial é amarelo-claro com um odor canforado adocicado e refrescante. O óleo é chamado de gomenol porque antigamente era despachado de navio de Gomen nas Índias Orientais francesas. Era usado para purificar a água e só chegou à Europa no século XVII. Hoje é usado em preparados farmacêuticos como gargarejos, cremes dentais e enxaguatórios bucais.

**Família botânica** Myrtaceae.

**Nome vulgar alternativo** Gomenol.

**Parte da planta usada** Folhas e galhos jovens.

**Processo de extração** Destilação a vapor (geralmente retificada para remover os aldeídos irritantes).

**Principais componentes químicos** Cineol (50-65%), pineno, canfeno, terpineol, limoneno, linalol e piperitona.

**País de origem** Austrália e Nova Caledônia.

**Nota** De frente.

**Intensidade do odor** Alta.

**Combina bem com** Manjericão, Benjoim, Eucalipto, Erva-doce, Junípero, Lavanda, Limão, Melissa, Laranja e Tomilho.

**Propriedades** Antisséptico, analgésico, anticatarral, antirreumático, bactericida, cicatrizante, descongestionante, expectorante, estimulante e vermífugo.

## Indicações terapêuticas mais comuns

**Problemas de pele** Acne, cortes, picadas de insetos e feridas.
**Ação** Ajuda a curar e é especialmente benéfico para lavar feridas infeccionadas.

**Sistema imunológico** Resfriados, febre e gripes.
**Ação** Fortalece o sistema imunológico.

**Sistema respiratório** Catarro, problemas nos seios da face, bronquite e outras infecções.
**Ação** Excelente antisséptico.

**Sistema geniturinário** Cistite.
**Ação** Consta que é indicado para infecções urinárias.

**Segurança** Não é tóxico, irritante ou sensibilizante. Não aplique este óleo em clientes que estejam tomando remédios homeopáticos, pois ele pode anular o efeito desses medicamentos.

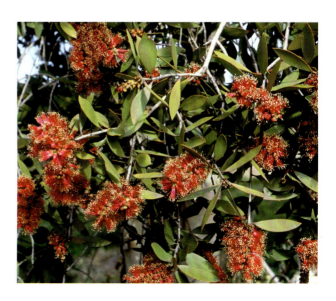

## *Melissa officinalis*
# Melissa

Erva perene de aroma adocicado que atinge uma altura de cerca de 60 centímetros, com folhas verdes serrilhadas e minúsculas flores brancas ou cor-de-rosa. Também é conhecida como erva-cidreira. O óleo essencial tem um odor leve, refrescante e com uma fragrância de limão com nuanças cálidas. Devido ao seu preço elevado, Melissa é um dos óleos mais frequentemente adulterados e quase todos os óleos comerciais de "Melissa" contêm um pouco de Capim-limão ou Citronela, tendo a expressão "natureza idêntica" escrita no rótulo. Melissa é um óleo inspirador e é bom para problemas relacionados com o stress, atuando como um tônico suave.

**Família botânica** Lamiaceae (Labiatae).

**Nome vulgar alternativo** Erva-cidreira.

**Parte utilizada da planta** Folhas e florações.

**Processo de extração** Destilação a vapor.

**Principais componentes químicos** Citronelol, geranial, nerol, citronelal, cariofileno, linalol, limoneno e acetato de geranila.

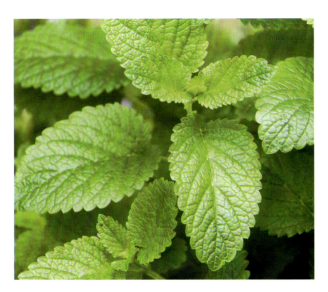

**País de origem** Natural do Mediterrâneo. Encontrada na Europa, na Ásia central e na América do Norte. Cultivada principalmente na Hungria, no Egito, na Itália e na Irlanda.

**Nota** Intermediária.

**Intensidade do odor** De média a alta.

**Combina bem com** Bergamota, Camomila, Olíbano, Gerânio, Gengibre, Jasmim, Junípero, Lavanda, Manjerona, Néroli, Rosa e Ylang ylang.

**Propriedades** Antidepressivo, anti-histamínico, antiespasmódico, antiviral, carminativo, emenagogo, antitérmico, hipotensivo, nervino e tonificante.

### Indicações terapêuticas mais comuns

**Problemas de pele** Alergia da pele e picada de inseto.
**Ação** Devido ao risco de ocorrer uma irritação, utilize o óleo de Melissa verdadeiro.

**Sistema circulatório** Pressão alta e palpitações.
**Ação** É considerado hipotensivo, de modo que pode ajudar a baixar a pressão alta.

**Sistema digestivo** Problemas gástricos, náusea e dispepsia.
**Ação** O odor é benéfico para as indisposições estomacais. Na França, recomenda-se que o óleo seja inalado pela manhã nos casos de enjoo matutino, apesar de ele ser um emenagogo (estimula o útero).

**Sistema nervoso** Tensão nervosa, distúrbios nervosos, pesar, dores de cabeça e ansiedade.
**Ação** Pode levantar o ânimo, de modo que é benéfico para todas as queixas nervosas, especialmente quando há emoções.

**Sistema imunológico** Gripe, herpes, varíola e caxumba.
**Ação** Possui propriedades antivirais. Considerado eficaz no tratamento do herpes simples e do herpes-zóster.

**Segurança** Não é tóxico, mas pode causar sensibilização e irritação na pele. Use este óleo em baixas diluições e não o utilize em mulheres grávidas.

## *Mentha piperita*
# Hortelã-pimenta

Existem muitas espécies de Hortelã-pimenta, uma erva perene que cresce até um metro de altura, com estolhos subterrâneos e folhas verdes, mas o óleo utilizado na aromaterapia é facilmente reconhecível pela sua fragrância forte, acentuada e penetrante. Os egípcios a utilizavam para temperar o vinho e Culpeper defendia esta erva como sendo a ideal para queixas estomacais. A hortelã-pimenta é fresca, refrescante e boa para a digestão.

**Família botânica** Lamiaceae (Labiatae).

**Parte utilizada da planta** Folhas e florações.

**Processo de extração** Destilação a vapor da erva em flor.

**Principais componentes químicos** Mentol, mentona, acetato de mentila, mentofurano, limoneno, cineol e pulegona.

**País de origem** Estados Unidos, Tasmânia e França. Cultivada no mundo inteiro.

**Nota** De frente.

**Intensidade do odor** De média a alta.

**Combina bem com** Manjericão, Benjoim, Cipreste, Limão, Limão taiti, Lavanda, Manjerona, Pinheiro e Alecrim.

**Propriedades** Analgésico, anti-inflamatório, antisséptico, antiespasmódico, antiviral, adstringente, carminativo, cefálico, descongestionante, emenagogo, expectorante, antitérmico, hepático, nervino, estimulante, estomáquico, sudorífero, vasoconstritor e vermífugo.

## Indicações terapêuticas mais comuns

**Problemas de pele** Congestão e irritação da pele.
**Ação** Alivia a coceira e a irritação, mas só deve ser usado na diluição de 1% para evitar o agravamento do problema.

**Sistemas circulatório e muscular** Dor nos músculos e nas articulações.
**Ação** É um analgésico que ajuda a aliviar a dor nos músculos e nas articulações (lumbago) e contusões.

**Sistemas respiratório e imunológico** Gripes e resfriados.
**Ação** É antisséptico e expectorante, de modo que pode ser benéfico nos casos de congestão nasal e sinusite.

**Sistema digestivo** Cólicas, espasmos, dispepsia, flatulência e náusea.
**Ação** Um remédio eficaz contra náuseas e vômito, podendo também ser útil para o enjoo nas viagens.

**Sistema nervoso** Dores de cabeça, enxaqueca e fadiga.
**Ação** Pode ajudar a acabar com as dores de cabeça, especialmente quando a pessoa está com dificuldade para se concentrar e pensar com clareza. Nesse caso, é melhor usá-lo em um queimador.

**Segurança** Não é tóxico nem irritante (exceto em elevadas concentrações), mas o mentol que ele contem pode causar sensibilidade. Não use este óleo em mulheres grávidas ou em clientes que estejam tomando medicamentos homeopáticos, e ele tampouco deve ser utilizado em pessoas epilépticas ou que tenham um histórico de cardiopatia.

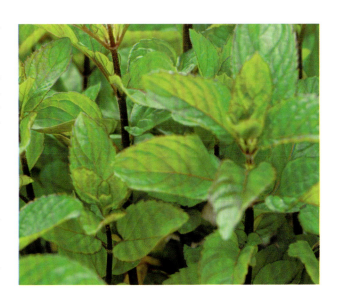

## *Ocimum basilicum*
# Manjericão

É uma erva anual delicada e aromática, com folhas verdes e pequenas flores brancas ou cor-de-rosa. Apresenta diversas variedades, mas a recomendada para a aromaterapia é o manjericão-cheiroso, que tem flores cor-de-rosa pálido e um elevado percentual de linalol. O óleo essencial tem uma fragrância herbácea muito agradável, doce, leve e refrescante. A planta é amplamente utilizada na tradição ayurvédica, na qual onde é chamada de tulsi. O manjericão é restaurador, revigorante e bom para limpar a mente e levantar o ânimo.

**Família botânica** Lamiaceae (Labiatae).

**Parte utilizada da planta** Florações e folhas.

**Processo de extração** Destilação a vapor.

**Principais componentes químicos** Metil chavicol, linalol, cineol, cânfora, eugenol, limoneno e citronelol.

**País de origem** Natural da Ásia e da África, e hoje amplamente cultivado na França, na Itália, na Bulgária, no Egito, na Hungria, na Austrália e na África do Sul.

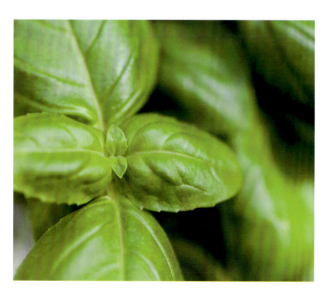

**Nota** De frente.

**Intensidade do odor** Alta.

**Combina bem com** Bergamota, Pimenta-do-reino, Esclareia, Eucalipto, Gerânio, Gengibre, Lavanda, Melissa, Néroli, Alecrim e Sândalo.

**Propriedades** Analgésico, antidepressivo, antisséptico, antiespasmódico, carminativo, cefálico, digestivo, emenagogo, expectorante, antitérmico e nervino.

## Indicações terapêuticas mais comuns

**Problemas de pele** Picada de inseto.
**Ação** Devido a uma possível sensibilidade, é melhor usá-lo com cautela e não utilizá-lo no banho.

**Sistema digestivo** Vômito, náusea, dispepsia e soluços.
**Ação** Consta que acalma o estômago.

**Sistema respiratório** Asma e bronquite.
**Ação** É antiespasmódico, de modo que pode ajudar a aliviar a congestão nasal, particularmente nos casos de coqueluche; abaixa também a febre e estimula o sistema imunológico.

**Sistema geniturinário** Regras irregulares e cólicas menstruais.
**Ação** Pode ser benéfico para os problemas menstruais, especialmente no caso de regras escassas.

**Sistema nervoso** Ansiedade, depressão, enxaqueca, dores de cabeça e tensão nervosa.
**Ação** É um dos cefálicos mais úteis, aliviando a fadiga mental e desanuviando a mente. É benéfico para muitos distúrbios nervosos, especialmente a exaustão nervosa.

**Segurança** Pode causar sensibilidade e irritação. Não use este óleo durante o banho ou em clientes com que tenham a pele sensível, e evite a utilização prolongada. Não o aplique em mulheres grávidas. Pesquisas levantaram uma preocupação com relação a possíveis efeitos carcinogênicos do metil chavicol contido no quimiotipo Manjericão exótico, de modo que é melhor usar o Manjericão-cheiroso.

# *Origanum marjorana* (syn. *Marjorana hortensis*)
# Manjerona

A Manjerona é um arbusto fechado perene com cerca de 60 centímetros de altura, com folhas ovais verde-escuras e pequenas, flores branco-acinzentadas, ou roxas, em cachos. A planta é conhecida como medicamento fitoterápico e era usada pelos antigos gregos nas suas fragrâncias e remédios. O óleo essencial é amarelo ou âmbar, com um odor cálido e picante. Entre os óleos essenciais, a Manjerona é o grande confortador, sendo conhecida pelas suas qualidades quentes e confortantes.

**Família botânica** Lamiaceae (Labiatae).

**Parte utilizada da planta** Folhas secas e florações.

**Processo de extração** Destilação a vapor. Uma oleorresina também é produzida em menores quantidades.

**Principais componentes químicos** Terpinenos, terpineol, sabinenos, linalol, acetato de linalil e citral.

**País de origem** Natural da região do Mediterrâneo, do Egito e do norte da África.

**Nota** Intermediária.

**Intensidade do odor** Média.

**Combina bem com** Bergamota, Camomila, Cipreste, Grapefruit, Jasmim, Lavanda, Limão taiti, Mandarina, Alecrim e Ylang ylang.

**Propriedades** Analgésico, antioxidante, antisséptico, antiespasmódico, antiviral, carminativo, cefálico, digestivo, emenagogo, expectorante, fungicida, hipotensivo, nervino, sedativo, rubefaciente e vulnerário.

## Indicações terapêuticas mais comuns

**Problemas de pele** Geladura e contusões.
**Ação** É usado pelas suas propriedades curativas e de aquecimento.

**Circulação, músculos e articulações** Pressão alta e problemas do coração.
**Ação** Reduz a pressão alta e alivia a tensão muscular que a acompanha. Muito confortante e cálido quando associado ao óleo de Lavanda, especialmente nos casos de rigidez das articulações.

**Sistema respiratório** Asma, bronquite e tosse.
**Ação** Pode ser usado como inalação ou diluído em um óleo de massagem para problemas respiratórios.

**Sistemas geniturinário** Síndrome pré-menstrual e problemas menstruais, dismenorreia e amenorreia.
**Ação** Pode ser útil para tratar as regras atrasadas, escassas ou dolorosas. Alivia as cólicas menstruais quando usado em uma compressa quente sobre a região inferior do abdômen, especialmente quando combinado com Esclareia.

**Sistema nervoso** Dores de cabeça, enxaqueca, insônia, tensão nervosa, ansiedade e depressão.
**Ação** É revigorante e benéfico para os problemas relacionados com o stress, que pode se manifestar como dor de cabeça ou insônia, acalmando o sistema nervoso.

**Segurança** Não é tóxico, irritante ou sensibilizante. Não use este óleo em mulheres grávidas.

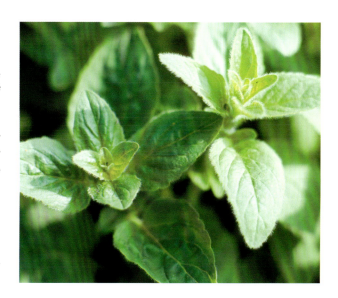

## *Pelargonium graveolens* (syn. *P. odoratissimum*)
# Gerânio

Usado na antiguidade no tratamento de feridas e tumores, o Gerânio é um arbusto perene aromático que tem cerca de um metro de altura, com folhas serrilhadas e pequenas flores cor-de-rosa. Mais de setecentas variedades de gerânio são cultivadas para fins ornamentais, e algumas delas são usadas na indústria de perfumes. O óleo essencial tem um aroma doce e pesado semelhante ao da Rosa, porém penetrante como o da Bergamota. O Gerânio é bastante conhecido pelas suas propriedades inspiradoras e que promovem o equilíbrio.

**Família botânica** Geraniaceae.

**Parte utilizada da planta** Flores, folhas e hastes.

**Processo de extração** Destilação a vapor.

**Principais componentes químicos** Limoneno, mentona, acetado de geranila, linalol e citronelol.

**País de origem** Natural da África do Sul. Hoje é cultivado no mundo inteiro, especialmente na Espanha, no Marrocos, no Egito, na Itália e na China.

**Nota** Intermediária.

**Intensidade do odor** Alta.

**Combina bem com** Manjericão, Bergamota, Grapefruit, Jasmim, Lavanda, Néroli, Laranja, Patchuli, Petitgrain, Rosa, Alecrim, Sândalo e Ylang ylang.

**Propriedades** Antidepressivo, anti-inflamatório, antisséptico, adstringente, cicatrizante, citofilático, diurético, hemostático, tônico (do fígado e dos rins) e vulnerário.

## Indicações terapêuticas mais comuns

**Problemas de pele** Todos os tipos de problemas de pele, particularmente as queimaduras, as feridas e as úlceras.
**Ação** Ajuda a equilibrar o sebo segregado pelas glândulas sebáceas e mantém a pele elástica ao hidratá-la. É bom também para a pele oleosa congestionada, e tem a fama de ajudar a aliviar a dor do herpes-zóster.

**Sistema circulatório** Edema e celulite.
**Ação** É diurético, de modo que é benéfico para o sistema linfático, aliviando a congestão e a retenção de líquido que resulta em inchaço.

**Sistemas geniturinário e endócrino** Menopausa e síndrome pré-menstrual.
**Ação** É considerado como tendo qualidades que estimulam e equilibram o córtex suprarrenal, de modo que pode ajudar a regular problemas hormonais associados à menopausa e à síndrome pré-menstrual. Pode também ser benéfico para o ingurgitamento no período da amamentação.

**Sistema nervoso** Tensão nervosa e problemas relacionados com o stress.
**Ação** Considerado benéfico para a ansiedade e a depressão (relacionadas com os hormônios), levantando a disposição de ânimo.

**Segurança** De um modo geral não é tóxico, irritante ou sensibilizante, mas pode causar irritação em peles sensíveis. Você pode usar este óleo em mulheres grávidas, em uma baixa concentração, depois do primeiro trimestre da gestação. No entanto, não o utilize em mulheres com câncer, especialmente de mama ou dos ovários.

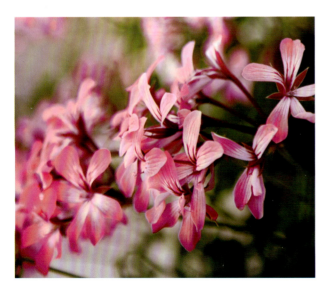

# LISTA DE ÓLEOS ESSENCIAIS

## *Pinus sylvestris*
# Pinheiro

Esta árvore alta e perene pode crescer até 40 metros de altura e tem a copa plana. As agulhas longas e rígidas crescem em pares e os cones são pontiagudos e marrons. É prudente verificar o nome botânico para garantir que você está obtendo o óleo correto. O óleo do Pinheiro-anão ou Pinheiro-da-montanha (*Pinus pumilio*) é classificado como um óleo perigoso.

O óleo essencial é incolor e tem uma fragrância forte, refrescante e balsâmica. O pinheiro é revigorante, refrescante e purificante, sendo amplamente utilizado nos purificadores de ar, desodorantes e produtos de limpeza.

**Família botânica** Pinaceae.

**Nomes vulgares alternativos** Pinho, pinheiro-silvestre, pinho-de-riga.

**Parte utilizada da planta** Agulhas.

**Processo de extração** Destilação seca e a vapor das agulhas. Também a destilação seca de lascas da madeira, o que produz um óleo essencial de qualidade inferior.

**Principais componentes químicos** Hidrocarbonetos de monoterpeno (50-90%), pineno, careno, limoneno, mirceno, canfeno, e também acetato de bornil, cineol, borneol e citral.

**País de origem** Norte da Europa e Ásia, e também a América do Norte. Cultivado especialmente na Finlândia.

**Nota** De intermediária a de frente.

**Intensidade do odor** Alta.

**Combina bem com** Canela, Cipreste, Lavanda, Alecrim, Manjerona e Tomilho.

**Propriedades** Antisséptico, antimicrobiano, antiviral, antirreumático, bactericida, descongestionante, diurético, expectorante, hipertensivo, revigorante, rubefaciente e estimulante (córtex suprarrenal, circulação e sistema nervoso).

## Indicações terapêuticas mais comuns

**Sistemas circulatório e imunológico** Má circulação.
**Ação** Estimula a circulação e o sistema imunológico.

**Sistema respiratório** Bronquite, asma e laringite.
**Ação** Possui boas propriedades antissépticas e expectorantes, de modo que pode ajudar de um modo geral nos casos de infecção peitoral, especialmente quando usado em inalações a vapor.

**Sistema geniturinário** Cistite, hepatite e problemas na próstata.
**Ação** Consta que reduz a inflamação da vesícula biliar e pode ser benéfico nos casos de gota.

**Sistema nervoso** Debilidade nervosa, fadiga e fraqueza mental.
**Ação** Conhecido pelas suas propriedades purificadoras e revigorantes, de modo que pode promover sentimentos de energia e bem-estar. Frequentemente usado antes da meditação.

**Segurança** Não é tóxico e nem irritante (a não ser em concentrações elevadas) mas pode causar sensibilidade em algumas pessoas. Não utilize este óleo em clientes que tenham alergias de pele.

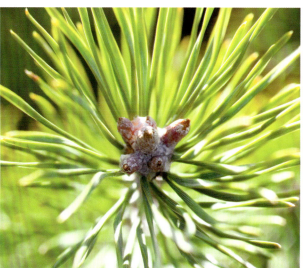

## *Piper nigrum*
# Pimenta-do-reino

A pimenta-do-reino é uma trepadeira lenhosa que cresce até 3 metros de altura, possuindo folhas em forma de coração e pequenas flores brancas. As frutinhas são inicialmente vermelhas e se tornam pretas à medida que se transformam em grãos de pimenta. A pimenta-do-reino é a fruta seca, não madura e completamente desenvolvida, e o óleo essencial é verde-claro com um odor penetrante, quente e picante. A sua demanda na Roma antiga era tão grande que os cidadãos pagavam os impostos com grãos de pimenta. A pimenta-do-reino aquece o sangue, ajudando a aliviar as dores e o desconforto muscular. É um dos melhores óleos essenciais estimulantes do sistema digestivo.

**Família botânica** Piperaceae.

**Parte utilizada da planta** Grãos de pimenta pretos secos e esmagados.

**Processo de extração** Destilação a vapor. A extração com solvente produz uma oleorresina.

**Principais componentes químicos** Monoterpenos (70-80%), tujeno, pineno, canfeno, sabineno, mirceno, limoneno, sesquiterpenos, tujona e linalol.

**País de origem** Natural da Índia. Produzido principalmente na Índia, na Indonésia, na Malásia, na China e em Madagascar.

**Nota** Intermediária.

**Intensidade do odor** Alta.

**Combina bem com** Manjericão, Bergamota, Cipreste, Olíbano, Gerânio, Gengibre, Grapefruit, Lavanda, Limão, Laranja, Palma-rosa, Pinheiro, Alecrim, Ylang ylang e Sândalo.

**Propriedades** Analgésico, antisséptico, antiespasmódico, carminativo, desintoxicante, diurético, antitérmico, laxativo, rubefaciente e estomáquico.

## Indicações terapêuticas mais comuns

**Problemas de pele e sistema circulatório** Má circulação e contusões.
**Ação** Reduz a equimose e estimula o sistema imunológico.

**Sistemas muscular** Articulações doloridas, artrite e rigidez muscular.
**Ação** Rubefaciente com propriedades analgésicas, pode ser usado para tratar esses problemas por intermédio da massagem ou em uma compressa.

**Sistema digestivo** Cólicas, prisão de ventre, perda de apetite e náusea.
**Ação** Benéfico para os problemas intestinais porque exerce um efeito estimulante e estomáquico, estimulando o peristaltismo e restaurando o tônus dos músculos do cólon. Estimula também o apetite e expele os gases.

**Sistema nervoso** Fadiga mental e letargia.
**Ação** O odor quente e penetrante estimula o sistema nervoso de um modo geral e instiga a mente a seguir em frente.

**Segurança** Não é tóxico nem sensibilizante. Use este óleo em baixas concentrações, pois pode causar irritação. O seu uso excessivo pode estimular demasiadamente os rins.

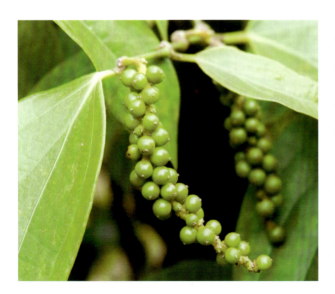

# *Pogostemon cablin* (syn. *P. patchouli*)
# Patchouli

É um arbusto perene, que cresce até uma altura de um metro, com folhas perfumadas e aveludadas, e flores brancas com um toque arroxeado. O seu óleo laranja escuro tem um odor adocicado, exótico e terroso. Atua como fixador na perfumaria pelo seu caráter persistente e duradouro. É usado no Oriente para perfumar as roupas, e acredita-se que ajude a evitar que as doenças se espalhem; então, é usado como profilático. No Japão e na Malásia, é empregado como antídoto para a picada de cobras venenosas. Foi muito popular na década de 60, quando se tornou associado ao movimento *hippie*; era utilizado para disfarçar o odor desagradável dos casacos de pele de carneiro e o cheiro da maconha! O patchuli é ao mesmo tempo estimulante (em grandes quantidades) e sedativo (se usado com moderação), e é tido como um poderoso afrodisíaco.

**Família botânica** Lamiaceae (Labiatae).

**Parte utilizada da planta** Folhas secas.

**Processo de extração** Destilação a vapor das folhas (geralmente depois da fermentação).

**Principais componentes químicos** Álcool (40%), patchuleno, pogostol, bulnesol, bulneso e norpatchulenol.

**País de origem** Natural da Ásia tropical. Cultivado para a obtenção do óleo na Índia, na China, na Malásia e na América do Sul.

**Nota** De Fundo.

**Intensidade do odor** Alta.

**Combina bem com** Bergamota, Pimenta-do-reino, Esclareia, Olíbano, Gerânio, Gengibre, Lavanda, Capim-limão, Néroli, Pinheiro, Rosa e Sândalo.

**Propriedades** Antidepressivo, antisséptico, afrodisíaco, adstringente, cicatrizante, citofilático, diurético, antitérmico, fungicida, inseticida, sedativo e tonificante.

## Indicações terapêuticas mais comuns

**Problemas de pele** Pele madura ou oleosa, cicatrizes e ulcerações.
**Ação** Citado como estimulante do crescimento e da regeneração das células da pele, de modo que pode ajudar a reparar o tecido cicatricial e curar as feridas. Sendo adstringente, é benéfico para a pele oleosa.

**Sistema circulatório** Celulite e retenção de líquido.
**Ação** É benéfico para o sistema linfático, especialmente quando usado em conjunto com outros óleos essenciais diuréticos, como Junípero e Erva-doce. Também condiciona e tonifica.

**Sistema nervoso** Ansiedade, apreensão, indecisão e insegurança.
**Ação** Adequado para tratar das variações de humor e outros problemas associados a situações estressantes.

**Segurança** Não é tóxico, irritante e nem sensibilizante. Como o Patchuli tem um aroma muito forte, use-o moderadamente nas misturas.

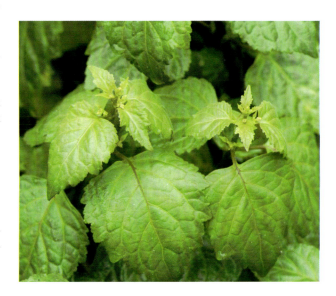

## *Rosa centifolia*
# Rosa absoluta (*Cabbage rose*)
## *Rosa damascena*
# Rosa attar (*Rosa-damascena*)

A rosa geralmente utilizada para a produção do Rosa absoluta é um híbrido de *R. centifolia* e *R. gallica*. Ela atinge a altura de 2,5 metros e dá flores com pétalas cor-de-rosa ou roxo-rosadas. O óleo essencial é amarelo-claro, com um encantador e penetrante aroma floral adocicado, levemente canforado. A sua coloração é laranja-avermelhada, com um intenso odor adocicado.

A Rosa attar, conhecida como a "Rainha das Flores", é considerada por muitos aromaterapeutas como o óleo essencial de melhor qualidade. A Rosa-damascena é um arbusto pequeno e espinhento, com cerca de 1 a 2 metros de altura, com flores perfumadas, frequentemente cor-de-rosa, e folhas brancas e aveludadas. A cor do óleo essencial da rosa attar varia de amarelo-claro a transparente. Ele possui leves notas de frente florais adocicadas com penetrantes conotações picantes.

A colheita das flores para a produção do óleo de rosa é feita manualmente pela manhã, antes do amanhecer, e o material colhido é destilado da mesma maneira. Ele é um dos óleos essenciais mais caros, já que são necessários muitos quilos de pétalas para produzir uma quantidade mínima de óleo essencial. Por conseguinte, parte do óleo de rosa existente no mercado é diluído com o de Gerânio (*Pelargonium graveolens*) ou o de Palma-rosa (*Cymbopogon martini*). Alguns óleos de rosa adulterados contêm apenas, efetivamente, 10% de óleo de rosa.

O óleo de rosa era usado para tratar um vasto leque de distúrbios até a Idade Média. Ele foi provavelmente o primeiro óleo essencial a ser destilado, o que ocorreu no século X na Pérsia (o lugar de origem da Rosa cultivada), porque a água de Rosa e o óleo de Rosa eram conhecidos nos países de língua árabe no final desse século. Na Inglaterra, o médico e herborista Nicholas Culpeper usava o óleo de Rosa como agente anti-inflamatório.

O simbolismo aliado à Rosa é provavelmente um dos mais ricos e complexos do reino vegetal. A planta era tradicionalmente associada a Vênus, a deusa do amor, da beleza, da juventude e da perfeição, e o óleo ainda é usado atualmente em muitos cosméticos e perfumes, embora hoje em dia em uma forma sintética. Também é usado para dar sabor à comida. O óleo da rosa damascena é especialmente eficaz para os problemas de ordem emocional e reprodutiva, e também é considerado afrodisíaco.

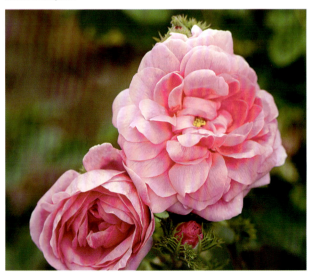

*Rosa centifolia*

# LISTA DE ÓLEOS ESSENCIAIS

**Família botânica** Rosaceae.

**Nomes vulgares alternativos** *Rosa centifolia:* Rosa-de-cem-folhas, Rosa-amélia. *Rosa-damascena*: Rosa de Damasco.

**Parte utilizada da planta** Pétalas frescas da flor.

**Processo de extração** Destilação pela água ou a vapor (que produz a água de rosas como um subproduto). Extração com solvente (que produz um concreto e um absoluto). O *enfleurage*, método praticamente obsoleto usado na França (que produz o "attar" usado na perfumaria.

**Principais componentes químicos** 300 compostos químicos complexos (muitos ainda não identificados) constituídos principalmente de citronelol, feniletanol, geraniol, nerol, farnesol e stearopteno, além de microelementos.

**País de origem** *Rosa centifolia*: acredita-se que tenha tido origem na antiga Pérsia. *Rosa-damascena*: Natural do Oriente. Ambas as rosas são hoje cultivadas principalmente no Marrocos, na Tunísia, na Itália, na França e na China. O absoluto e o óleo são em sua maior parte produzidos na França, na Itália e na China.

**Nota** Rosa Attar – de frente. Rosa absoluta – de fundo.

**Intensidade do odor** Muito alta.

**Combina bem com** Benjoim, Bergamota, Camomila, Cipreste, Olíbano, Gerânio, Jasmim, Lavanda, Mandarina, Melissa, Néroli, Patchuli, Pau-rosa, Sândalo e Ylang ylang.

**Propriedades** Antidepressivo, antisséptico, antiespasmódico, antiviral, afrodisíaco, bactericida, cicatrizante, depurativo, emenagogo, hepático, sedativo (sistema nervoso), estomáquico e tônico (do coração, fígado, estômago e útero).

## Indicações terapêuticas mais comuns

**Problemas de pele** Fragilidade capilar, pele seca, pele madura e pele sensível.
**Ação** Possui excelentes propriedades emolientes e hidratantes, o que o torna útil para as peles maduras e quaisquer problemas inflamatórios.

**Circulação, músculos e articulações** Má circulação e palpitações.
**Ação** Exerce um efeito tônico no coração. O óleo de Rosa também se revelou eficaz para baixar a pressão alta.

**Sistema digestivo** Gastrenterite, dispepsia e náusea.
**Ação** Ajuda a descongestionar o fígado.

**Sistema endócrino** Problemas menstruais, síndrome pré-menstrual e distúrbios uterinos.
**Ação** Este óleo parece ter afinidade com o sistema reprodutor feminino. Marguerite Maury comenta que se descobriu que ele exerce um efeito purificador e fortalecedor nos problemas ginecológicos.

**Sistema nervoso** Depressão, insônia, tensão nervosa e pesar.
**Ação** Inestimável nos momentos de tristeza, desgosto e trauma emocional. De acordo com Micheline Arcier, "A Rosa expulsa os pensamentos de tristeza".

**Segurança** Não é tóxico, irritante ou sensibilizante. Só aplique este óleo em mulheres grávidas após a 36ª semana da gestação, quando ele poderá fortalecer o útero para o parto.

*Rosa damascena*

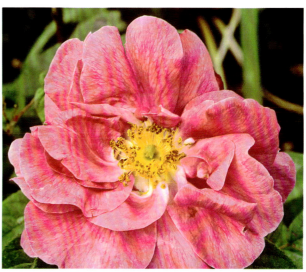

## *Rosmarinus officinalis*
# Alecrim

Este arbusto aromático perene cresce até 2 metros de altura, tem folhas verde-prateadas em forma de agulha, e flores azul-claras. O óleo essencial é em geral incolor ou amarelo-claro, com um odor forte e penetrante e uma leve fragrância de menta ou herbácea. O alecrim é um bom óleo genérico que está particularmente associado à estimulação da mente, promovendo ideias claras e visão interior.

**Família botânica** Lamiaceae (Labiatae).

**Parte utilizada da planta** Flores e, às vezes, as folhas.

**Processo de extração** Destilação a vapor.

**Principais componentes químicos** Pinenos, canfeno, limoneno, cineol, borneal com cânfora, linalol, terpineol, octanona e acetato de bornila. (Existem vários quimiotipos diferentes.)

**País de origem** Natural do Mediterrâneo. O óleo é produzido principalmente na França, na Espanha e na Tunísia.

**Nota** Intermediária.

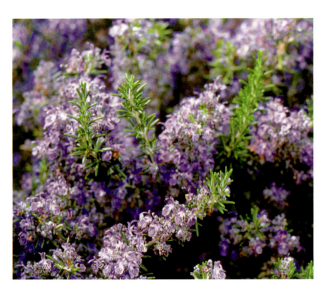

**Intensidade do odor** Alta.

**Combina bem com** Manjericão, Bergamota, Olíbano, Gerânio, Grapefruit, Lavanda, Capim-limão, Limão taiti, Mandarina, Laranja, Pinheiro e Petitgrain.

**Propriedades** Analgésico, antidepressivo, antisséptico, antirreumático, antimicrobiano, adstringente, carminativo, cefálico, cordial, digestivo, diurético, emenagogo, hepático, hipertensivo, nervino, rubefaciente, estimulante (circulatório), sudorífero, tonificante e vulnerário.

## Indicações terapêuticas mais comuns

**Problemas de pele e de cabelo** Acne, dermatite, caspa, cabelo oleoso e perda de cabelo.
**Ação** Encontrado em xampus e tônicos que estimulam o couro cabeludo, consta que promove o crescimento capilar.

**Sistema circulatório, músculos e articulações** Artrite, dor muscular, palpitação, má circulação, reumatismo e varizes.
**Ação** Estimula a circulação, fortalece o coração e também pode ajudar a trazer alivio para os pés e as mãos frias. Também ajuda a aliviar os músculos cansados, enrijecidos e excessivamente trabalhados. É um bom analgésico. Pode ser usado em compressas para a dor causada pela artrite e pelo reumatismo. Também é diurético.

**Sistema digestivo** Colite e distúrbios hepáticos.
**Ação** Excelente tônico para o fígado e a vesícula biliar.

**Sistema respiratório** Asma, bronquite e sinusite.
**Ação** É um óleo valioso para os problemas respiratórios e é considerado benéfico para a coqueluche.

**Sistema nervoso** Dores de cabeça, fadiga mental e exaustão nervosa.
**Ação** Pode estimular o cérebro. Sabe-se há muito tempo que ele recupera a memória e desanuvia a mente.

**Segurança** Não é tóxico, irritante ou sensibilizante. Não aplique este óleo em mulheres grávidas ou pessoas que sofram de hipertensão ou epilepsia.

# LISTA DE ÓLEOS ESSENCIAIS 101

*Salvia sclarea*
# Esclareia

A esclareia é uma erva altamente aromática, bienal ou perene, que chega a atingir um metro de altura, com grandes folhas verdes enrugadas e aveludadas com uma sugestão de roxo, e flores azuis. O óleo essencial é verde-amarelado claro e tem um aroma adocicado, folhoso e que lembra nozes. A Esclareia é um dos óleos essenciais mais eufóricos, podendo até mesmo produzir um "barato" parecido com o causado pelos narcóticos. Alivia a inflamação, aquece e é relaxante.

**Família botânica** Lamiaceae (Labiatae).

**Nome vulgar alternativo** Salva moscatel.

**Parte utilizada da planta** Florações e folhas.

**Processo de extração** Destilação a vapor. A extração com solvente produz pequenas quantidades de absoluto.

**Principais componentes químicos** Aceitato de linalil, linalol, pineno, terpineol, geraniol e germacreno.

**País de origem** Natural do sul da Europa. Cultivada no mundo inteiro.

**Nota** De intermediária a de frente.

**Intensidade do odor** Média.

**Combina bem com** Bergamota, Cipreste, Olíbano, Gerânio, Grapefruit, Junípero, Jasmim, Lavanda e Sândalo.

**Propriedades** Antidepressivo, antiespasmódico, carminativo, emenagogo, hipotensivo, nervino, sedativo, estomáquico, tonificante e uterino.

## Indicações terapêuticas mais comuns

**Problemas de pele e cabelo** Acne, furúnculos, pele oleosa, cabelo oleoso e caspa.
**Ação** Ajuda a reduzir o excesso de produção de sebo. Pode ser usado para reduzir a oleosidade do cabelo e para combater a caspa.

**Circulação, músculos e articulações** Hipertensão e problemas nas articulações.
**Ação** Reduz a pressão alta e alivia as dores musculares.

**Sistema respiratório** Asma, bronquite e infecções.
**Ação** Relaxa os espasmos nos brônquios e melhora a ansiedade nos asmáticos.

**Sistema digestivo** Cólicas, dispepsia e prisão de ventre, flatulência e cólicas intestinais.
**Ação** Carminativo e estomáquico.

**Sistemas geniturinário e endócrino** Síndrome pré-menstrual, problemas menstruais e menopausa.
**Ação** Benéfico para as regras dolorosas ou escassas, sendo útil para os problemas menstruais e da menopausa. Pode acelerar o parto. Ajuda a aliviar a depressão pós-natal.

**Sistema nervoso** Enxaqueca, insônia, debilidade, depressão e paranoia.
**Ação** Ajuda a levantar o ânimo. É empregado em muitos problemas associados ao sistema nervoso ou relacionados com o stress.

**Segurança** Não é tóxico, irritante ou sensibilizante. Não use este óleo em mulheres grávidas ou pessoas que tenham bebido álcool.

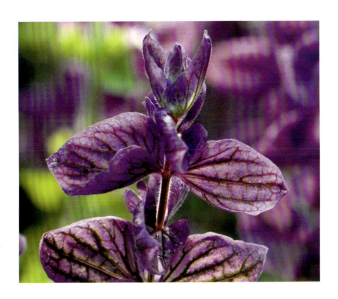

## *Santalum album*
# Sândalo

O sândalo é uma árvore perene pequena e parasita que atinge a altura de 9 metros, com folhas duras e pequenas flores roxo-rosadas. O óleo é extraído da madeira interna, conhecido como cerne. O óleo é um líquido viscoso amarelo, verde ou amarronzado com um penetrante odor balsâmico adocicado e lenhoso. É relaxante e reconfortante, especialmente indicado para acalmar a irritação nervosa.

A International Federation of Aromatherapists recomenda o uso de *S. austrocaledonicum* ou *S. spicatum* (que possui uma nota de frente seca-amarga), já que a *S. album* é hoje uma espécie ameaçada.

**Família botânica** Santalaceae.

**Nome vulgar alternativo** Sândalo-branco.

**Parte utilizada da planta** Raízes e cerne.

**Processo de extração** Destilação pela água ou a vapor das raízes e do cerne pulverizados e dessecados.

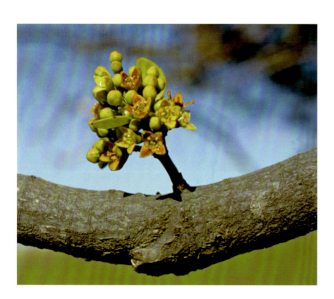

**Principais componentes químicos** Santalóis (cerca de 90%), acetado de santila e santalenos.

**País de origem** Natural da Ásia tropical. O óleo essencial de melhor qualidade é proveniente do estado de Carnataca, antigo Mysore, nas Índias Orientais.

**Nota** De frente.

**Intensidade do odor** Média.

**Combina bem com** Rosa, Lavanda, Pimenta-do-reino, Gerânio, Benjoim, Vetiver, Patchuli, Mirra, Jasmim, Manjericão, Cipreste, Limão, Palma-rosa e Ylang ylang.

**Propriedades** Antidepressivo, antisséptico, pulmonar, antiespasmódico, adstringente, bactericida, carminativo, diurético, emoliente, expectorante e sedativo.

## Indicações terapêuticas mais comuns

**Problemas de pele** Pele seca, desidratada ou oleosa, acne e pele rachada pelo frio.
**Ação** Um bom óleo para os cuidados da pele seca e desidratada, e também um adstringente suave para a pele oleosa e mista.

**Sistema respiratório** Bronquite, catarro, tosse seca, dor de garganta e laringite.
**Ação** É benéfico para todos os problemas que acabam de ser relacionados devido às sua ação antiespasmódica e antisséptica.

**Sistema digestivo** Diarreia e náusea.
**Ação** Ajuda a aliviar os espasmos e cólicas intestinais.

**Sistema geniturinário** Cistite.
**Ação** Exerce uma ação benéfica nas membranas mucosas do sistema urinário.

**Sistema nervoso** Depressão, insônia, tensão nervosa e exaustão emocional.
**Ação** Benéfico para todos os problemas relacionados com o stress, especialmente os associados à ansiedade, ao medo e à vida agitada.

**Segurança** Não é tóxico, irritante ou sensibilizante. Não se tem conhecimento de contraindicações.

## LISTA DE ÓLEOS ESSENCIAIS

*Styrax benzoin*
# Benjoin

É uma grande árvore tropical que chega a atingir 20 metros de altura, tem folhas verde-claras e frutos de casca dura. A goma cinza-escura, riscada de vermelho, é obtida por meio de um corte no tronco. O resinoide produzido a partir dessa goma tem a consistência de um óleo gorduroso. Um dos componentes clássicos do incenso, o Benjoim era usado na antiguidade para afastar os maus espíritos. A rigor, ele não é um óleo essencial porque o Bejoim puro é uma resina que precisa ser derretida sobre água quente antes de ser usada. Ela é geralmente dissolvida em etileno glicol para tornar-se adequada para fins aromaterápicos, mas o ideal é que o Benjoim seja dissolvido em álcool metílico. O óleo é laranja-amarronzado e viscoso, com um penetrante odor balsâmico adocicado que lembra baunilha. O benjoim cria um sentimento de euforia e exerce um efeito cálido e reconfortante no corpo inteiro.

**Família botânica** Styracaceae.

**Nome vulgar alternativo** Goma de benjoim.

**Parte utilizada da planta** A goma do tronco.

**Processo de extração** Extração com solvente da resina bruta, o que produz um "absoluto resinoso".

**Principais componentes químicos** Principalmente cinamato de coniferil, ácido sumarresinólico e baunilha.

**País de origem** Natural da Ásia tropical. O benjoim da Sumatra vem da Sumatra, de Java e da Malásia, e o benjoim do Sião vem do Laos, do Vietnã, do Camboja, da China e da Tailândia.

**Nota** De fundo.

**Intensidade do odor** Alta.

**Combina bem com** Bergamota, Sândalo, Rosa, Jasmim, Olíbano, Laranja, Cipreste, Junípero, Limão, Coentro e todos os óleos picantes.

**Propriedades** Anti-inflamatório, antisséptico, carminativo, sedativo, tônico (do coração) e vulnerário.

### Indicações terapêuticas mais comuns

**Problemas de pele** Pele quebradiça, rachada pelo frio e inflamada.
**Ação** Ajuda a aliviar a irritação e reduz a inflamação.

**Sistemas respiratório e imunológico** Tosse e dor de garganta, bronquite e afonia.
**Ação** Considerado um excelente óleo para esses problemas do peito.

**Sistema nervoso** Ansiedade nervosa, depressão, desespero e pesar.
**Ação** Considerado um dos melhores óleos para aliviar os problemas relacionados com o stress.

**Segurança** Não é tóxico nem irritante, mas pode causar sensibilidade em algumas pessoas.

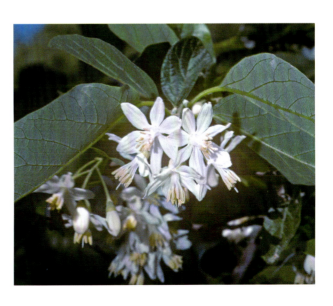

## *Thymus vulgaris*
# Tomilho

O tomilho é um arbusto perene que atinge cerca de 45 cm de altura. Tem folhas cinza-verdes aromáticas e flores roxo-claras ou brancas. Existem dois óleos essenciais: o Óleo de tomilho vermelho, que é marrom ou laranja e tem uma forte fragrância herbácea, e o Óleo de tomilho branco, que é um líquido amarelo-claro com um aroma adocicado natural e refrescante, mais suave. O tomilho é conhecido como sendo revigorante, energizante e estimulante.

**Família botânica** Lamiaceae (Labiatae).

**Parte utilizada da planta** As folhas frescas ou parcialmente secas e as florações.

**Processo de extração** Destilação a vapor ou pela água: o Óleo de tomilho vermelho é a destilação bruta; o Óleo de tomilho branco é produzido por uma redestilação adicional.

**Principais componentes químicos** Tomilho vermelho: timol e carvacrol (até 60%), cimeno, terpineno, canfeno, borneol e linalol. Tomilho branco: contém mais linalol e tem muito poucos compostos fenólicos. Tomilho doce contém mais geraniol e linalol.

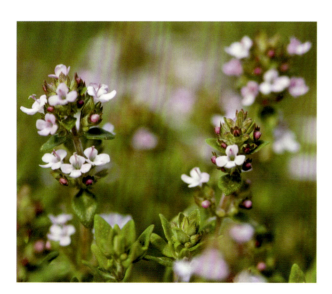

**País de origem** Natural da Espanha e da região do Mediterrâneo. Hoje é encontrado em outros continentes e países.

**Nota** De frente a intermediária.

**Intensidade do odor** Alta.

**Combina bem com** Bergamota, Camomila, Junípero, Lavanda, Limão, Mandarina, Melissa e Alecrim.

**Propriedades** Antimicrobiano, antirreumático, antisséptico, antiespasmódico, cardíaco, carminativo, cefálico, cicatrizante, diurético, emenagogo, expectorante, hipertensivo, inseticida, nervino, rubefaciente e estimulante da leucocitose.

## Indicações terapêuticas mais comuns

**Sistemas circulatório** inclusive o sistema linfático: hipotensão, má circulação e acúmulo de toxinas.
**Ação** De um modo geral, é muito bom para a circulação, sendo especialmente benéfico para aumentar a pressão baixa. O Óleo de tomilho branco é considerado ideal para ser usado em crianças, sendo mais um imunoestimulante e antibacteriano.

**Sistema digestivo** Diarreia, dispepsia e cólicas intestinais.
**Ação** É um estimulante digestivo; ajuda a digestão.

**Sistema respiratório** Tosse, dor de garganta, amigdalite, laringite e faringite.
**Ação** O Óleo de tomilho vermelho possui excelentes propriedades broncopulmonares e é altamente antisséptico, de modo que é recomendado para os problemas das vias respiratórias superiores, especialmente para a afonia e a dor de garganta.

**Sistema nervoso** Ansiedade, exaustão nervosa, fadiga física e mental.
**Ação** Consta que fortalece os nervos e ajuda a concentração. Tanto o óleo de tomilho Vermelho quanto o Branco são cefálicos e ajudam a combater a exaustão nos casos de sobrecarga mental.

**Segurança** O óleo de tomilho vermelho pode causar irritação e sensibilidade na pele. Não o utilize em mulheres grávidas ou em pessoas que sofram de pressão alta. Use-o com moderação.

# *Vetiveria zizanioides*
# Vetiver

Usado desde a antiguidade devido à sua fragrância refinada, o Vetiver é um capim alto e perfumado que cresce em moitas, tem folhas longas e finas e muitas raízes subterrâneas complexas e fibrosas de cor branca e fortemente aromáticas. O óleo essencial é viscoso e tem uma coloração marrom ou âmbar, com um intenso odor terroso-lenhoso. A fragrância da terra é popular tanto com os homens quanto com as mulheres, sendo um ingrediente comum nas loções pós-barba e em outros produtos da higiene masculina. Atua como um fixador para os perfumes orientais, e é conhecido como o "óleo da tranquilidade", segundo Madame Arcier. No Oriente, as raízes também são usadas para proteger os animais domésticos dos insetos nocivos. Na Índia e no Sri Lanka, elas são tecidas nos leques, nos biombos, nos capachos e nas esteiras. O Vetiver exerce um efeito de estabilidade e propicia o relaxamento.

**Família botânica** Poaceae (Gramineae).

**Parte utilizada da planta** A raiz e as radículas.

**Processo de extração** Destilação a vapor das raízes e radículas, lavadas, picadas, dessecadas e encharcadas. A extração com solvente produz um resinoide.

**Principais componentes químicos** Ácido benzoico, furfurol (furfural), vetivona e terpenos (isto é, vetivenos).

**País de origem** Natural da Índia, da Indonésia, do Sri Lanka e do Haiti. É produzido principalmente em Java.

**Nota** De Fundo.

**Intensidade do odor** Alta.

**Combina bem com** Bergamota, Esclareia, Olíbano, Gerânio, Jasmim, Limão, Lavanda, Patchuli, Rosa, Sândalo e Ylang ylang.

**Propriedades** Antisséptico, antiespasmódico, depurativo, nervino, sedativo, tônico e vermífugo.

## Indicações terapêuticas mais comuns

**Problemas de pele** Pele seca, pele madura, pele irritada, cortes e feridas.
**Ação** Considerado bom para todos os tipos de pele, porém em especial para a pele madura, seca ou irritada. Ajuda a tonificar a pele flácida ou com aparência cansada.

**Sistema nervoso** Debilidade nervosa, irritabilidade, raiva e histeria.
**Ação** É benéfico no nível emocional, sendo usado para o comportamento neurótico resultante do stress e da tensão.

**Segurança** Não é tóxico, irritante ou sensibilizante.

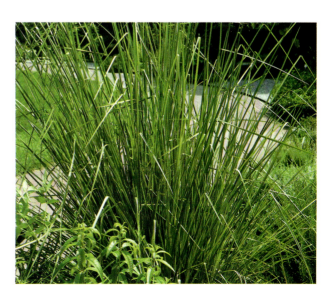

## *Zingiber cassumunar* (syn. *Z. purpureum*)
# Plai

Esta erva tem uma aparência semelhante à do Gengibre (*Zingiber officinale*, ver p. 107), mas o seu óleo possui diferentes propriedades e exerce uma ação mais intensa. O óleo de Plai tem um aroma fresco, natural e picante com um toque ácido, mas não possui o calor comumente encontrado nos rizomas. Há muito tempo ele é altamente conceituado pelos massoterapeutas tailandeses, que o consideram uma adição imprescindível ao seu leque de óleos, principalmente para combater os problemas musculares e das articulações.

É um óleo essencial relativamente novo no Ocidente e está incluído devido às suas propriedades anti-inflamatórias refrescantes nos músculos e em problemas como a artrite reumatoide e a osteoartrite. Quando usado no lugar da Manjerona ou do Alecrim, ambos os quais afetam a pressão sanguínea, pode reduzir o inchaço e aliviar a dor. A autora tem usado este óleo com bastante êxito no hospital onde trabalha há oito anos.

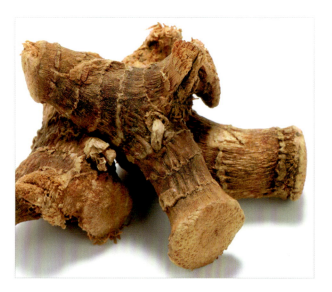

**Família botânica** Zingiberaceae.

**Parte utilizada da planta** Rizoma fresco.

**Processo de extração** Destilação a vapor.

**Principais componentes químicos** Sabina (27-34%), g-terpineno, terpeno-4-ol, (30-35 %) e (E)-1-(3,4-dimetoxifenil) e butadieno (DMPBD) (12-19%).

**País de origem** Tailândia, Indonésia e Índia.

**Nota** De intermediária a de frente.

**Intensidade do odor** Alta.

**Combina bem com** Pimenta-do-reino, Limão, Néroli, Cedro, Laranja, Alecrim, Cipreste e Lavanda.

**Propriedades** Analgésico, antinevrálgico, anti-inflamatório, antisséptico, antiespasmódico, antitóxico, antiviral, carminativo, digestivo, diurético, antitérmico, laxativo, estimulante, tonificante e vermífugo.

## Indicações terapêuticas mais comuns

**Distúrbios musculoesqueléticos** Osteoartrite, artrite reumatoide, bursite e tendinite.
**Ação** Ajuda a aliviar a dor e a inflamação causados pelos distúrbios acima descritos, inclusive os dos tecidos moles, como distensões e deslocamentos.

**Sistema respiratório** Asma e problemas pulmonares.
**Ação** Considerado extremamente benéfico para os tipos alérgicos de asma, embora clientes tenham declarado que o aroma é inicialmente um pouco intenso demais. Para reduzir um ataque, basta cheirar uma mistura de Plai, Alecrim e Cipreste.

**Segurança** Não é tóxico e nem irritante (até onde se sabe), mas pode causar sensibilidade em algumas pessoas, de modo que você deve começar usando baixas concentrações.

# *Zingiber officinale*
# Gengibre

Esta erva tropical perene atinge a altura de um metro e possui um rizoma tuberoso que se espalha e flores brancas ou amarelas que só florescem durante cerca de 36 horas. O Gengibre foi introduzido na Europa por intermédio da Rota das Especiarias na Idade Média, sendo posteriormente levado para a América do Sul pelos espanhóis. Na medicina ayurvédica, o Gengibre é considerado um medicamento universal para a purificação física e espiritual. O óleo é amarelo-claro ou cor de âmbar, com um odor quente, acentuado e picante. O Gengibre aquece e estimula, e também acalma e sossega o estômago.

**Família botânica** Zingiberaceae.

**Parte utilizada da planta** Raízes (ressecadas e descascadas).

**Processo de extração** Destilação a vapor. A extração com solvente produz um absoluto que é empregado na perfumaria.

**Principais componentes químicos** Gingerina, zingibereno, pineno, canfeno, gingerona, linalol, cineol, borneol e geraniol.

**País de origem** Natural do sul da Ásia. Cultivado em todas as regiões tropicais, especialmente na Jamaica e nas Índias Ocidentais. A maior parte do óleo essencial é destilado na Grã-Bretanha, na China e na Índia.

**Nota** De fundo.

**Intensidade do odor** Média.

**Combina bem com** Sândalo, Vetiver, Eucalipto, Gerânio, Patchuli, Pau-rosa, Coentro, Rosa, Néroli, Limão-taiti e outros óleos cítricos.

**Propriedades** Analgésico, antisséptico, antiespasmódico, bactericida, carminativo, cefálico, expectorante, antitérmico, laxativo, rubefaciente, estimulante, estomáquico e tonificante.

## Indicações terapêuticas mais comuns

**Sistema circulatório, músculos e articulações**
Artrite, má circulação, geladura, reumatismo.
**Ação** Reduz o inchaço causado pelas lesões e a resultante da retenção de líquido. Aquece, de maneira que é benéfico para a artrite e o reumatismo.

**Sistema respiratório** Catarro, gripes e resfriados, tosse e dor de garganta.
**Ação** Um óleo confortante que pode ajudar a aliviar os sintomas.

**Sistema digestivo** Diarreia, cólicas, indigestão e náusea.
**Ação** Reconhecidamente benéfico para a digestão e a escolha ideal para o enjoo nas viagens. Também é indicado para o enjoo matinal se inalado em um lenço de papel.

**Sistema nervoso** Debilidade, exaustão nervosa e confusão.
**Ação** Estimula a memória, fortalece e equilibra o espírito.

**Segurança** Não é tóxico e nem irritante, mas pode causar sensibilidade em algumas pessoas, de modo que você deve usar este óleo em baixas concentrações.

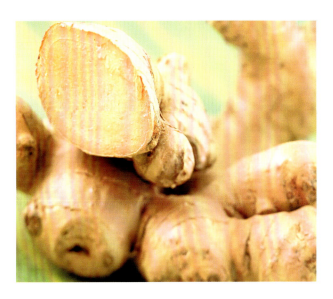

# Normas de segurança

Os óleos essenciais são extratos vegetais poderosos e altamente concentrados, podendo ser 99 vezes mais fortes do que os óleos que ocorrem naturalmente no tecido da planta. Nessas concentrações, eles podem causar efeitos colaterais indesejáveis se usados em excesso ou aplicados de uma maneira incorreta.

## Segurança geral

À semelhança do que ocorre com quaisquer substâncias concentradas, certas regras básicas devem ser observadas durante a utilização dos óleos essenciais.

- Mantenha todos os óleos essenciais fora do alcance das crianças.
- Nunca aplique um óleo essencial não diluído na pele e não parta do princípio de que um óleo essencial possui as mesmas propriedades que a planta inteira da qual é extraído.
- Nunca exceda a diluição recomendada.
- Não use um óleo como aromatizante alimentar sem a orientação de um especialista. **Nenhum óleo deve ser ingerido sem supervisão médica.**

### Diluições

Na aromaterapia, os óleos essenciais são geralmente usados como aromatizadores de ambiente, no banho ou diluído em um óleo carreador para massagem. (Somente um consultor medicamente qualificado deve considerar métodos alternativos.)

**Como aromatizador de ambiente** Use o óleo não diluído em queimadores de óleo ou coloque até 6 gotas em um aquecedor doméstico (porém não sobre a resistência do aparelho). Se alguém na sala mostrar sinais de irritação, areje o aposento e depois reduza a quantidade de óleo utilizada.

### No banho

- Adultos: De 6-7 gotas em 10 ml (2 colheres de chá) de óleo carreador ou leite (integral ou em pó) (mas leia as notas de advertência).
- Bebês com menos de 18 meses **não mais do que** 1 gota em 5 ml (1 colher de chá) de óleo carreador ou leite.
- Crianças entre 18 meses e 12 anos de idade **não mais do que** 1-2 gotas em 10 ml (2 colheres de chá) de óleo carreador.

### Para a massagem

- Adultos: Até 6 gotas em 10 ml (2 colheres de chá) de óleo carreador (ver p. 54).
- Bebês com menos de 18 meses: **não mais do que** 1 gota em 5 ml (1 colher de chá) de óleo carreador.
- Crianças entre 18 meses e 12 anos de idade **não mais do que** 1-2 gotas em 10 ml (2 colheres de chá) de óleo carreador.

## O emprego de óleos essenciais na gravidez

É melhor evitar todos os produtos concentrados, inclusive os óleos essenciais, durante o primeiro trimestre da gestação. Depois desse período, existem várias óleos que podem ser benéficos durante a gestação (ver o Capítulo 7, pp. 214-19). Em todos os casos, é aconselhável regular a frequência com a qual a mulher grávida usa os óleos essenciais, fazendo um intervalo de uma semana, por exemplo, depois de utilizá-los todos os dias durante três semanas.

## Notas de advertência

Quase todos os óleos essenciais são seguros para uso doméstico e, quando aplicados corretamente, podem ajudar a melhorar a disposição de ânimo, promover o relaxamento e aliviar algumas indisposições. Entretanto, existem alguns óleos que só devem ser usados com cautela ou completamente evitados.

**Óleos que podem causar graves irritações, ou até mesmo queimar, se aplicados à pele sem ser diluídos.**
Bétula, cravo, gengibre, junípero, hortelã-pimenta, pimenta-do-reino, pimentão-doce, tomilho e terebintina.

**Óleos que podem causar sensibilidade se usados regularmente em concentrações elevadas.**
Louro, cardamomo, citronela, esclareia, erva-doce, jacinto, jasmim, junípero, limão, ligústica, may chang (*Litsea cubeba*), mimosa, laranja, pinheiro, rosa, hortelã e ylang ylang. (Eles podem ser tolerados se usados em uma quantidade apenas suficiente para propiciar uma fragrância delicada.)

**Óleos que podem irritar a pela danificada, a pele sensível a cosméticos ou a pele com problemas alérgicos.**
Semente de anis, benjoim, cânfora (retificada), cravo, eucalipto, gengibre, junípero, pimenta-do-reino, pimentão-doce, hortelã-pimenta, sálvia, segurelha, hortelã e tomilho.

**Óleos que não devem ser usados regularmente sobre verrugas, áreas extensas com sardas, pele queimada pelo sol, melanoma, pré-melanoma ou outros tipos de câncer de pele.**
O Óleo das frutas cítricas e o de terebintina.

## NORMAS DE SEGURANÇA **109**

### Óleos considerados perigosos para o uso geral devido aos riscos inerentes de toxidade, irritação ou sensibilidade da pele.

| Nome latino | Nome vulgar |
|---|---|
| Prunus amygdalus | amêndoa, amarga |
| Peumus boldus | folha de boldo |
| Acorus calamus | cálamo |
| Cinnamomum camphora | cânfora (marrom) |
| Cinnamomum camphora | cânfora (amarela) |
| Cinnamomum cassia | cássia |
| Cinnamomum zeylanicum | canela (casca) |
| Saussurea lappa | costo |
| Croton eluteria | cróton |
| Inula helenium | ínula (ênula, enulacampana) |
| Foeniculum vulgare | funcho, amargo |
| Armoracia rusticana | raiz-forte |
| Pilocarpus jaborandi | jaborandi (folha) |
| Artemisia vulgaris | artemísia |
| Brassica nigra | mostarda |
| Pinus mugo | pinheiro, anão |
| Ruta graveolens | arruda |
| Sassafras albidum | sassafrás |
| Ocotea cymbarum | sassafrás, brasileiro |
| Juniperus sabina | sabina |
| Artemísia abroanum | abrotano |
| Tanacetum vulgare | tanaceto |
| Thuja occidentalis | tuia (cedro-branco) |
| Thuja plicata | tuia (cedro-vermelho) |
| Gaultheria procumbens | gaultéria |
| Chenopodium anthelminticum | santonina (Santônica) |
| Artemisia absinthium | absinto |

**NB** Em alguns países, alguns desses óleos não podem ser vendidos legalmente para o público.

### Óleos inadequados para uso doméstico (além dos citados na tabela acima)

Bétula (doce) (*Betula lenta*); bergamota (*Citrus bergamia*) (expressado; o óleo sem furocumarinas é seguro); cedro-de-espada, cade (*Juniperus oxycedrus*); erva-luísa (*Aloysia triphylla*); opopânece (*Commiphora erythraea*); bálsamo-do-peru (*Myroxylon peruiferum* sin. *M. balsamum*); e terebintina (*Pinus palustris*).

**Óleos que não devem ser usados antes do tratamento com a cama solar ou da exposição à luz forte do sol** Raiz de angélica, bergamota (expressado), alcaravia (cominho-armênio), cedro, cominho, gengibre, grapefruit, limão taiti (expressado), mandarina, laranja (expressado), patchuli, arruda e verbena.

**Óleos que requerem cautela quando usados no banho (de um modo geral, não use mais do que 1 ou 2 gotas)** Semente de anis, benjoim, cânfora (retificado), cravo, eucalipto, gengibre, junípero, pimenta-do-reino, pimentão-doce, hortelã-pimenta, sálvia, segurelha, hortelã e tomilho.

## PRIMEIROS SOCORROS

Apesar de todas as precauções, acidentes ocasionais acontecem. Um dos mais comuns é a transferência de óleos essenciais dos dedos para os olhos ou uma parte delicada da pele (é por esse motivo que você deve sempre remover o óleo não diluído dos dedos esfregando-os delicadamente com uma forte solução líquida própria para lavar a pele).

**Olhos** Os óleos essenciais, até mesmo quando diluídos, causarão ardor se caírem nos olhos. Se isso acontecer, lave os olhos com água morna. Se um óleo essencial não diluído respingar nos olhos, banhe-os imediatamente com leite (idealmente integral) ou água morna. Se este tratamento não aliviar o ardor e a irritação, procure um médico. Os óleos comuns que tendem a permanecer nos dedos durante um longo tempo e que podem causar irritações nos olhos são o de canela e o de hortelã.

**Áreas delicadas da pele** Os óleos essenciais também podem causar ardência e inflamação se entrarem em contato com partes delicadas do corpo. Se isso ocorrer, lave a área afetada com sabão e água morna, seque totalmente a pele e, se necessário, aplique creme para as mãos, um creme medicado ou, se nada mais estiver disponível, uma pequena quantidade de manteiga, margarina ou óleo vegetal de cozinha.

**Ingestão acidental** Se isso ocorrer, você precisa procurar um médico. Se a pessoa exibir sinais de aflição logo depois de engolir algumas gotas de óleo, ela pode estar tendo uma rara reação alérgica, semelhante à que acontece no caso de uma picada de abelha, e precisará de atendimento médico imediato.

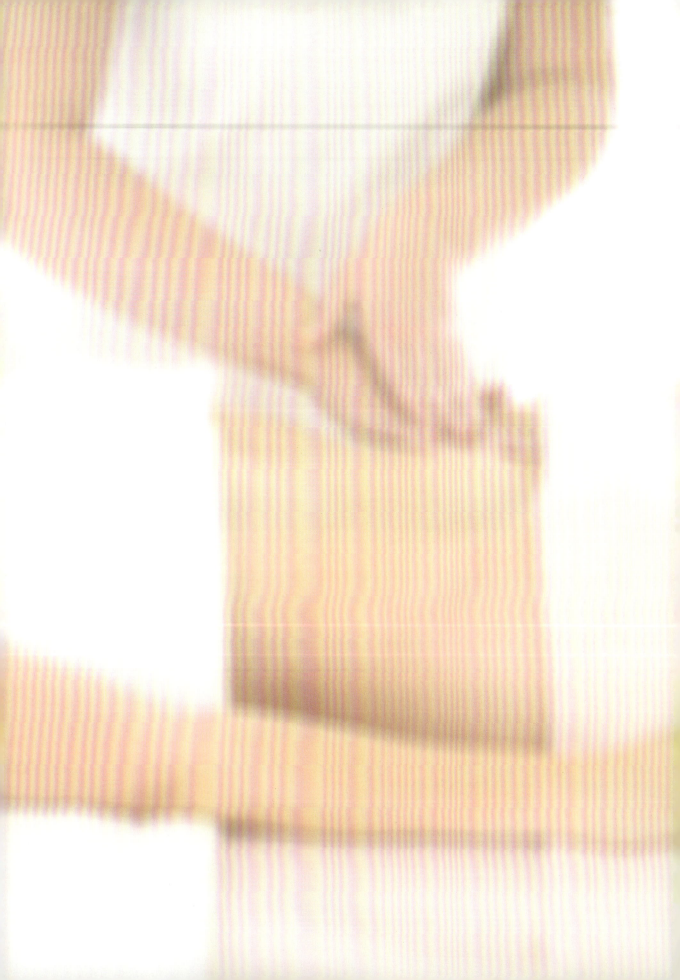

# A massagem aromaterápica

A massagem profissional, ministrada num ambiente confortável, é uma experiência profundamente relaxante e, quando combinada com o uso de óleos essenciais, encerra um valor terapêutico muito grande. Este capítulo examina as técnicas básicas da massagem, que não são difíceis de aprender, e o conduzem, passo a passo, por uma massagem completa da cabeça aos pés. Ele também oferece conselhos sobre como proporcionar um serviço plenamente profissional, desde a consulta inicial até as instruções para os clientes sobre como eles podem continuar a se beneficiar em casa do tratamento com os óleos essenciais.

**Como funciona a massagem** 112

**A massagem sueca** 113

**Outros estilos de massagem** 115

**Os preparativos da massagem aromaterápica** 116

**Precauções e contraindicações** 121

**Uma sessão completa de massagem passo a passo** 122

**Avaliação e cuidados subsequentes** 148

**Tratamentos caseiros** 150

**A massagem sentada** 154

# Como funciona a massagem

A massagem é muito mais do que simplesmente a manipulação dos tecidos moles do corpo. Ela é uma arte de cura e tem profundas implicações psicológicas. A palavra massagem deriva do vocábulo árabe *masah*, que significa "acariciar suavemente com a mão", e a massagem é executada com as mãos com a intenção de produzir efeitos nos sistemas vascular, linfático, muscular e nervoso do corpo.

## A massagem no passado

Registros históricos revelam que as antigas civilizações praticavam várias formas de massagem antes do desenvolvimento da medicina. Os médicos gregos e romanos usavam a massagem como um importante método de curar e trazer alívio à dor. No início do século V a.C., Hipócrates, o "pai da medicina moderna", escreveu o seguinte: "O médico precisa ter experiência de muitas coisas, mas indubitavelmente da fricção, pois esta pode firmar uma articulação que esteja frouxa demais e soltar uma que esteja excessivamente rígida". A massagem é destacada no *Canon*, obra do médico persa Avicena (980-1037), ao lado de técnicas de massagem chinesas e de outros locais do Oriente que recuam 5 mil anos. Assim sendo, a massagem está firmemente estabelecida há muitos anos como um tratamento terapêutico, podendo produzir o relaxamento e aliviar o stress da nossa vida moderna.

## Por que precisamos hoje da massagem

Os massoterapeutas melhoram diariamente a vida de muitas pessoas, desde bebês prematuros e crianças com paralisia cerebral a pessoas portadoras de câncer, doenças cardíacas e apoplexia. A massagem também pode conferir uma qualidade valiosa à vida das pessoas idosas, solitárias e com doenças terminais. As pessoas decidem fazer massagem por muitos motivos. Ela é usada para aliviar dores musculares e baixar a pressão alta.

Você não precisa se sentir doente para apreciar a massagem. A massagem pode ser proveitosa para os músculos cansados depois de uma série de exercícios na academia. A massagem também é boa para tonificar a pele, enquanto o toque "participativo" e carinhoso da massagem pode fortalecer os relacionamentos e melhorar a saúde em geral. Existe uma grande necessidade de compreendermos o poder do toque. Aprender técnicas de massagem é uma excelente maneira de entender e ser capaz de usar o toque em benefício do cliente.

É importante enfatizar que neste mundo agitado e estressante, não dedicamos uma quantidade suficiente de tempo ao repouso, ao relaxamento e à recuperação. As pessoas correm de um lado para o outro e, frequentemente, se encontram num constante estado de stress. A massagem pode ajudar de inúmeras maneiras. Pode ter um feito animador na ansiedade causada pelo stress e pelos estados emocionais e, por sua vez, um corpo e uma mente relaxados são mais capazes de lidar com situações estressantes. Adicionalmente, a massagem aromaterápica utiliza óleos essenciais específicos benéficos para a depressão e ansiedade, e a abordagem holística incorpora o relaxamento e recomendações sobre a alimentação e o exercício.

**Uma massagem relaxante na cabeça** envolve exercer uma pressão suave no tecido mole da face, do pescoço e do couro cabeludo. Ela pode ajudar a liberar a tensão e o stress.

# A massagem sueca

A massagem sueca foi desenvolvida no início do século XIX pelo Professor Heinreich Ling, e é com esse tipo de massagem geral do corpo que a maioria das pessoas está familiarizada.

## A importância da técnica

A técnica correta é uma exigência básica da massagem, sendo até mesmo mais importante do que dominar a série de movimentos. Você deve adotar uma postura correta e confortável, e ministrar a massagem de uma maneira calma e rítmica. A pressão pode ser ajustada de acordo com as mudanças na quantidade de músculos e com o grau de tensão existente, e a duração, a sequência e a intensidade dos movimentos da massagem devem ser alterados se isso for proveitoso.

A maioria dos clientes costuma procurar uma massagem relaxante, e a aplicação dos movimentos na velocidade correta aumentará o efeito de relaxamento. Entretanto, você pode criar um efeito mais estimulante alterando a combinação de movimentos, para fazer com que o cliente se sinta tonificado e revigorado em vez de relaxado e sonolento; esta poderá ser uma adaptação proveitosa para uma pessoa que sofra de esclerose múltipla, por exemplo, quando um aumento de energia, e não de relaxamento, se faz necessário.

Os terapeutas devem ter como objetivo desenvolver mãos fortes e flexíveis capazes de moldar os contornos das áreas a ser massageada e, por último, porém não menos importante, cultivar a empatia e uma atitude interessada com relação aos clientes. Uma sessão de massagem aromaterápica pode ser emocionalmente desgastante, pois ela não envolve apenas a imposição das mãos, mas também o doar de si mesmo. O terapeuta deve tomar medidas para que haja um intervalo de tempo suficiente entre um cliente e outro para poder se concentrar no que irá atender em seguida.

**A massagem sueca envolve** a utilização de diferentes tipos de técnicas de massagem, entre elas o *effleurage*, um movimento que acaricia com a mão inteira.

### OS EFEITOS BENÉFICOS DA MASSAGEM

A massagem terapêutica encerra uma série de diferentes efeitos:

**Circulação** A massagem melhora o fluxo de sangue que passa pelas artérias e veias. (Algumas técnicas de massagem empregam movimentos cortantes e percucientes que fazem a pele se ruborizar com o aumento do suprimento de sangue, mas a técnica da percussão não é utilizada na aromaterapia.)

**Pele** Por aumentar a circulação e a remoção de produtos residuais por meio do sistema linfático, a massagem melhora o tônus da pele. Quando ministrada regularmente, também aumenta a elasticidade da pele, tornando-a mais elástica, além de melhorar a descamação (o desprendimento das células mortas da pele).

**Músculos** A massagem alivia a fadiga removendo o ácido lático acumulado nos músculos e relaxando as fibras musculares tensas.

**O tecido adiposo** aliado a uma dieta de redução de peso e a sessões regulares de massagem ajuda a firmar os contornos do corpo. Uma massagem de drenagem linfática bem leve será útil no caso da celulite.

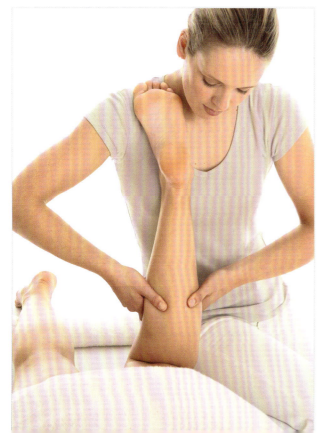

# Técnicas básicas de massagem

Existem muitos tipos diferentes de movimentos de massagem, e é proveitoso saber em que categoria se encaixa cada tipo de movimento para que você possa aplicá-lo com segurança e obter o melhor efeito possível. Tenha em mente que a massagem aromaterápica não usa movimentos de percussão (*tapotement*), que incluem palmadas, pancadas e socos, pois eles são muito estimulantes e não se encontram no espírito da aromaterapia.

### *Effleurage* (alisamento)

Esta técnica é executada com a mão espalmada antes e depois de todos os outros movimentos. Envolve a aplicação tanto da pressão superficial quanto da profunda. Ela estimula as extremidades dos nervos sensoriais e aumenta localmente o fluxo venoso e linfático. Ajuda ainda a circulação arterial eliminando a congestão nas veias, além de melhorar a absorção de produtos residuais pela circulação linfática (ver p. 180). A técnica prepara o corpo para uma massagem adicional e também é usada para coordenar os movimentos mais ativos da massagem, mantendo ativo dessa forma o contato com o cliente.

### *Petrissage* (compressão)

A *petrissage* ou massagem de compressão pode ser aplicada de várias maneiras diferentes.

**Amassamento** Envolve uma pressão intermitente, com o uso de uma ou ambas as mãos. A pressão é aplicada com suavidade e firmeza, e em seguida relaxada. Os efeitos são o aumento da circulação, a remoção dos produtos residuais e a eliminação da fadiga. Quando corretamente aplicados, os movimentos de compressão produzem um efeito tonificante no tecido muscular.

**Fricção** Também é um tipo de compressão. A finalidade dos movimentos de fricção é diferente da do amassamento. São movimentos concentrados que exercem uma pressão controlada numa pequena área dos tecidos superficiais, deslocando-os sobre estruturas subjacentes. Os movimentos são aplicados de uma maneira circular com o polegar ou a almofada da mão, frequentemente ao longo de um músculo. Os efeitos são evitar a formação de aderências na pele e liberar as aderências em estruturas mais profundas. Eles também ajudam a absorção do líquido ao redor das articulações, particularmente no tornozelo, desde que o edema não esteja relacionado com nenhum problema sistêmico.

**Vibração** Consiste em movimentos trêmulos e sutis com os dedos sobre ou ao longo de um trajeto nervoso. Podem ser aplicados de uma maneira estática ou contínua. Os efeitos são estimular e desobstruir os trajetos nervosos, produzindo o relaxamento e aliviando a tensão.

### Acupressura

Esta técnica funciona da mesma maneira que a acupuntura, uma terapia chinesa que envolve inserir agulhas finas em determinados pontos da pele. As agulhas estimulam o fluxo de energia conhecido como *qi* (ou *chi*), que circula a partir dos órgãos internos em direção à periferia do corpo, voltando através de canais conhecidos como meridianos. A diferença é que, na acupressura, em vez de usar agulhas, aplica-se pressão aos pontos com o indicador ou com polegar. A aromaterapia utiliza alguns dos pontos da acupressura.

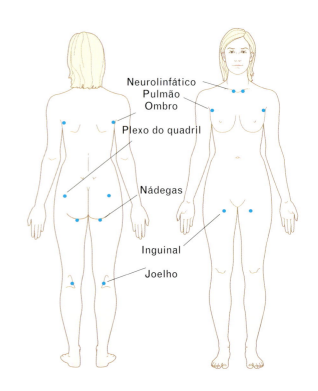

**Pontos de pressão linfática** Esses pontos são usados no estilo de massagem da acupressura detalhado neste capítulo. A estimulação de cada ponto incentiva o fluxo de energia corporal.

# Outros estilos de massagem

Existem muitos estilos de massagem e, embora um terapeuta experiente deva ser capaz de adaptar qualquer tratamento de maneira a atender às necessidades do cliente, algumas técnicas podem ser mais adequadas do que outras.

## Massagem oriental

**Shiatsu** Tendo se originado no Japão como uma terapia para a dor emocional e física, e baseado em antigas técnicas de massagem, este método é frequentemente descrito como "acupuntura sem agulhas". Aplica-se pressão a pontos fundamentais ao longo dos canais de energia do corpo para estimular o fluxo de energia.

**Tui-ná** Esta massagem profunda e vigorosa desfruta o mesmo status que a acupuntura na China. Ela visa evitar e tratar as doenças da mente, das emoções e do espírito, bem como as do corpo. Os praticantes manipulam os músculos, as articulações e os tecidos moles para reequilibrar os níveis do *qi* a fim de restaurar a saúde (ver Acupressura, à esquerda).

**Massagem ayurvédica** É uma parte do antigo sistema de vida indiano que abrange a saúde, as emoções e a espiritualidade. O objetivo do tratamento é aprimorar a consciência e, com isso, a saúde como um todo. A massagem tem em vista reequilibrar o tipo do corpo, que é definido segundo três princípios energéticos ou *doshas*.

**Massagem tailandesa** Nesta estratégia para o corpo inteiro, aplica-se pressão para estimular o fluxo de energia. As linhas de energia são chamadas de linhas *sen*, e este tipo de massagem é benéfico tanto para quem ministra quanto para quem recebe a massagem.

**Reiki** Esta técnica de cura japonesa participativa transfere a energia de cura da pessoa que doa para a que recebe. A palavra "reiki" significa "energia vital universal".

**Massagem indiana da cabeça** Uma das terapias mais antigas que se conhece é usada na Índia há quase quatro mil anos. Massagear a cabeça é um relaxamento maravilhoso para qualquer stress mental ou emocional.

## Massagem ocidental

**Massagem esportiva** Inclui a massagem do tecido profundo e pode ser realizada antes do exercício como parte de uma sequência de aquecimento e depois do exercício para ajudar a drenar os produtos residuais e relaxar músculos cansados.

**Drenagem linfática manual (DLM)** Desenvolvida há mais de 50 anos pelo dr. Emil Vodder, emprega técnicas especializadas para estimular e reequilibrar o sistema linfático, o que carrega os resíduos para fora do corpo e combate a doença. A DLM utiliza

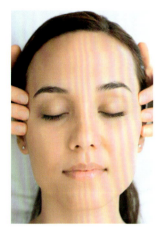 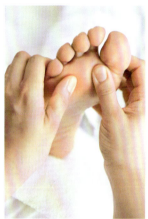

**A massagem indiana da cabeça e a reflexologia** são dois estilos de massagem que podem ser incluídos numa sequência de massagem. A primeira é boa para liberar o stress e a reflexologia para estimular o fluxo de energia.

uma suave ação de bombeamento relaxante para estimular o fluxo do líquido linfático que pode ter se acumulado em decorrência da doença, de uma lesão ou de uma alimentação inadequada.

**Hidromassagem** Nesta massagem, o corpo do cliente fica submerso em uma banheira, geralmente em um spa.

**Massagem hidrotérmica** Nesta forma de massagem, o cliente flutua em duas almofadas de água quente aquecidas a 35°C e permanece deitado de costas durante toda a massagem.

**Reflexologia** Ao exercer pressão nos pontos reflexos, nas mãos e nos pés, o reflexologista estabelece um vínculo com os órgãos associados a esses diferentes pontos. Trabalhar em um ponto particular estimula o fluxo de energia e estimula a cura.

**Massagem da terapia do stress ("no local de trabalho")** Nesta massagem, o cliente permanece vestido, frequentemente em um ambiente de escritório, sentado na mesa de trabalho com a cabeça apoiada numa almofada.

**Massagem com pedra quente** Originário do Arizona, nos Estados Unidos, este tipo de massagem utiliza pedras especiais de basalto aquecidas na água, possibilitando que o terapeuta trate de áreas problemáticas por meio da pressão profunda.

# Os preparativos para a massagem aromaterápica

Existe um estreito relacionamento entre a massagem corporal sueca e a massagem aromaterápica. Todos os aromaterapeutas incorporam alguns movimentos da massagem sueca às suas sequências de massagem, especialmente o *effleurage* e um pouco de amassamento palmar.
A aromaterapia é uma massagem holística que atua principalmente no sistema nervoso como um todo e inclui, como parte do mesmo tratamento, a cabeça e o corpo.

### O papel da massagem na aromaterapia

A finalidade da massagem aromaterápica é facilitar a absorção dos óleos essenciais. Segue-se que o *effleurage* é uma parte essencial da massagem aromaterápica porque aquece a pele ao aumentar o suprimento de sangue. Também é relaxante e torna o cliente mais receptivo ao tratamento. É um processo suave, no qual não há lugar para movimentos ríspidos ou abruptos. A massagem aromaterápica eficaz inclui elementos neuromusculares, a drenagem linfática e a acupressura.

A técnica da massagem neuromuscular é a espinha dorsal da massagem aromaterápica e usa fricção, vibração e movimentos de pontos de pressão para influenciar os trajetos nervosos e os músculos. Os movimentos podem ajudar a liberar os bloqueios de energia estimulando os nervos e aliviando os espasmos musculares.

Um trajeto nervoso autônomo consiste de dois neurônios. Um deles se estende do sistema nervoso central para um gânglio. O outro segue diretamente do gânglio para a glândula ou o músculo efetor. A massagem aromaterápica utiliza técnicas que estimulam os gânglios (pontos reflexos) e frequentemente exerce um profundo efeito no corpo. Para entender todos os benefícios da massagem aromaterápica, é necessário um conhecimento do sistema nervoso autônomo, o qual regula a atividade dos músculos e das glândulas (ver Sistema nervoso, p. 184).

Tive o privilégio de treinar com a falecida Micheline Arcier (ver quadro, p. 117), que me ajudou a compreender que a massagem aromaterápica, ao extrair os seus poderes curativos do mundo vegetal, restabelece a harmonia e revitaliza a parte do corpo que não está funcionando adequadamente. O tratamento ajuda a equilibrar a mente, o corpo e as emoções para fazer com que as pessoas tenham uma boa aparência e se sintam bem.

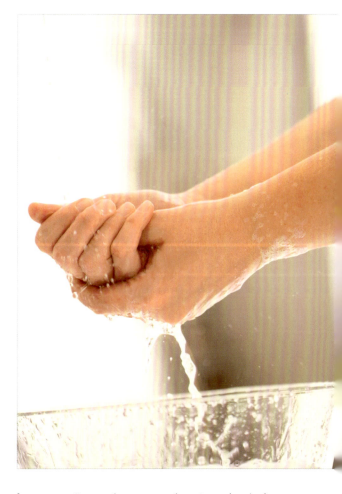

**Lavar as mãos na água corrente** antes e depois da massagem aromaterápica não apenas é higiênico como também ajuda a eliminar a energia negativa.

## Os objetivos da massagem aromaterápica

Os principais objetivos da massagem aromaterápica são os seguintes:

- garantir a completa penetração do óleo por meio de um bom *effleurage* geral
- estimular e/ou relaxar o cliente de acordo com a necessidade
- estimular o fluxo linfático e a circulação sanguínea, o que por sua vez irá acelerar a eliminação de resíduos tóxicos do corpo
- atuar sobre o suprimento nervoso
- aplicar a técnica correta dos pontos de pressão (onde for utilizada) de acordo com a situação do cliente.

Realizar um ou mais de um desses objetivos – por meio da aplicação da técnica correta de mensagem e da utilização da combinação mais apropriada de óleos essenciais – ajudará a manter o cliente de um modo geral saudável ou ajudará a aliviar os sintomas causados pelo stress generalizado da vida do dia a dia.

## A imagem profissional

É essencial que o terapeuta tenha uma aparência profissional.

- Mantenha sempre um alto padrão de higiene pessoal e, para garantir que isso irá ocorrer, tenha sempre à mão no trabalho sabonete, uma toalha, desodorante, escova de dentes e roupas limpas.
- O seu cabelo deve estar limpo e bem arrumado. Se ele for comprido, prenda-o para trás para que não caia sobre o rosto do cliente.
- A sua roupa deve ter uma aparência profissional e não tolher os seus movimentos, além de estar limpa e bem-passada.
- Use sapatos de salto baixo que proporcionem conforto e firmeza; nunca trabalhe descalça.
- As suas mãos devem estar quentes e macias (mãos rígidas, ossudas, finas e muito pequenas não são a melhor ferramenta para massagear o corpo).
- Mantenha as unhas curtas para que não perturbem o fluxo da massagem e nem causem mal-estar ao cliente. Por questões de higiene, e também para o caso de o cliente ser alérgico, não aplique esmalte nelas.
- Retire as joias, como anéis, pulseiras e relógios, das mãos e dos pulsos, bem como brincos compridos e correntes.
- Mantenha uma postura adequada durante toda a massagem, lembrando-se da posição postural para os movimentos e a área do corpo que estiver sendo tratada. Esta medida garante que a massagem seja benéfica para o cliente e ajuda a evitar que o terapeuta fique fatigado.
- Verifique se o cliente está se sentindo confortável, se não está muito quente ou muito frio; leia a linguagem corporal.

## A TÉCNICA DE MASSAGEM DE MICHELINE ARCIER

Micheline Arcier, nascida no sul da França, dedicou a vida à aromaterapia. Depois de aprender o ofício com Marguerite Maury e o dr. Jean Valnet, os pioneiros das técnicas da aromaterapia moderna, ela praticou a aromaterapia em Londres durante mais de trinta anos, e é considerada como tendo sido uma das principais autoridades na área.

A sua técnica de massagem aromaterápica utiliza vários princípios holísticos, mas atua principalmente no sistema nervoso. Ao aplicar pressão aos gânglios nervosos ao longo da coluna vertebral, a massagem atua sobre o sistema nervoso autônomo, exercendo um efeito regulador instantâneo. É interessante observar a semelhança entre a posição desses gânglios e a posição dos pontos da acupuntura chinesa. Cada *back shu*, ou "ponto associado" indica uma desarmonia no meridiano correspondente e o órgão ou função que lhe é associado.

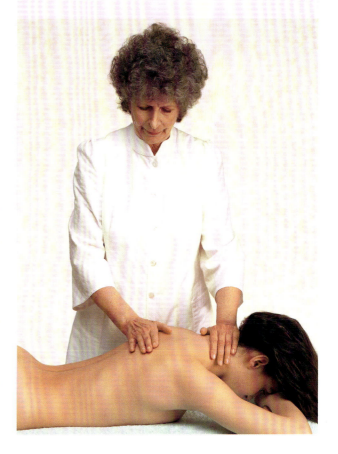

## Crie o ambiente adequado

A massagem aromaterápica não alcançará êxito do ponto de vista terapêutico se a atmosfera não estiver correta. Proporcionar um ambiente tranquilo e acolhedor é uma parte fundamental da experiência. Olhe para o ambiente através dos olhos do cliente e é bem provável que você instintivamente faça a coisa certa, mas encontrará também uma orientação prática no Capítulo 8 (ver Como montar a sua própria clínica na p. 244). Uma atmosfera tranquila contribui para o sucesso do tratamento. (É comum os clientes pegarem no sono durante as sessões.)

A sua disposição de ânimo também é muito importante. A massagem é um tratamento muito comunicativo e alguma forma de energia é transmitida através dos seus dedos para o corpo no qual você está trabalhando. Para que a sessão de massagem seja bem-sucedida, você precisa estar calmo, relaxado e concentrado, e transmitir tranquilidade. Se você estiver cansado, zangado ou tenso, ou preocupado com assuntos pessoais, a massagem não será benéfica para o cliente.

## Concentre-se no cliente

Os clientes devem se sentir especiais. Precisam gostar da combinação de óleos que for finalmente escolhida porque eles não serão beneficiados se acharem o odor desagradável ou forte demais.

Pessoas diferentes têm necessidades distintas, e a massagem precisa ser adaptada para se adequar às necessidades de cada cliente. Você pode decidir mudar a sequência dos movimentos de acordo com as suas preferências e as do cliente. Isso poderia envolver mais *effleurage* em determinadas áreas, ou mais trabalho nos ombros e no pescoço. Os movimentos da massagem aromaterápica de Arcier geralmente são repetidos de três a cinco vezes. A maioria dos clientes se sente maravilhosamente bem depois da sessão, e qualquer pequeno desconforto que possa ocorrer geralmente logo desaparece.

## A conversa com os clientes

Ao conversar com os clientes a respeito da aromaterapia, explique os benefícios de reservar um pequeno espaço durante o dia para relaxar com óleos essenciais reconfortantes, longe do stress e da tensão da programação agitada. Introduza-os gradualmente aos óleos essenciais e descreva o leque de óleos essenciais aromaterápicos exclusivos que estão disponíveis e que podem ajudar. Você deve conhecer bem o assunto e estar confiante na sua capacidade de explicar as propriedades dos óleos essenciais de uma maneira simples. Por exemplo, quando conversar sobre o óleo essencial de gerânio (não há necessidade de usar os nomes em latim), você pode explicar que ele atua principalmente no equilíbrio da pele e da mente, que é excelente nas ocasiões de stress, especialmente de stress hormonal, e que também é levemente diurético e portanto particularmente benéfico para reduzir a retenção de líquido associada à síndrome pré-menstrual (TPM). Não deixe de acrescentar que é melhor não usá-lo no primeiro trimestre da gravidez.

**A sala de massagem** deve ser bem ventilada e tranquila, e conter uma confortável cama de massagem. Tudo que você imagine que poderá precisar deve estar à mão para que você não precise interromper a sequência de movimentos.

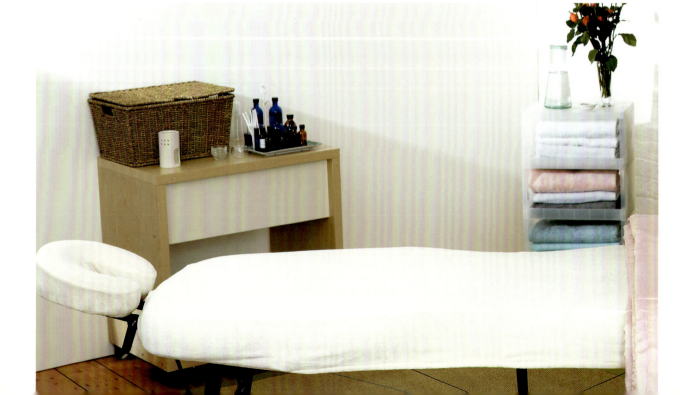

OS PREPARATIVOS PARA A MASSAGEM AROMATERÁPICA

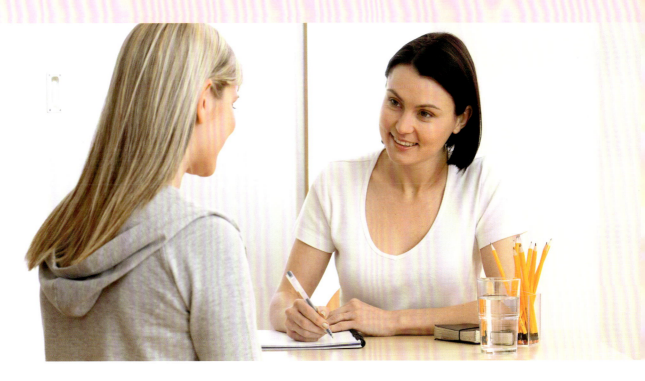

# A elaboração do histórico do caso

Para que uma consulta seja eficaz, você precisa se familiarizar com o estado de saúde de cada cliente e as necessidades dele, tomando conhecimento inclusive de qualquer problema de saúde que ele possa ter que venha a impossibilitar o tratamento.

## A ficha do cliente

A primeira consulta é dedicada à obtenção das informações pessoais, do estado de saúde e do estilo de vida do cliente. Ela é muito importante porque lhe dá a oportunidade de estabelecer um vínculo profissional com o cliente, possibilitando que você avalie as necessidades individuais dele. A consulta acontece na sala de massagem e dura geralmente de 20 a 30 minutos.

Os detalhes que devem ser obtidos durante a consulta incluem o seguinte:

- o problema do cliente e detalhes a respeito da terapia ou tratamento médico convencional a que ele esteja se submetendo
- o histórico médico do cliente, o que inclui as doenças passadas e atuais, cirurgias e/ou acidentes, bem como qualquer medicamento que ele esteja tomando, receitado ou não por um médico
- as circunstâncias familiares relevantes, inclusive a alimentação, a ingestão de líquidos, o fumo, o consumo de álcool, o exercício, o padrão de sono, os interesses, a regularidade do intestino, a menstruação, os níveis e as causas do stress.

A maioria dos terapeutas acha melhor conceber um questionário no qual todas as informações do cliente possam ser anotadas. Um exemplo é apresentado na próxima página, embora muitos terapeutas prefiram criar as suas próprias versões personalizadas. Talvez seja apropriado, ou necessário (dependendo das exigências legais), pedir ao cliente que assine uma declaração simples consentindo no tratamento e/ou a permissão do médico dele.

Você também precisará manter um registro do tratamento ministrado: ver Avaliação e Cuidados Subsequentes, p. 148.

Depois de preenchida, a ficha deve ser rotulada de "confidencial" e mantida num local seguro onde não possa ser lida por outras pessoas. **Lembre-se** de atualizar o formulário do questionário médico caso venha a receber informações médicas adicionais, se houver uma mudança na medicação ou se diferentes sintomas ou doenças se manifestarem. Lembre-se de que o cliente tem o direito de examinar a ficha dele a qualquer hora. Você deve guardar todos os registros dos tratamentos pessoais durante sete anos depois que o último terminar.

Se você tiver dúvidas com relação ao estado clínico do cliente, diga-lhe com tato e sem alarmá-lo que procure o clínico com quem costuma se consultar.

# Ficha do cliente

## Informações pessoais

Como ouviu falar de mim?

Nome | Idade | Data de nascimento

Sexo M/F | Estado civil | Profissão

Endereço

Tel. residencial | Tel. comercial | E-mail

Filhos (não/idade)

Indicado por (nome do médico)

Endereço do médico | Tel.

Contato de emergência (nome, relacionamento, nº tel)

## Histórico médico detalhado

Medicação/Pílula/TRH | Vitaminas/minerais/suplementos tomados por conta própria?

☐ Anemia ☐ Rubéola ☐ Catapora ☐ Difteria ☐ Sarampo ☐ Caxumba ☐ Pneumonia ☐ Coqueluche

☐ Febre reumática ☐ Abscessos ☐ Mononucleose infecciosa ☐ Escarlatina ☐ Herpes-zóster ☐ Poliomielite ☐ Outros

Cirurgias (apêndice, tonsilas palatinas etc.) inclusive as datas

Acidentes/lesões/quedas inclusive as datas

☐ Inserções (DIU/marca-passo) | ☐ Problemas na coluna

Estado de saúde em geral

## Clientes do sexo feminino

Você está grávida? (afeta a escolha do óleo essencial) | Tem problemas menstruais?

Detalhes de qualquer medicação:

Detalhes de qualquer medicação complementar, como medicamentos homeopáticos ou suplementos nutricionais

**Avaliação da pele** (afeta a escolha do óleo carreador): ☐ seca ☐ oleosa ☐ mista ☐ sensível ☐ desidratada ☐ madura

Outros detalhes, por exemplo alergias, lentes de contato, que possam afetar a escolha do óleo (durante a massagem facial)

## Estilo de vida

Consumo diário de copos de água:

Consumo diário de xícaras de chá/café:

Você fuma?

Bebe bebidas alcoólicas? Caso beba, quantas unidades por semana?

Tem uma alimentação balanceada?

As suas refeições são regulares, você come antes de ir para a cama ou come entre as refeições?

Tipo de exercício que costuma praticar

Quantas sessões por semana? Qual a duração de cada uma?

Horário de trabalho: ☐ normal ☐ flexível ☐ turnos ☐ não especif.

Níveis de energia: ☐ bom ☐ médio ☐ baixo

Padrões de sono: ☐ bom ☐ ruim ☐ inquieto

Você reserva algum tempo para atividades recreativas e de relaxamento? Em caso afirmativo, o que você faz?

Você está passando no momento por um stress particular em casa/no trabalho/nos relacionamentos? Caso afirmativo, como está lidando com a situação?

Postura: ☐ ereta ☐ ombros caídos

Personalidade: ☐ confiante ☐ nervosa ☐ mista

Mentalidade: ☐ otimista ☐ pessimista

Que tipo de aromas prefere: ☐ florais ☐ frutosos ☐ lenhosos ☐ herbáceos

Você já experimentou antes terapias aromaterápicas/complementares?

Assinatura | Data

*As informações que forneci a respeito da minha saúde nesta ficha são verdadeiras até onde eu sei e acredito, e pelo presente consinto em receber um tratamento de terapia natural.*

# Precauções e contraindicações

Os detalhes que documentar durante a primeira consulta irão destacar quaisquer precauções que precise tomar durante as sessões de massagem aromaterápica. Se tiver dúvida, consulte sempre a equipe médica com quem o cliente se trata.

## Problemas de saúde existentes

Não aceite nenhum cliente que esteja sendo submetido a um tratamento, ou precise de um, para um problema de saúde existente, como asma, câncer, diabetes, problemas cardíacos ou esclerose múltipla, sem consultar os médicos que estiverem tratando dele. Você encontrará a seguir alguns exemplos de problemas comuns aos quais você deve ficar particularmente atento.

**Problemas circulatórios** Quando você tratar de clientes que sofram do coração, tenham um histórico de trombose ou embolia, ou sejam hipertensos ou hipotensos, escolha os seus óleos com cuidado – a lista de óleos essenciais (Capítulo 3) contém precauções e advertências de segurança para os óleos – e exerça somente uma pressão leve, evitando áreas que possam estar afetadas.

**Diabetes** Escolha os óleos com cuidado, pois os diabéticos podem ter a pele delicada.

**Epilepsia** Alguns óleos (o de alecrim é o mais comum) podem, em certos casos, provocar um ataque epiléptico. Examine a lista de óleos. Este é um bom exemplo de por que é importante conhecer toda a história clínica do cliente.

**Febre** Evite tratar qualquer pessoa que esteja com febre.

**Imunização** Não trate de nenhum cliente no período de 36 horas depois de qualquer inoculação ou vacinação.

**Disfunções do sistema nervoso** Ver no Capítulo 6 (p. 184) os problemas aos quais você deve ficar atento.

**Tireoide demasiadamente ativa (hipertireodismo)** Tome cuidado para não estimular excessivamente o cliente. Use apenas uma massagem muito leve.

**Pós-operatório** É geralmente seguro marcar uma sessão de massagem por semana depois de uma operação simples, mas é aconselhável evitar tratar o cliente de 6 a 12 semanas depois de uma cirurgia de grande porte. Em ambos os casos, evite massagear a área afetada e não massageie as áreas reflexas correspondentes ao órgão afetado ou parte do corpo. Na dúvida, consulte sempre os médicos que estão tratando do cliente.

**Gravidez** Somente um aromaterapeuta experiente deve tratar de uma cliente grávida (Capítulo 7).

**Distúrbios da pele** Nos casos de uma infecção contagiosa ou contusão, evite a área afetada. Quando houver sangramento recente ou inchaço evite o local ou aplique apenas uma leve pressão usando óleos cuidadosamente escolhidos.

**Queimadura de sol** Quando a queimadura for grave, evite completamente a área.

## Tratamentos atuais

É importante saber a que tratamentos o cliente está se submetendo no momento, porque alguns óleos essenciais podem neutralizar ou ampliar os seus efeitos.

**Quimioterapia** Consulte os médicos que estão tratando do cliente antes de marcar uma sessão de massagem. Ver também A aromaterapia e o câncer no Capítulo 7 (p. 238).

**Terapias complementares** Evite marcar sessões de massagem no mesmo dia em que o cliente tenha sessões de osteopatia ou acupuntura. Alguns óleos neutralizam os efeitos dos preparados homeopáticos, de modo que você deve consultar o homeopata do cliente antes de marcar uma sessão de massagem.

**Medicamentos** Os óleos essenciais em geral não afetam os medicamentos, mas em alguns casos podem interagir com eles, e os efeitos dos remédios podem ser ampliados pela massagem aromaterápica. Se estiver em dúvida, consulte os médicos que estão tratando do cliente.

## Outras considerações

Existem outras considerações que precisam ser levadas em conta antes de você aceitar um cliente.

**A idade** Peça sempre uma autorização por escrito do pai, da mãe ou do tutor antes de aceitar um cliente menor de idade.

**O álcool e o uso de drogas recreativas** A massagem aromaterápica ministrada logo depois do consumo de álcool pode ter efeitos colaterais como a sonolência ou até pesadelos, devido ao efeito intensificador dos óleos essenciais. Se você decidir marcar uma sessão, esta deverá ser mais curta, ou talvez seja aconselhável usar dosagens reduzidas. Analogamente, o cliente não deverá ingerir bebidas alcoólicas pelo menos durante seis horas depois do término da sessão. O efeito intensificador da massagem aromaterápica pode ser particularmente perigoso no caso de drogas recreativas.

**Alimentação pesada** Use pouca pressão e evite a região do estômago se o cliente ingeriu alimentos pesados.

**Jet lag** Com frequência, embora um cliente esteja apto para receber uma massagem aromaterápica, pode haver motivo pelo qual a massagem localizada possa ser contraindicada. Isso pode acontecer se ele tiver sofrido uma trombose em um dos membros (TVP) e é importante ser levado em conta depois de um longo voo. Vale a pena examinar o histórico do cliente para avaliar o risco envolvido. Se você estiver em dúvida, é melhor sugerir que a sessão seja adiada.

# Uma sessão completa de massagem passo a passo

Em cada estágio, o seu cliente deverá se sentir à vontade e relaxado. Esclareça com calma o que ele poderá esperar e sempre explique a ordem da massagem no início de qualquer tratamento, especialmente se for a primeira sessão do cliente.

### Preparação

Se o cliente for do sexo feminino, peça a ela que tire a roupa e vista um roupão-toalha. O cliente do sexo masculino provavelmente ficará à vontade com uma toalha. (Lembre-se de que os clientes devem ir ao banheiro antes da sessão, pois a aromaterapia é muito estimulante para o sistema. É bem possível que eles precisem ir novamente ao banheiro quando a sessão terminar.)

Enquanto o cliente estiver se arrumando, você pode preparar a mistura de óleos essenciais que formulou sob medida para as necessidades dele, baseado nas informações que recebeu na primeira consulta.

Na sala de massagem, peça ao cliente que dispa o roupão e suba na cama. Se necessário, você deve providenciar uma pequena escada. Em seguida, cubra o cliente com toalhas aquecidas.

Nos lugares de clima frio, os terapeutas frequentemente usam edredons pré-aquecidos ou toalhas aquecidas sobre um radiador, ao passo que nos climas quentes e úmidos, os clientes em geral preferem salas de tratamento frescas e na penumbra. As toalhas ou lençóis de algodão são normalmente preferíveis a cobertores pesados, embora tenha em mente que o ar-condicionado pode tornar o ambiente muito frio, em cujo caso os cobertores podem ser necessários. É melhor não usar protetores de colchão aquecidos quando ministrar uma massagem aromaterápica porque o cliente pode ficar quente demais e os óleos essenciais não penetrarão adequadamente na pele. Pelo mesmo motivo, não é aconselhável que o cliente tome uma sauna ou um banho a vapor antes da aromaterapia porque durante uma ou duas horas depois o corpo continua a desprender calor e transpirar, não conseguindo portanto absorver ao mesmo tempo os óleos nos tecidos.

### Limpeza

Prepare o cliente limpando-lhe o rosto, desinfetando-lhe os pés e certificando-se de que as toalhas estejam adequadamente dobradas. Você talvez precise remover as toalhas durante a massagem, mas deve sempre substituí-las o mais rápido possível.

Lave ou limpe as mãos em uma toalha entre cada sequência de massagem, especialmente depois de massagear os pés e antes de trabalhar o rosto. Algumas sequências são executadas com as mãos secas, de modo que você terá que eliminar qualquer vestígio de óleo.

Ao aplicar um óleo essencial, você deve derramar um pouco na palma da mão em vez de emborcar o recipiente e aplicar o óleo diretamente na pele do cliente. Use o óleo que está na palma da sua mão como se esta fosse uma bacia, espalhando-o com a outra mão em movimentos ascendentes. Ao contrário da massagem sueca, a massagem aromaterápica utiliza pontos de pressão e movimentos de drenagem linfática de modo que o corpo não precisa estar tão oleoso, embora um pouco mais de óleo possa ser adicionado quando você massagear a região do ombro.

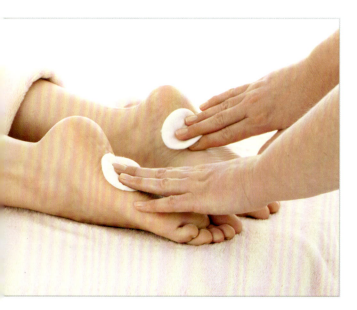

**A desinfecção dos pés** é muito importante por razões de higiene. Usar hidrolato de melaleuca em discos de algodão possibilitará que o terapeuta examine o pé do cliente enquanto faz a limpeza.

## Sequências iniciais

A primeira sequência é feita com as mãos secas e tem o objetivo de relaxar o cliente e estabelecer um relacionamento reconfortante. O cliente deve estar deitado de bruços na cama de massagem. Comece aplicando a pressão holística profunda através das toalhas, ao mesmo tempo que explica a sequência de massagem. Quando estiver pronto para começar a massagem, você terá que descobrir as costas do cliente.

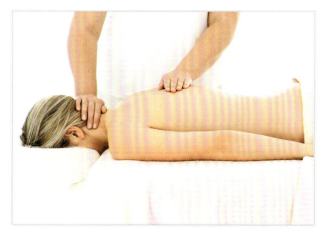

1 Coloque uma das mãos em concha sobre o osso occipital na base do crânio e mantenha-a ali. Coloque a outra mão espalmada sobre a quinta vértebra torácica, conte até 5-10, e retire a mão.

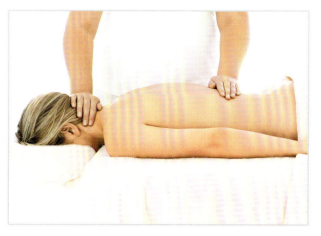

2 Deslize a mão para baixo nas costas do cliente e coloque-a espalmada sobre a 10ª vértebra torácica, conte até 5-10, e retire a mão.

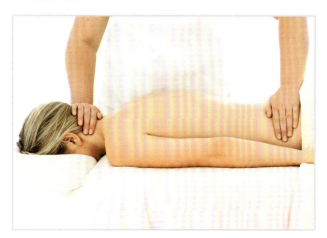

3 Desloque a mão para baixo até a crista ilíaca da pelve, empurrando levemente a mão na direção dos pés, primeiro do lado direito e depois do esquerdo. Retire a mão.

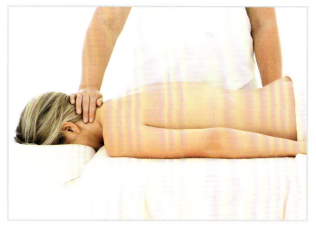

4 Repouse a mão sobre o osso occipital enquanto conta até 5 e depois retire-a lentamente.

## Cabeça e pescoço

Este estágio é executado com as mãos secas e envolve movimentos de alongamento e amassamento na base do crânio e no pescoço, e a massagem é feita através do cabelo. O cliente deve estar deitado de bruços na cama de massagem. O movimento pode ser executado a partir da lateral.

### Cabeça

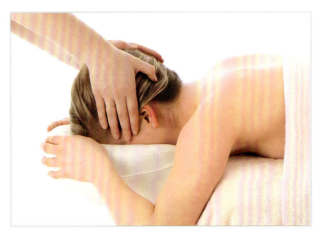

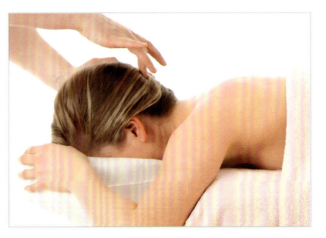

**1** Segurando o lado direito da cabeça do cliente com a mão esquerda, use o polegar direito para aplicar pressão ao longo do lado esquerdo do crânio e debaixo do osso occipital até chegar ao centro.

**2** Com o dedo médio direito, exerça pressão no centro do crânio para cima, em direção ao alto da cabeça.

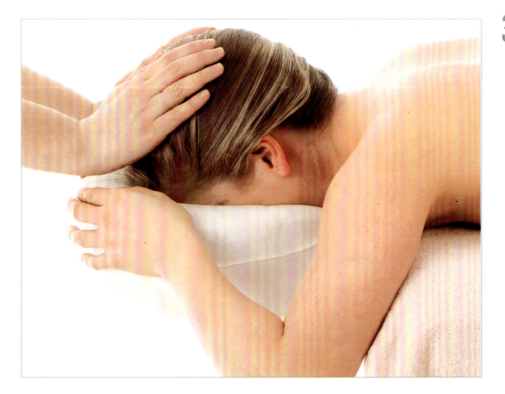

**3** Segure o alto da cabeça. Inverta a posição de maneira a firmar o lado esquerdo da cabeça com a mão direita e repita os movimentos com o polegar esquerdo e o dedo médio direito. Repita três vezes cada sequência – mais vezes se houver tensão – começando com uma pressão relativamente suave mas intensificando-a se isso for tolerável.

# UMA SESSÃO COMPLETA DE MASSAGEM PASSO A PASSO

Pescoço

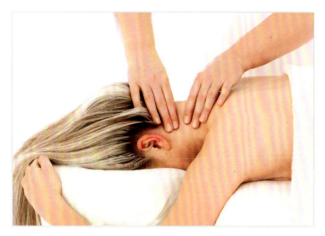

1 Com as mãos secas, massageie a base do crânio e o pescoço.

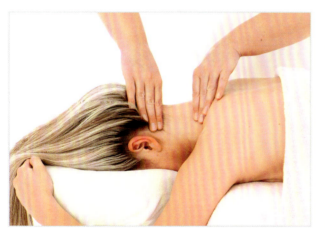

2 Use movimentos de alongamento e amassamento.

Couro cabeludo

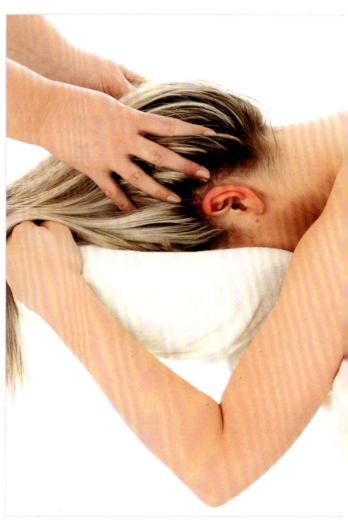

1 Com ambas as mãos, faça uma massagem profunda no couro cabeludo, usando movimentos para dentro, como se estivesse lavando o cabelo do cliente, em direção ao alto da cabeça a fim de expulsar a energia negativa. Repita três vezes.

## Coluna vertebral

O cliente deve permanecer deitado de bruços na cama de massagem durante toda esta sequência. Estes movimentos de massagem drenam a linfa e acalmam o sistema nervoso. Derrame nas suas mãos um pouco da mistura de óleos essenciais.

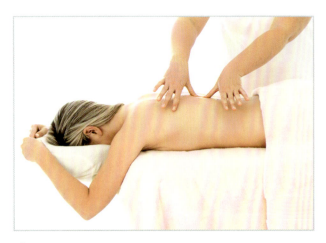

**1** Para estimular os gânglios do nervo espinhal, peça ao cliente para inspirar e expirar profundamente e, em uma das vezes que ele soltar o ar, use a ponta dos polegares para exercer pressão ao longo do lado direito da coluna, começando no cóccix e trabalhando para cima, em direção ao pescoço. Repita então o movimento ao longo do lado esquerdo da coluna. Repita três vezes o movimento.

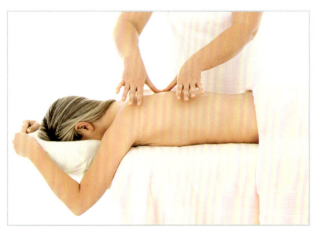

**2** Para descongestionar o tecido, trabalhe ao longo do lado esquerdo da coluna, deslizando os polegares da região lombar para a região dorsal. Repita três vezes os movimentos em cada lado.

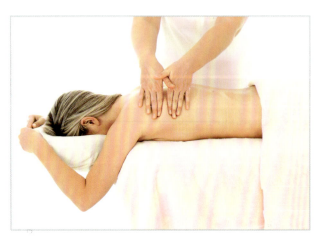

**3** Use movimentos "borboleta", prendendo a pele entre os indicadores. Trabalhe do osso sacro em direção à cabeça. Em seguida trabalhe da coluna para fora em direção à lateral do corpo em três movimentos. Repita a série do outro lado, novamente trabalhando da coluna para fora em direção às laterais e do sacro em direção à cabeça.

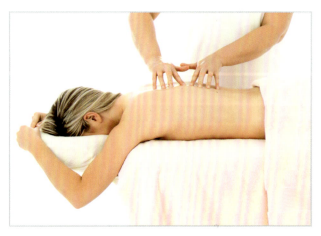

**4** Para liberar a linfa, exerça pressão com os dedos ao longo do músculo eretor da espinha. Deslize os dedos lateralmente para baixo. Leve as mãos para cima para repetir a pressão e o movimento deslizante no meio da coluna e depois na parte superior.

## Quadris e nádegas

Esses movimentos de massagem são usados para aliviar problemas associados ao útero e outros órgãos sexuais, e também aos rins e à bexiga.

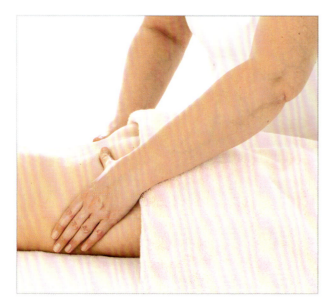

**1** Faça um *effleurage* no quadril e na região das nádegas com movimentos para dentro com ambas as mãos.

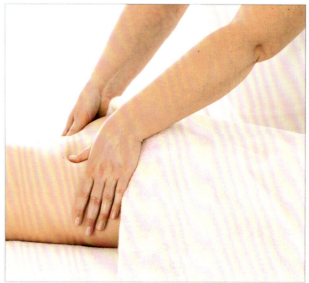

**2** Faça com os polegares movimentos circulares profundos na área das vértebras inferiores (sacro) em forma de V, trabalhando para fora. Repita três vezes e depois, usando os polegares, aplique movimentos circulares profundos da região do cóccix para o osso ilíaco. Repita também três vezes.

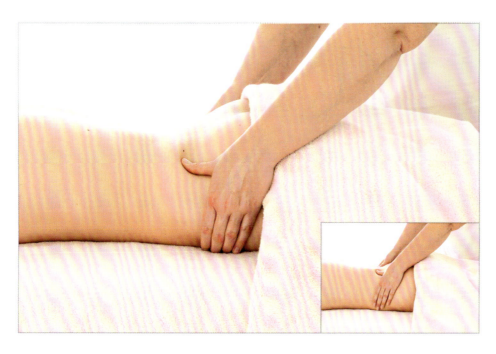

**3** Faça com os polegares movimentos deslizantes profundos ao longo da coluna, da região do cóccix para o osso ilíaco e, em seguida, leve as mãos para fora, ao redor e de volta, formando com elas uma caixa. Repita três vezes.

# 128 A MASSAGEM AROMATERÁPICA

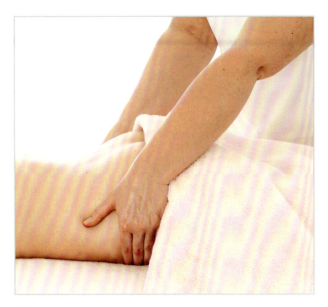

**4** Repita esses movimentos espalhados sobre a região das nádegas a partir de um ponto central no músculo glúteo.

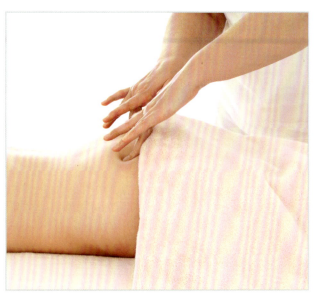

**5** Deslize de volta para o ponto de acupressura no músculo glúteo e exerça pressão com o dedo médio enquanto conta até 4, e em seguida faça o mesmo com a mão espalmada enquanto conta até 2.

**6** Faça um *effleurage* profundo para dentro sobre a área dos rins, acrescentando mais óleo caso necessário. Repita três vezes.

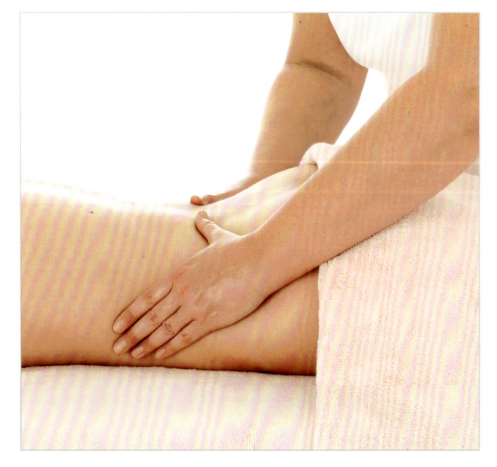

## As costas e os braços

Deitar de bruços na cama de massagem. Estes movimentos trabalham as linhas dos meridianos para liberar a energia negativa.

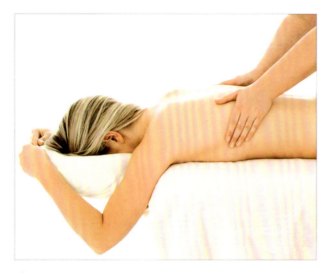

**1** Faça primeiro o *effleurage* nas costas inteiras. Repita três vezes.

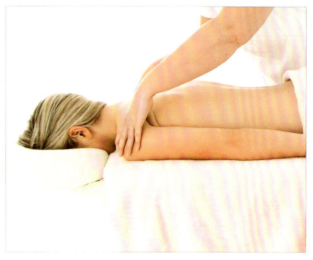

**2** No terceiro *effleurage*, coloque os braços do cliente na cama de massagem ao longo do corpo. Faça o *effleurage* para cima na coluna e volte, exercendo pressão com os polegares nos pontos linfáticos nos ombros enquanto conta até 2.

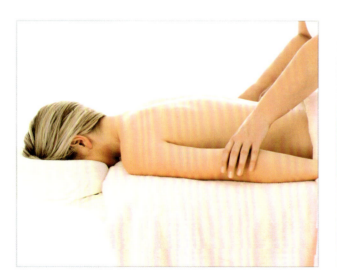

**3** Massageando os braços para baixo, exerça pressão na parte de dentro dos cotovelos (cuboide) e na palma das mãos, contando até 2 em cada vez. Repita três vezes. (Esses pontos de acupressura afetam os nodos linfáticos, o metabolismo e os meridianos do coração.)

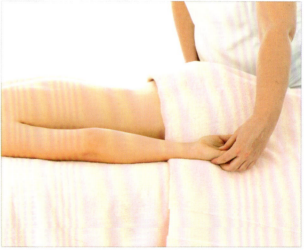

**4** Exerça pressão nos braços enquanto conta até 2. Repita os passos 3 e 4 três vezes.

## Ombros e pescoço

O objetivo desta parte da massagem é aliviar a tensão em uma área que é particularmente predisposta a isso.

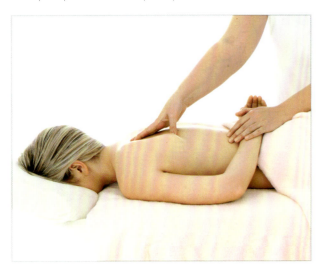

**1** Pegue o braço esquerdo do cliente e flexione-o delicadamente para trás na transversal. Aplique com o polegar movimentos de fricção ao redor da escápula.

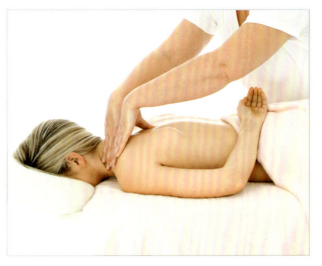

**2** Em seguida, belisque os trapézios (os músculos triangulares do ombro e da região dorsal) entre o indicador e o polegar.

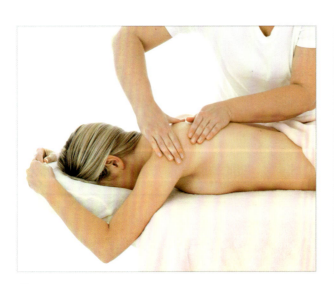

**3** Massageie esta área, aplicando a amassadura e rolando os movimentos.

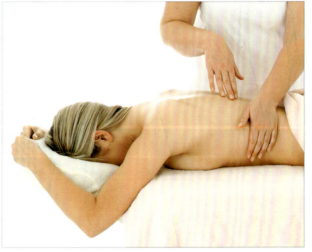

**4** Suba em direção aos ombros, alternando as mãos enquanto roça de leve as costas do cliente, mantendo contato o tempo todo. Repita três vezes. Coloque o braço dele novamente ao longo do corpo, reposicione o braço direito e repita os passos de 1 a 4 no lado direito.

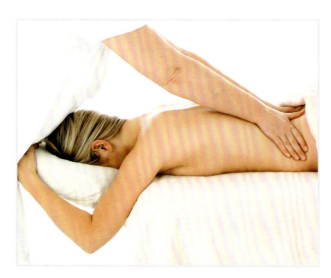

**5** Lenta e profundamente inverta o sentido do *effleurage*, descendo pela coluna e depois subindo em direção ao ponto linfático debaixo dos braços do cliente, e em seguida empurre os ombros dele de volta para a posição anterior. Repita três vezes.

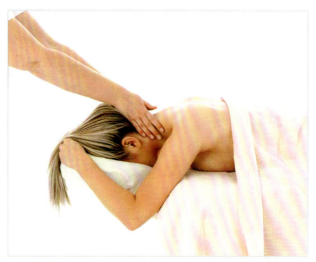

**6** Alongue e massageie o pescoço, e passe delicadamente os dedos através do cabelo do cliente. Isso "expulsa" a energia negativa. Repita três vezes. Se possível, trabalhe a partir da lateral do corpo.

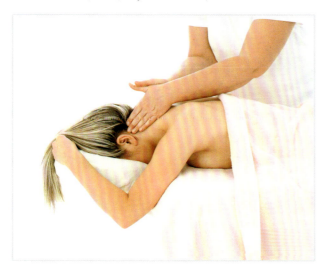

**7** Aplique um profundo *effleurage* palmar ao longo das fibras dos músculos trapézios.

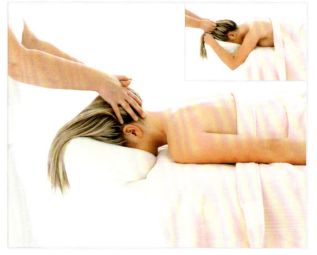

**8** Aplique pressão no crânio do cliente por meio de pequenos movimentos vibratórios e, depois de contar até 3, expulse a energia negativa através do cabelo. Repita três vezes.

## A parte de trás das pernas

Neste estágio, ambas as pernas são massageadas ao mesmo tempo. O óleo deve ser aplicado apenas com um movimento de *effleurage* ascendente.

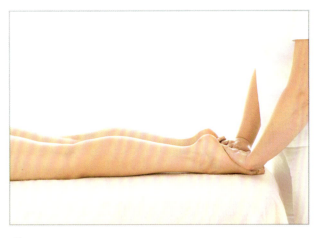

1 Descanse as mãos na sola dos pés do cliente enquanto conta até 5.

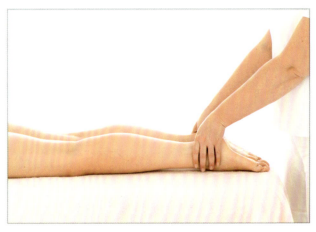

2 Deslize as mãos para cima, em direção aos ossos do tornozelo, e faça uma pausa enquanto conta até 2.

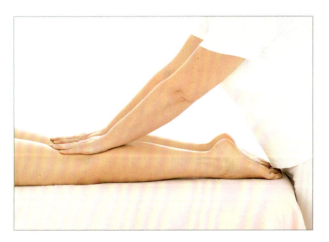

3 Deslize as mãos para cima na direção da parte de trás do joelho e faça uma pausa enquanto conta até 2.

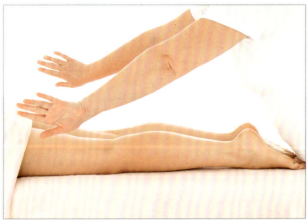

4 Deslize as mãos para cima em direção às coxas e retire-as.

UMA SESSÃO COMPLETA DE MASSAGEM PASSO A PASSO **133**

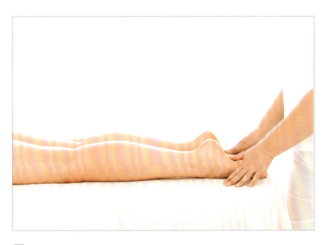

**5** Faça com os polegares movimentos circulares na sola dos pés do cliente, prestando uma atenção particular aos pontos reflexos do plexo solar.

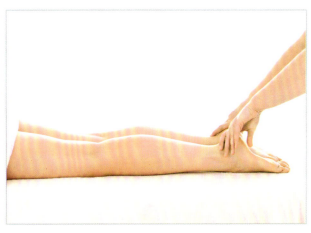

**6** Deslize os polegares para a parte interna dos tornozelos, massageando em volta do calcanhar e seguindo o ponto reflexo ciático.

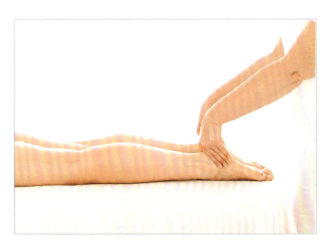

**7** Deslize as mãos em direção aos tornozelos e faça movimentos circulares em volta do ponto reflexo do útero (entre o calcanhar e a parte interna do osso do tornozelo) e na parte de trás das pernas.

## O PONTO REFLEXO DO PLEXO SOLAR

O ponto reflexo do plexo solar na sola do pé esquerdo é, segundo os reflexologistas, um bom indicador do stress no resto do corpo, e massageá-lo acentua a sensação de relaxamento e bem-estar.

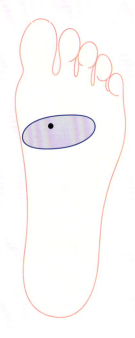

# 134 A MASSAGEM AROMATERÁPICA

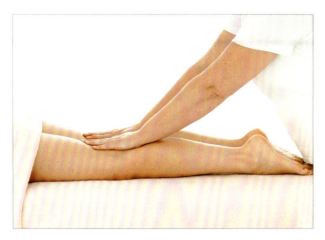

**8** Massageie as panturrilhas do cliente, massageando em direção à parte de trás do joelho. Descanse as mãos no ponto de acupressura na parte de trás dos joelhos (ver o diagrama da p. 114) enquanto conta até 2.

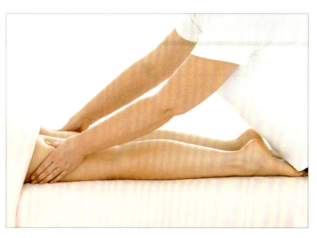

**9** Deslize os polegares em direção aos pontos linfáticos debaixo das nádegas do cliente (veja o diagrama da acupressura), faça uma pausa enquanto conta até 2 e depois retire as mãos. Repita três vezes os passos de 1 a 9.

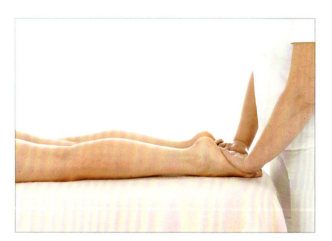

**10** Termine descansando as mãos na sola dos pés do cliente enquanto conta até 5.

## TERAPIA DA POLARIDADE

Esta massagem se baseia na terapia da polaridade, que utiliza o campo magnético do corpo. Trata-se de um sistema de saúde "holístico" desenvolvido pelo dr. Randolph Stone e extraído da filosofia chinesa para descrever as forças do Yin e do Yang.

Usando o toque e outros métodos, a terapia da polaridade está centralizada no campo de energia humana e afirma que o corpo humano, na condição de ser vivo, emite um campo de energia eletromagnético de muitas frequências diferentes. As partes do corpo são consideradas como tendo uma carga positiva ou negativa e, como os átomos (veja pp. 20-21), elas procuram equilibrar e restaurar o fluxo natural de energia para manter a boa saúde. É sustentado que bloqueios no fluxo de energia podem provocar a dor, a doença ou podem se manifestar como falta de vitalidade e problemas emocionais. A terapia da polaridade usa o próprio campo eletromagnético do terapeuta para ajudar a reequilibrar o do cliente.

Na medicina oriental, as cargas negativas e positivas são descritas em função das palavras chinesas Yin e Yang. O conceito implica duas forças opostas. Os terapeutas da polaridade trabalham com essas forças opostas para criar um terceiro fator neutro sutil, o equilíbrio.

## Couro cabeludo

Peça ao cliente para virar de costas, com o rosto para cima. Ele não deve cruzar os braços nem os tornozelos. Retire completamente o óleo das mãos, pois este próximo estágio é feito com as mãos secas.

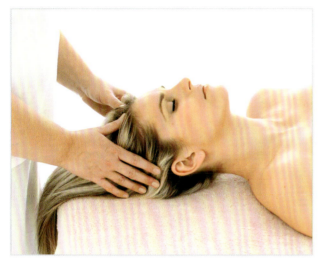

1 Exerça pressão com os polegares no alto da cabeça do cliente, ao longo do centro do couro cabeludo. Repita três vezes.

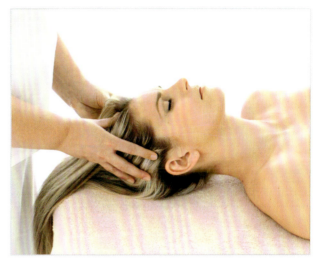

2 Aplique movimentos circulares na cabeça com os polegares e os dedos, como se estivesse passando xampu na cabeça do cliente, para relaxar o couro cabeludo e eliminar qualquer energia negativa.

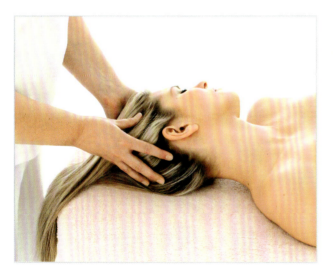

3 Vire lentamente a cabeça do cliente para um lado e depois para o outro, e massageie a parte posterior do crânio para eliminar as energias negativas.

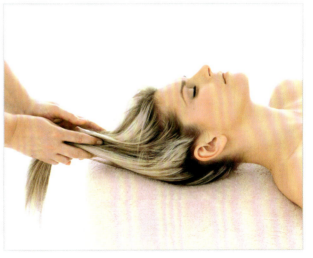

4 Passe as mãos através do cabelo do cliente da raiz para as pontas. Esse movimento de drenagem na cabeça remove qualquer energia negativa.

**Rosto**
Você usará neste estágio os óleos especificamente misturados para o rosto (ver Capítulo 3, p. 36). O diagrama abaixo mostra o trajeto dos dedos durante cada estágio da massagem facial que se segue.

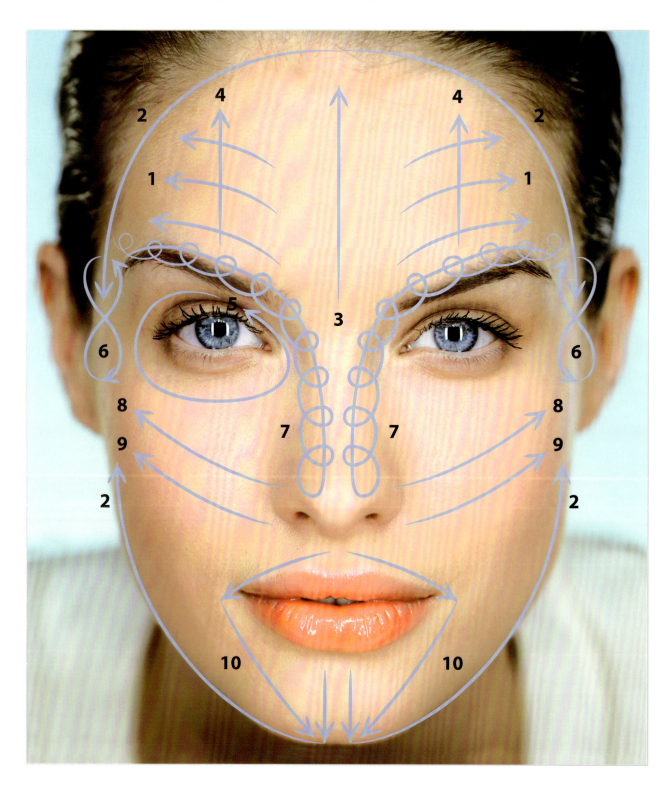

UMA SESSÃO COMPLETA DE MASSAGEM PASSO A PASSO  **137**

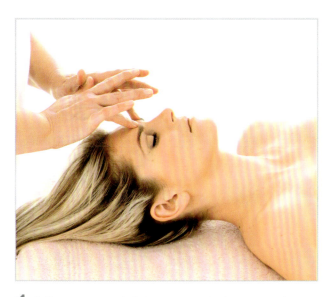

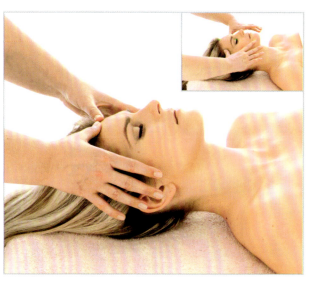

**1** Aplique uma quantidade bem pequena de óleo no rosto do cliente. Exerça pressão acima das sobrancelhas, começando no centro da testa e acompanhando a crista do osso da testa. Reduza a pressão quando massagear a têmpora. Repita o movimento em três fileiras, da testa para cima, até a linha do cabelo. Repita três vezes.

**2** Exerça com os polegares uma pressão profunda ao redor da linha do cabelo, estendendo em seguida os dedos médios até o contorno do maxilar. Vá então massageando para cima, em direção às orelhas, até voltar ao centro da linha do cabelo. Repita três vezes.

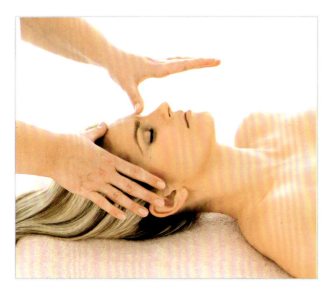

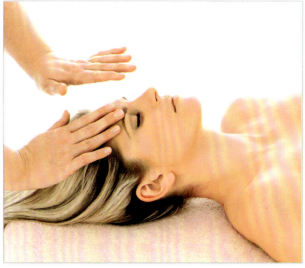

**3** Mantenha os polegares paralelos e exerça pressão ao longo do músculo superciliar (o que fica no centro da testa e a faz franzir). Em seguida, deslize alternadamente os polegares do ponto entre as sobrancelhas diretamente para cima, para a linha do cabelo, enquanto reduz levemente a pressão. Repita três vezes.

**4** Aplique movimentos reconfortantes de *effleurage*, subindo pela testa em direção ao cabelo.

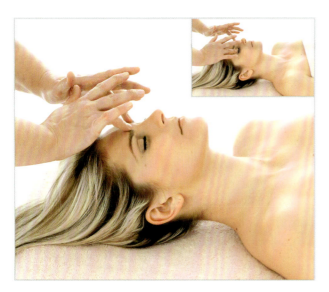 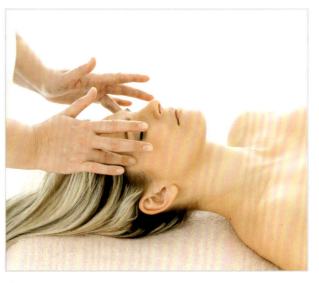

**5** Faça uma massagem com os dedos anulares em volta das órbitas oculares do cliente, levantando as sobrancelhas dele e exercendo uma leve pressão na parte de dentro do osso perto do olho. Mantenha o movimento para formar um círculo sobre a sobrancelha e debaixo do olho. Em seguida, faça os movimentos de maneira a formar outro círculo ao longo da pálpebra e debaixo do olho. Repita três vezes.

**6** Forme com o indicador o número 8 nas têmporas do cliente. Repita três vezes o movimento (seis vezes caso ele esteja com dor de cabeça).

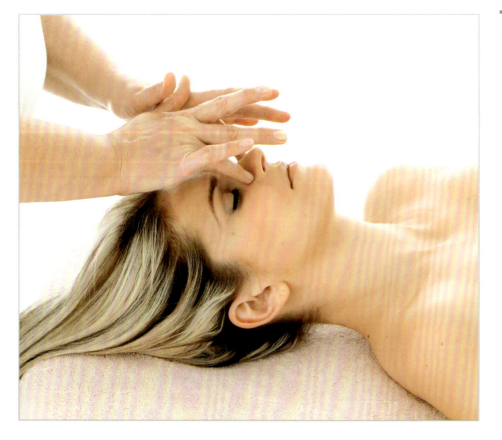

**7** Para descongestionar o nariz do cliente, deslize os dedos ao longo de cada sobrancelha e desça muito levemente em direção ao nariz, indo em seguida para o ponto entre o nariz e o osso zigomático (maçã do rosto). Suba novamente pelo rosto com leves movimentos circulares nas laterais do nariz, continuando sobre a testa e através da linha do cabelo. Repita três vezes.

UMA SESSÃO COMPLETA DE MASSAGEM PASSO A PASSO  **139**

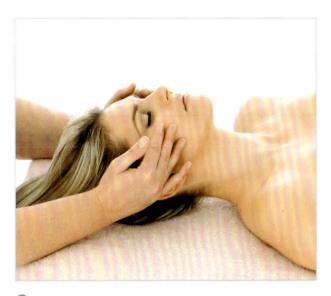

8 Para descongestionar os seios nasais do cliente, coloque as almofadas dos dedos médios em cada lado do nariz e massageie levemente do nariz para fora sobre os ossos das maçãs do rosto. Repita três vezes.

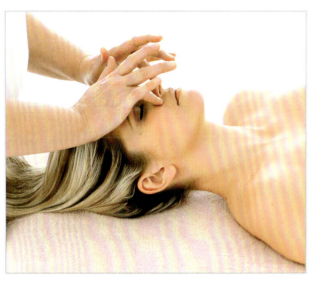

9 Exerça pressão com os dedos nos pontos de acupressura perto dos cantos do nariz do cliente. Em seguida, usando três dedos de cada mão, faça movimentos amplos ao longo dos ossos das maçãs do rosto (ossos zigomáticos). Repita três vezes.

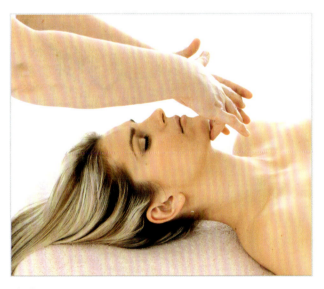

10 Deslize os dedos anulares dos lados do nariz para os cantos da boca, e depois dos cantos da boca para a parte inferior do queixo e, finalmente, da parte de baixo dos lábios para a parte inferior do queixo.

### PARA PROMOVER O FLUXO DA LINFA E ENCERRAR

Para liberar a linfa, deslize os polegares para baixo em direção aos nodos submentais (ver p. 136). Repita três vezes esse movimento e, em seguida, coloque as mãos sobre o rosto do cliente e trepide uma vez.

A estimulação do sistema linfático ajuda a limpar os tecidos e dá ao corpo a oportunidade de se revitalizar. Sessões regulares de tratamento para liberar a linfa bloqueada pode evitar novos bloqueios.

## Pescoço e peito

Se necessário, aplique mais óleo na garganta e nos ombros.

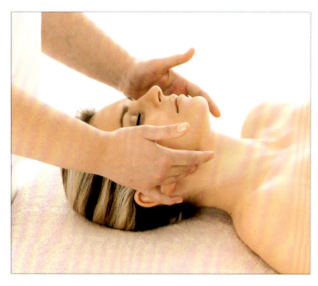

**1** Estimule os contornos da face do cliente colocando dois dedos debaixo de cada lado do maxilar e fazendo uma massagem a partir do queixo em direção ao maxilar. Repita três vezes.

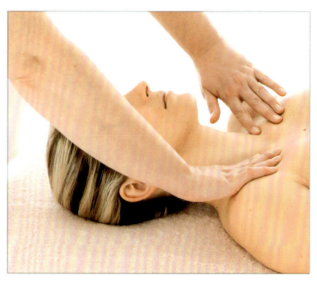

**2** Com os indicadores, faça uma massagem começando no maxilar e em seguida descendo em direção às laterais do pescoço. Esse movimento ajudará a drenar os nodos linfáticos cervicais (ver p. 114). Repita três vezes.

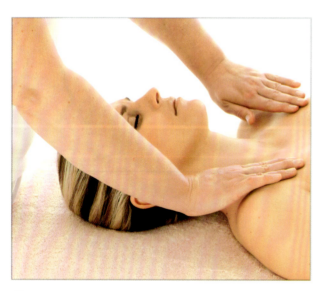

**3** Deslize as mãos para baixo, em direção ao peito do cliente, e estimule a área por meio de quatro movimentos circulares.

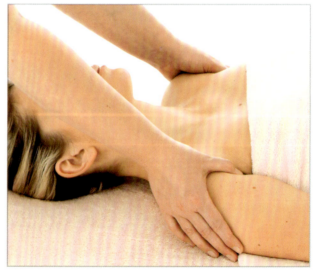

**4** Segurando com as mãos os ombros do cliente, massageie com os polegares os nodos linfáticos axilares.

UMA SESSÃO COMPLETA DE MASSAGEM PASSO A PASSO **141**

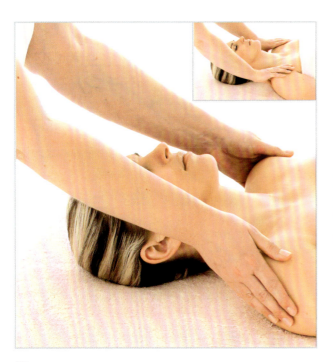

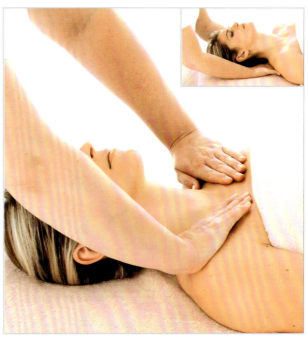

**5** Deslizando os polegares por baixo dos ombros do cliente, faça um *effleurage* no deltoide com as mãos, trazendo os polegares para o trapézio por meio de movimentos circulares. Repita três vezes.

**6** Com os dedos apontando para dentro, exerça uma pressão profunda no peito do cliente. Em seguida balance os braços para fora por cima dos ombros dele e, com a palma da mão, massageie os trapézios com movimentos circulares, puxando com força cada um dos lados das vértebras da base do crânio, trepidando uma vez para encerrar. Repita três vezes.

### A longa jornada

A longa jornada é um movimento lento que drena a linfa. Enquanto conta até 20, você desloca as mãos ao redor dos ombros do cliente da frente para trás, subindo pela nuca, indo para os lados da cabeça e saindo pela ponta dos cabelos. Esse movimento também estimula os pontos de acupuntura do pulmão.

Deslize os dedos ao longo da clavícula e ao redor dos ombros do cliente, massageando continuamente com movimentos profundos. Prossiga descendo para os músculos romboide e eretor da espinha e depois suba em direção ao pescoço, passando os dedos através das pontas do cabelo. Repita cinco vezes.

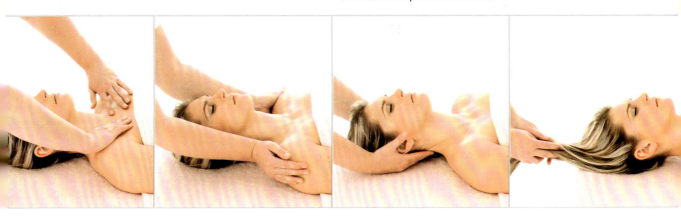

## Mãos

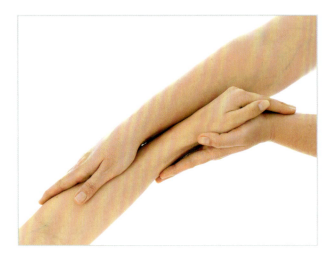

1 Faça um *effleurage* no braço do cliente.

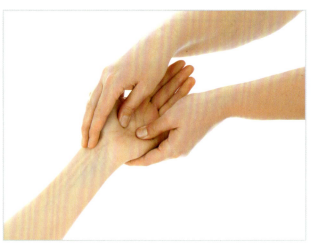

2 Abra a palma da mão do cliente e faça movimentos circulares de massagem.

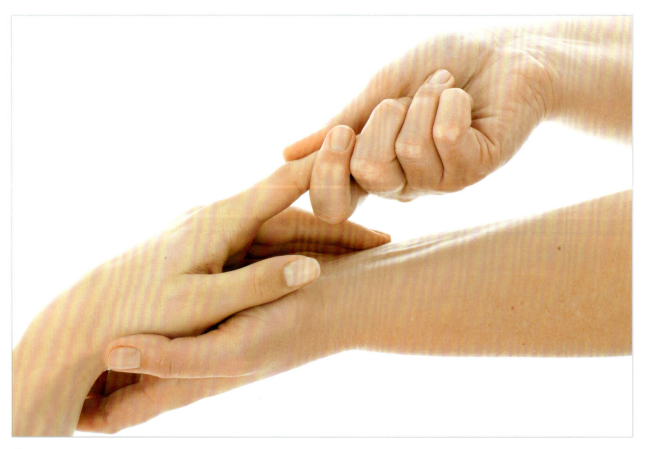

3 Puxe delicadamente cada um dos dedos dele, sacudindo de leve para expulsar a energia negativa.

## Abdômen

Os três primeiros passos visam acalmar e reavivar o diafragma, e os três passos seguintes são benéficos para o alívio da prisão de ventre.

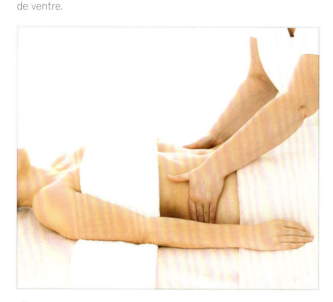

**1** Aplique o óleo cuidadosamente no abdômen do cliente e faça um *effleurage* para dentro. Repita três vezes.

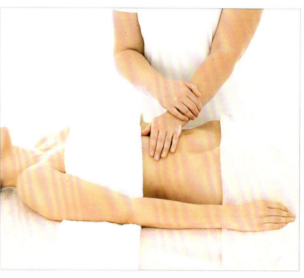

**2** Apoiando a sua mão esquerda no seu braço direito, coloque a mão direita sobre o plexo solar do cliente e gire a mão devagar, com muita delicadeza, no sentido anti-horário para as mulheres e horário para o homens. Repita cinco vezes (mais vezes se o cliente estiver muito tenso).

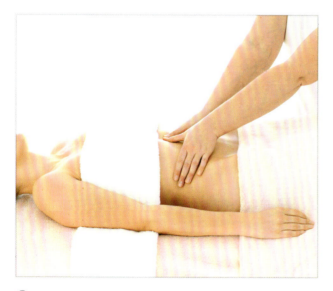

**3** Peça ao cliente para respirar profundamente. Em uma das vezes que ele expirar, deslize os polegares do plexo solar para a cintura e depois para os lados. Em seguida, deslize os dedos médios para dentro, na direção dos pontos de pressão da crista ilíaca. Repita três vezes. Caso haja muita tensão, peça ao cliente para fazer alguns exercícios de respiração abdominal.

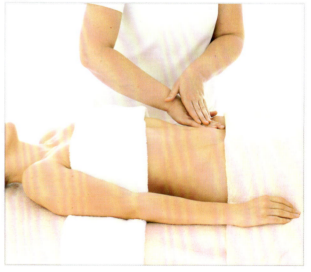

**4** Massageie o cólon do cliente com os dedos da mão estendida unidos, fazendo pequenos movimentos horários de massagem de um lado para o outro do abdômen inferior, mas salte sobre a linha do meridiano central para não bloquear a energia.

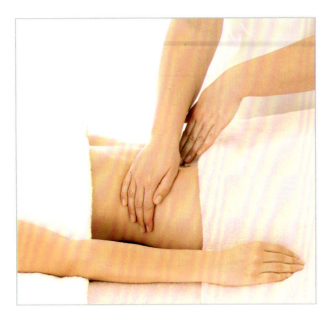

**5** Alternando as mãos, faça um *effleurage* para cima e para baixo a partir da cintura do cliente. Comece na base das costelas e suba acompanhando-as em direção ao plexo solar, volte e depois desça, deslizando a mão inteira em direção à crista ilíaca. Repita três vezes o movimento.

**6** Encerre colocando a palma das mãos sobre o plexo solar do cliente enquanto conta até 5.

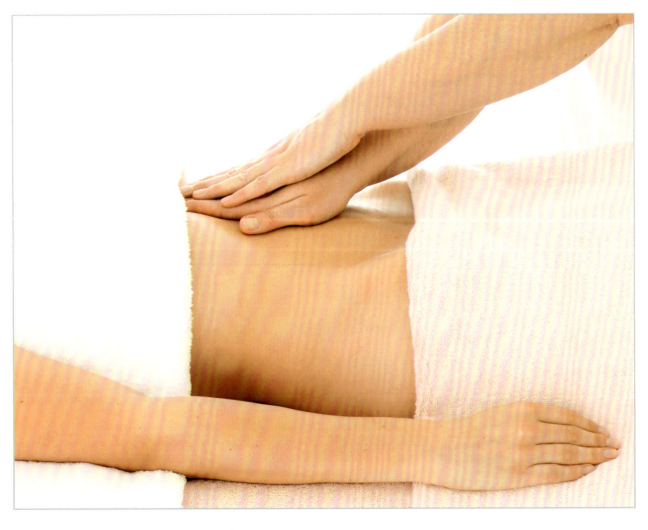

## A parte da frente dos pés e das pernas

Comece agora a massagear os pés do cliente. Aplique o óleo apenas com movimentos de *effleurage* ascendentes.

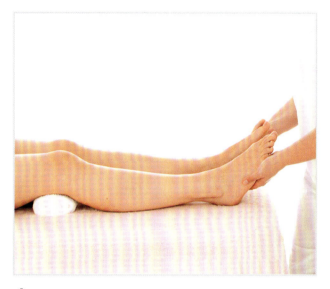

1 Descanse as mãos na sola dos pés do cliente enquanto conta até 5.

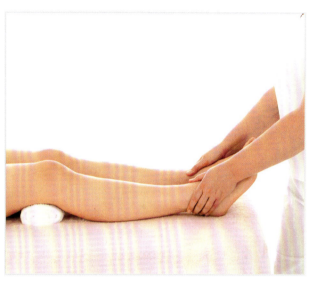

2 Em seguida, deslize-as para os tornozelos, contando até 2.

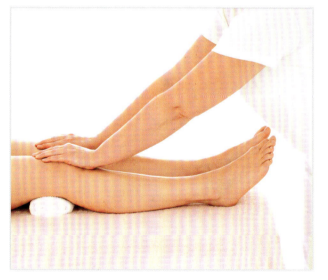

3 Suba para os joelhos e descanse enquanto conta até 2.

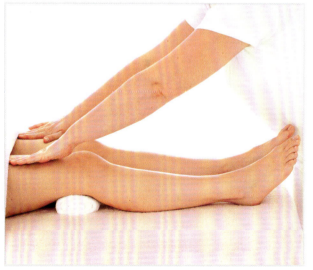

4 Encerre com um *effleurage* nas coxas do cliente.

**146** A MASSAGEM AROMATERÁPICA

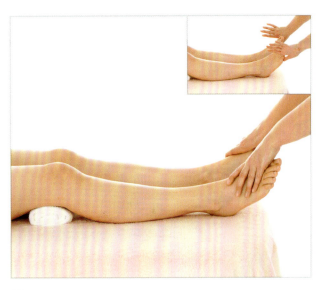

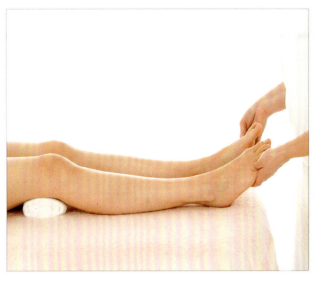

**5** Para estimular o fluxo linfático nos pés e nas pernas do cliente, descanse levemente as mãos na parte de cima dos pés dele e, com os pulsos inclinados para a frente, deslize quatro vezes os polegares pela sola dos pés do cliente, acompanhando todas as vezes a separação entre um dedo e outro, começando pelo dedão e encerrando com o dedo mínimo. Este movimento puxa a negatividade para fora.

**6** Faça movimentos circulares de massagem entre os dedos do cliente, na parte de cima do pé.

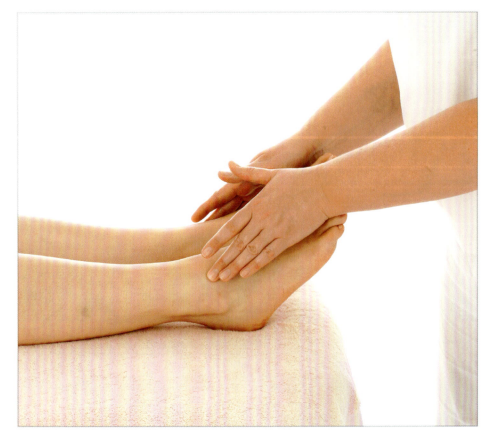

**7** Em seguida, faça movimentos circulares em torno da parte interna dos tornozelos do cliente e faça um leve amassamento palmar subindo pelas pernas em direção aos joelhos.

## UMA SESSÃO COMPLETA DE MASSAGEM PASSO A PASSO    147

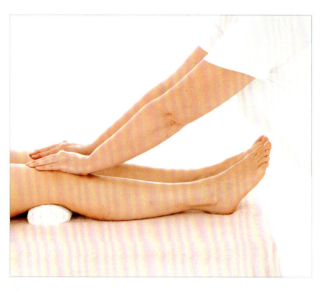

**8** Descanse as mãos nos joelhos do cliente enquanto conta até 2.

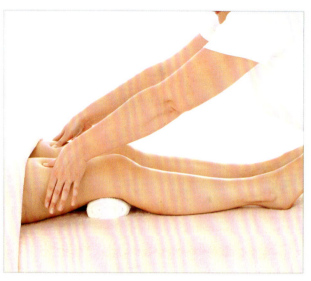

**9** Deslize as mãos para cima em direção ao ponto de pressão nodal inguinal no meio da coxa do cliente e exerça pressão com os polegares. Repita três vezes os passos de 1 a 9.

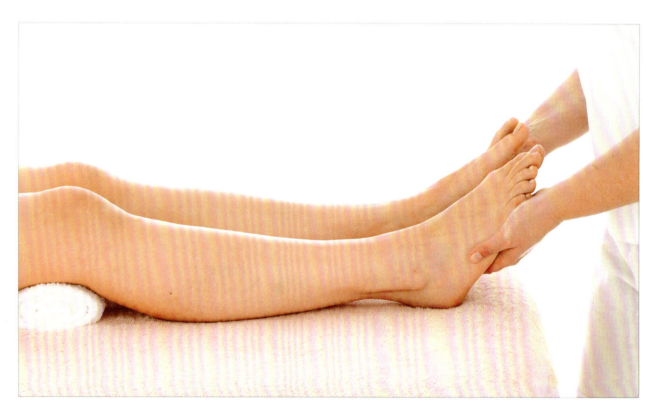

**Fim do tratamento**
Descanse a palma das mãos na sola dos pés do cliente enquanto conta até 20 para reequilibrar o fluxo de energia e para se livrar de alguma energia negativa. Cubra o cliente. Lave as mãos para remover qualquer energia negativa remanescente.

# Avaliação e cuidados subsequentes

As suas observações e a reação do cliente o ajudarão a avaliar a eficácia do tratamento que você está ministrando e orientar os cuidados subsequentes.

### O aprendizado durante a sessão de tratamento

A primeira sessão depois da consulta inicial possibilita que você verifique as informações que o cliente forneceu durante a consulta.

Trabalhar diretamente no corpo propicia muitas informações. A pele do cliente é fina ou áspera? É bem equilibrada ou desidratada, mista ou oleosa? É congestionada? O tônus muscular é bom? A circulação sanguínea e a linfática estão funcionando adequadamente? Alguns dos pontos nervosos estão sensíveis? Existem bloqueios? A coluna vertebral está em boas condições? O cliente está sofrendo tensão? A pele em determinadas áreas fica vermelha quando submetida a pressão? Massagear as costas, em particular, é como ler um mapa, e seguir as diferentes reações em várias zonas reflexas pode conferir ao terapeuta qualificado um bom entendimento do estado de saúde geral do cliente.

Você deve observar cuidadosamente o cliente em cada sessão e ficar atento ao seguinte:

- postura, facilidade de movimento, respiração e peso.
- atitude – se é positiva, negativa, relaxada, estressada, tensa, nervosa, expansiva, retraída, confiante e assim por diante.
- estado da pele, inclusive a textura, o tônus, a cor, a temperatura, quaisquer pontos quentes ou frios, ressecamento, oleosidade ou escamosidade.
- contraindicações ao tratamento; por exemplo, áreas do corpo que você não pode massagear e por que (varizes, talvez, ou uma ferida) e outras que o cliente não quer que você toque.

### Registro dos óleos utilizados

Anote sempre os óleos essenciais que você usou e como os utilizou. Você talvez ache mais conveniente usar uma ficha como a que se segue. (Na p. 52 há um exemplo completo.) Em algumas clínicas, o mesmo cliente pode ser atendido por vários terapeutas, de modo que um registro das sessões de tratamento e dos óleos utilizados é fundamental.

| CLIENTE | AROMATERAPEUTA | | DATA |
|---|---|---|---|
| problema(s) | nota de frente | nota intermediária | nota de fundo |
| | | | |

| FÓRMULA PARA O CORPO | | FÓRMULA PARA O ROSTO | |
|---|---|---|---|
| de frente | | | |
| intermediária | | | |
| de fundo | | | |
| óleo carreador (10 ml) | | óleo carreador (5 ml) | |

# AVALIAÇÃO E CUIDADOS SUBSEQUENTES

Lembre-se
- Use no máximo três óleos essenciais na fórmula para a massagem do corpo e um óleo essencial para o rosto.
- Explique ao cliente por que está usando cada um dos óleos essenciais, informando quais as propriedades deles.
- Anote o percentual da fórmula usada em cada vez.
- Anote o(s) óleo(s) carreador(es) utilizados e explique ao cliente o motivo da sua escolha.

## Cuidados subsequentes

Depois da massagem, estimule delicadamente o cliente, levantando pouco a pouco a cabeça dele da cama de massagem. Ofereça-lhe água mineral ou um chá de frutas. Enquanto você for buscar a bebida, o cliente pode despertar completamente, e você pode levantar a cabeceira da cama de massagem colocando-a na posição sentada. Esse é um bom momento para explicar o que ele deve fazer depois da massagem. Você pode discutir os pontos que se seguem com o cliente ou escrevê-los para que ele os leia.

- Evitar tomar banho durante um período de 6 a 8 horas para que os óleos tenham tempo de ser completamente absorvidos. Essa recomendação também se aplica a nadar, tanto na piscina quanto no mar.
- Evitar tomar banho de sol ou ter uma sessão de bronzeamento artificial porque certos óleos usados na massagem aromaterápica podem causar irritação na pele se o corpo for exposto à luz ultravioleta.
- Evitar fazer exercícios vigorosos porque o suor poderá expulsar os óleos essenciais.

### FEEDBACK

É uma boa ideia pedir ao cliente algum *feedback* a respeito da experiência, especialmente depois da primeira sessão. Você pode fazer diretamente as seguintes perguntas ou pedir a ele que preencha um questionário.
- Você achou algum aspecto da primeira consulta embaraçoso ou confuso?
- Alguma coisa na sala de massagem lhe agradou ou desagradou?
- Você ficou satisfeito com o padrões de higiene?
- Achou a cama de massagem confortável?
- Sentiu muito frio ou muito calor?
- Gostou do cheiro dos óleos?
- Você gostou da música?
- A terapia foi desconfortável em algum momento?
- Você não gostou de alguma parte da terapia?
- Você consultaria um aromaterapeuta no futuro?

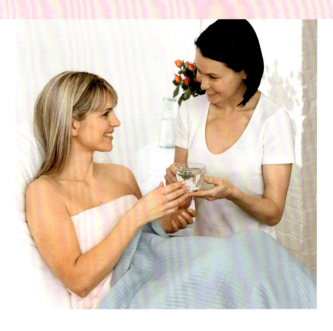

- Procurar passar uma noite tranquila, fazendo uma refeição leve e indo dormir cedo.
- Beba muita água depois da terapia e não beba álcool.
- Não fique preocupado se sentir uma leve indisposição ou ficar com dor de cabeça; o mal-estar pode acontecer devido aos efeitos das toxinas que estão deixando o corpo e não durará muito tempo. A maioria dos clientes se sente muito bem depois de uma sessão de aromaterapia.

## A resposta ao tratamento

Você também precisará fazer anotações adicionais sobre:
- a reação do cliente ao tratamento (ver quadro)
- o que você achou da sessão como um todo, por exemplo: o cliente pegou no sono, falou o tempo todo, ficou emocionalmente perturbado?
- comentários que você deseje fazer a respeito do cliente
- o progresso do cliente
- encaminhamento a especialistas (e mantenha um registro de qualquer acompanhamento)
- mudanças que possam ter ocorrido depois da sessão, como modificações na postura ou na atitude
- tratamentos caseiros que você recomende (ver p. 150) e instruções que você tenha dado
- qualquer mudança que você faça para a sessão seguinte e o motivo.

## Resumo

No final do período de tratamento, você deve fazer um resumo por escrito do seguinte:
- melhoras, não apenas físicas como também emocionais, mentais e no estilo de vida
- qualquer coisa que não tenha mudado ou que tenha piorado
- um *feedback* final da parte do cliente
- como você sentiu que o tratamento correu
- comentários gerais e conclusões.

# Tratamentos caseiros

Uma das maneiras mais agradáveis de desfrutar os óleos essenciais é no banho, mas eles podem ser usados de inúmeras maneiras em casa. Fique atento às precauções mencionadas aqui e também nas pp. 108-109.

## Banho

Os óleos essenciais podem relaxar e sedar ou levantar o ânimo e estimular, mas os banhos aromáticos são principalmente usados pelas suas propriedades de reduzir o stress. Os óleos funcionam sendo absorvidos pela pele e inalados enquanto evaporam.

Para obter os benefícios completos, certifique-se de que o banheiro esteja aquecido. Feche a porta e as torneiras antes de adicionar a fórmula do óleo. Não adicione os óleos não diluídos à água do banho: dilua de 8 a 10 gotas em 5 ml de óleo carreador. Uma alternativa para o óleo carreador é misturar as gotas em 10 ml (ou 2 colheres de chá) de leite integral ou em pó.

### Fórmula revigorante e estimulante: para melhorar a má circulação
2 gotas de óleo de manjericão
2 gotas de óleo de patchuli
2 gotas de óleo de junípero ou alecrim

### Fórmula revitalizante: suaviza a dor, ajuda a regularizar a menstruação e alivia a retenção de líquido
2 gotas de óleo de grapefruit
2 gotas de óleo de eucalipto
2 gotas de óleo de gerânio

### Fórmula relaxante: alivia o stress, a insônia, a ansiedade e o choque
2 gotas de óleo de camomila-romana ou néroli
3 gotas de óleo de lavanda, ou 2 gotas de óleo de rosa ou de jasmim

### Fórmula reconfortante: suaviza a artrite, o reumatismo e a dor de cabeça
3 gotas de óleo de lavanda
2 gotas de óleo de camomila-romana
1 gota de óleo de junípero

## O BANHO DAS CRIANÇAS

1 gota de óleo essencial (diluída em óleo carreador ou leite integral/em pó, como acima) na banheira do bebê é suficiente, enquanto 2 a 3 gotas adicionadas a uma banheira normal cheia de água até a metade é suficiente para uma criança de 1 a 3 anos.

Tome cuidado para as crianças não esfregarem os olhos

O banho com óleos essenciais pode trazer alívio a crianças acometidas de catapora ou outras infecções irritantes (ver Capítulo 7, p. 221).

### Fórmula confortante: alivia a prisão de ventre, a indigestão e o stress
3 gotas de óleo de petitgrain
2 gotas de óleo de laranja-doce
2 gotas de óleo de lavanda

### Fórmula aliviadora: para o alívio da psoríase, dermatite, eczema, herpes-zóster, cistite e stress
2 gotas de óleo de bergamota
1 gota de óleo de eucalipto
2 gotas de óleo de melaleuca

### Para o alívio da depressão ou da pressão alta
3 gotas de óleo de lavanda
2 gotas de óleo de bergamota
1 gota de óleo de ylang ylang

## Banho de chuveiro

Misture primeiro os óleos essenciais em 10 ml (2 colheres de chá) de óleo carreador e massageie a pele antes de entrar no chuveiro. Não aplique a fórmula nos pés para não correr o risco de escorregar.

## Banho dos pés ou das mãos

Esses banhos trazem alívio para o reumatismo e a artrite. Adicione 5 gotas de óleos essenciais diluídos a uma bacia de água quente e depois mergulhe nela as mãos ou os pés durante cerca de 10 a 15 minutos. Você pode escolher os óleos em função apenas do aroma ou por causa de propriedades específicas: o óleo de lavanda e o de pinheiro revitalizam pés cansados; o de gengibre estimula a circulação; o de cipreste ajuda a diminuir a transpiração.

## Xampus

Adicione 2 a 3 gotas ao seu xampu ou a 100 ml de água na hora de enxaguar. Tome cuidado com os olhos.

## Saunas

Adicionar 2 a 3 gotas de óleos essenciais como eucalipto, melaleuca ou pinheiro a pelo menos 600 ml de água e derramar sobre as pedras quentes é particularmente benéfico para aliviar a congestão nasal, para desinfetar o ar e como antisséptico.

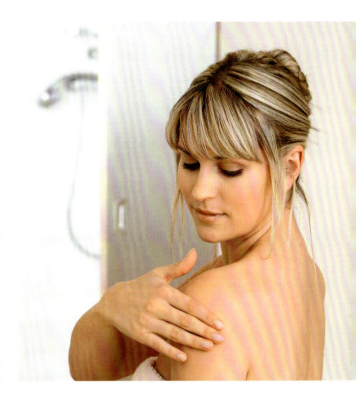

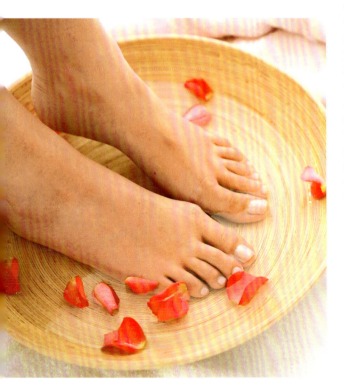

## Compressas

As compressas ajudam a baixar a febre, aliviar a inflamação, a dor, o cansaço, a dor de cabeça e a congestão linfática e de líquidos, além de melhorar a circulação. Elas são ideais para as regiões muito sensíveis do corpo ou para as áreas onde não se pode aplicar pressão por causa da rigidez ou da congestão. Aplique sempre tecidos de fibras naturais e use apenas uma quantidade de água suficiente para embeber a compressa.

**As compressas quentes** aliviam a dor muscular e os problemas de artrite. Adicione algumas gotas de óleos essenciais a uma pequena tigela de água bem quente e, usando luvas de borracha, molhe um pano de algodão ou flanela. Esprema o excesso de água e aplique o pano (verificando se não está quente demais) sobre a área afetada. Cubra com papel-alumínio ou filme plástico e uma toalha para conservar o calor. Remova-os depois de 15 minutos e manipule delicadamente a articulação para aliviar a dor.

**As compressas frias** são um bom tratamento inicial para distensões e inchaços, bem como para reduzir a inflamação; se aplicadas aos pés, podem baixar a febre. Siga o mesmo procedimento da compressa quente, mas use 100 ml de água fria e seis cubos de gelo. Não deixe que a compressa fria seque.

Você também pode aplicar alternadamente compressas quentes e frias para melhorar a circulação na área das lesões como ligamentos distendidos e contusões.

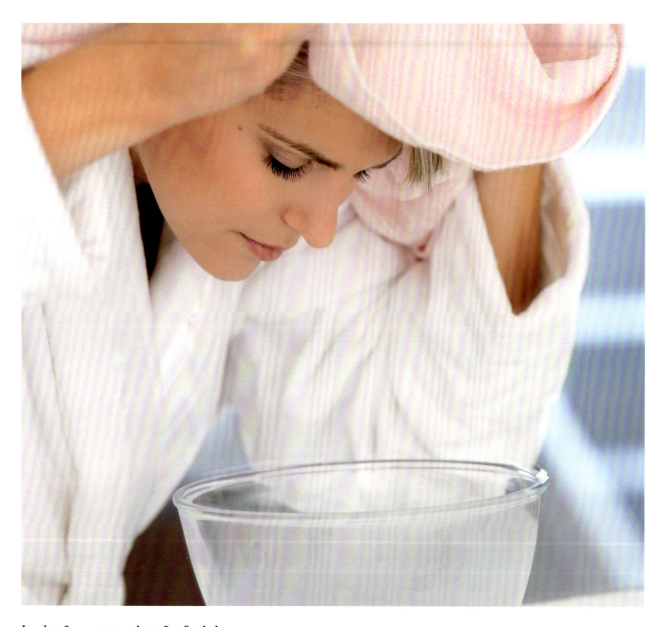

## Inalação e vaporização facial

Coloque uma tigela com água quente (não fervendo) sobre uma mesa e adicione de 6 a 8 gotas de óleos essenciais. Inale lentamente o vapor. No caso da vaporização facial, adicione apenas de 3 a 5 gotas à água, enrole uma toalha na cabeça e curve o rosto sobre a tigela. Feche os olhos para que o vapor não os irrite ou queime. Inspire durante um minuto e depois descanse, repetindo várias vezes. Faça isso várias vezes por dia para aliviar a congestão e outros sintomas respiratórios.

Um método alternativo é colocar em um lenço de papel algumas gotas de melaleuca ou ravensara (ver melaleuca na Lista de Óleos Essenciais, p. 88) e aspirar de vez em quando.

**Advertência:** Os asmáticos devem tomar cuidado quando usar este método, porque a intensidade dos óleos essenciais pode ser esmagadora e provocar um ataque.

## Cremes e loções

Os óleos essenciais podem ser incorporados aos produtos de limpeza da pele, aos tônicos faciais e aos cremes hidratantes. Escolha uma base não perfumada e feita de substâncias naturais (os fornecedores de óleos essenciais vendem cremes neutros). A loção de calamina também pode ser usada como base, assim como o creme de óxido de zinco; ambos estão amplamente disponíveis nas farmácias. Verifique se o óleo essencial que você escolheu é seguro para ser usado dessa maneira.

# TRATAMENTOS CASEIROS

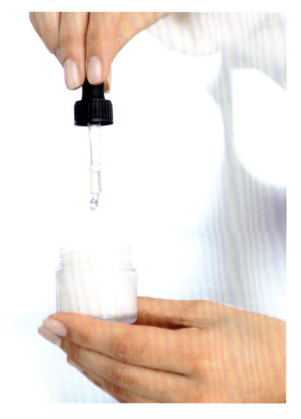

## Vaporizadores e difusores de ambiente

Os óleos essenciais aquecidos que liberam o seu aroma em um aposento podem:

- trazer alívio a problemas respiratórios e dores de cabeça
- propiciar o sono e o relaxamento
- combater os insetos que espalham doenças no escritório
- neutralizar odores desagradáveis.

Os vaporizadores e difusores funcionam por meio de velas ou dispositivos elétricos, ou como um anel projetado para ser colocado sobre uma lâmpada. Adicione de 4 a 6 gotas de óleos a uma colher de sopa (15 ml) de água no reservatório do vaporizador (o ideal é que a água seja purificada para que nenhuma substância química seja liberada durante o aquecimento). Tome cuidado para não deixar a água secar, porque o óleo residual pode emitir odores desagradáveis ao se queimar. É melhor não deixar os óleos sob a ação do calor durante mais de duas horas, pois a essa altura as moléculas mais leves terão se evaporado, deixando as mais pesadas, que se evaporam mais devagar.

**Advertência**: Vigie sempre os vaporizadores com velas: os óleos essenciais são extremamente voláteis e podem se inflamar na presença de temperaturas elevadas ou se expostos diretamente a uma chama. Não deixe nenhum tipo de vaporizador queimando num aposento onde haja crianças.

## Repelente de insetos

Certos óleos essenciais são poderosos inseticidas naturais. Coloque algumas gotas de óleo de capim-limão, melaleuca ou tomilho num pano úmido e esfregue-o na parte de dentro dos armários de roupa e em volta da moldura das janelas. Ao ar livre, dilua 8 gotas de melaleuca e 8 de tomilho em 100 ml de água num pulverizador e em seguida borrife o ar.

## Para a picada e ferroada de insetos

Experimente passar óleo de lavanda não diluído, ou então de camomila-romana ou camomila-dos-alemães, hortelã-pimenta ou manjericão em uma solução a 1%.

## Para neutralizar o *jet lag*

Depois de um voo longo, experimente as seguintes combinações em 10 ml (2 colheres de chá) de óleo carreador:

- para pés inchados: 2 gotas de óleo de grapefruit, 1 gota de óleo de cipreste e 1 gota de óleo de juníparo
- para permanecer acordado: 1 gota de óleo de lavanda e 2 de óleo de alecrim
- para dormir: 1 gota de óleo de gerânio, 1 de óleo de manjerona e 2 de óleo de lavanda.

## Para combater o enjoo das viagens

Coloque algumas gotas de óleo de hortelã-pimenta, gengibre ou melissa em um lenço de papel e aspire de vez em quando antes e durante a viagem.

## Spray para o ambiente

Prepare um purificador de ar terapêutico misturando algumas gotas do seu óleo essencial predileto com 100 ml de água em um pulverizador. Agite bem antes de usar.

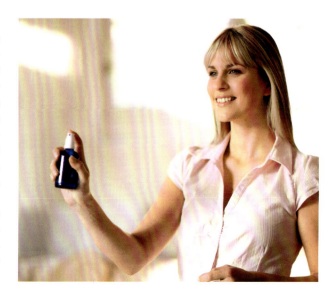

# A massagem sentada

É possível ministrar uma massagem de 15 minutos com o cliente sentado sem que ele tire a roupa; nesse caso, não se usa óleo. Este tipo de massagem pode ser feito no escritório ou em outro tipo de ambiente de trabalho, de modo que você terá que adaptar o que estiver disponível: uma cadeira diante de uma mesa, de preferência alta, será suficiente. Use almofadas ou toalhas como apoio. Esta sequência também pode ser utilizada no caso de mulheres grávidas que sintam desconforto ao se virar de bruços.

### A preparação do ambiente

O cliente deve ficar sentado em uma cadeira diante da mesa de trabalho. Verifique se ele está sentado na posição correta, com as costas eretas, e deixe-o mais confortável e relaxado por meio de almofadas ou toalhas.

Promova uma atmosfera de relaxamento colocando perto do cliente um queimador com uma combinação "desestressante" de óleos essenciais para que ele possa inalar o aroma. Se for adequado, peça ao cliente para escolher uma música e toque-a durante a sessão. No final da massagem, ofereça ao cliente um copo de água ou um chá de ervas.

Houve uma época em que era inusitado um terapeuta visitar um escritório ou clínica para ministrar uma massagem, mas com o estilo de vida atual altamente estressante, muitas empresas estão promovendo esse tipo de tratamento para a sua equipe. É claro que algumas pessoas ocupadas prefeririam fazer uma massagem aromaterápica em uma clínica de estética depois do expediente, mas as longas horas de trabalho com frequência não permitem que isso seja possível. Depois de um longo tempo sentado diante das telas de computador, uma das maneiras mais eficazes de obter alívio para os músculos do pescoço e dos ombros é receber uma massagem sentada.

Tenha em mente que as mulheres talvez prefiram não ter a cabeça massageada para não desarrumar o cabelo, mas os homens realmente apreciam uma massagem na cabeça, ombros e pescoço.

Os clientes parecem preferir receber a massagem sentada no intervalo do almoço, antes da refeição. Você também pode recomendar alguns exercícios para os ombros que podem ser feitos depois do término da massagem.

### Sequência de massagem

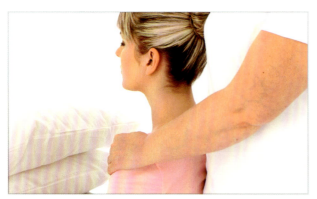

**1** Fique de pé atrás da cadeira, coloque as mãos espalmadas nos ombros do cliente e peça-lhe que respire profundamente. Quando ele estiver soltando o ar, puxe delicadamente os ombros dele para trás, pressionando-os de encontro às costas da cadeira. Repita três vezes.

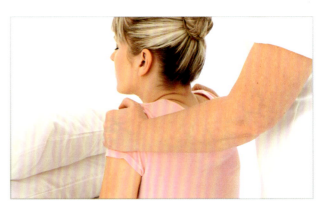

**2** Para melhorar a mobilidade dos ombros do cliente, gire-os para a frente e para trás, e para cima e para baixo. Isso fará girar toda a articulação do ombro.

A MASSAGEM SENTADA  **155**

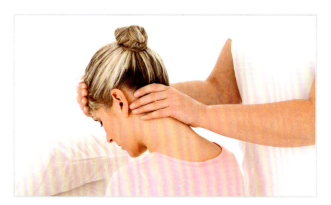

**3** Ponha uma das mãos na testa do cliente e, com a outra, incline a cabeça dele lentamente para a frente e para trás. Repita três vezes o movimento.

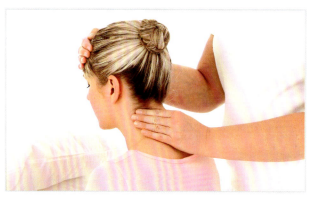

**4** Mantendo uma das mãos na testa do cliente, massageie a nuca dele em ambos os lados da coluna, subindo da sétima vértebra cervical em direção à base do crânio.

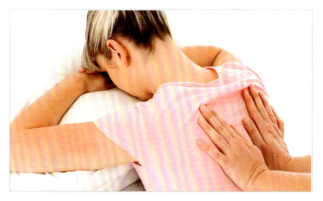

**5** Peça agora ao cliente que se incline para a frente, se apoie nas almofadas e relaxe. Faça um *effleurage*, subindo com as mãos pelas costas dele.

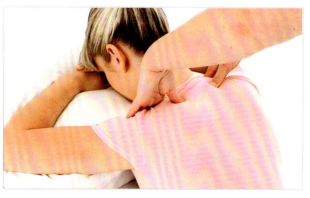

**6** Faça movimentos circulares com o polegar ao longo do músculo trapézio do cliente, começando na sétima vértebra cervical, deslizando para trás e para cima em direção ao crânio. Exerça uma pressão relativamente profunda. Repita três vezes o movimento.

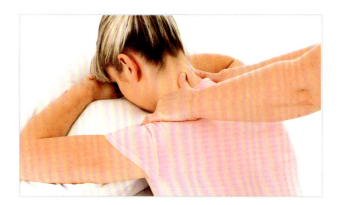

**7** Desça pelo músculo do pescoço do cliente fazendo círculos com os polegares até a quinta vértebra cervical e faça uma pressão profunda para cima com a mão. Repita três vezes o movimento.

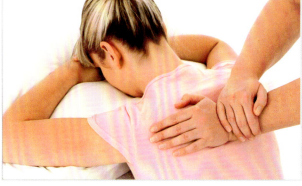

**8** Massageie profundamente os dois lados da coluna vertebral do cliente com a protuberância da mão direita, apoiando o pulso com a mão esquerda e fazendo uma pressão profunda para cima a cada aplicação. Repita três vezes o movimento em cada um dos lados da coluna.

**9** Trabalhe os músculos trapézios do cliente, pressionando e levantando as mãos, prestando atenção aos pontos de pressão (ver p. 114) e usando movimentos de fricção de acordo com a quantidade de tensão detectada. Não massageie por um tempo excessivo pois isso poderia causar dor.

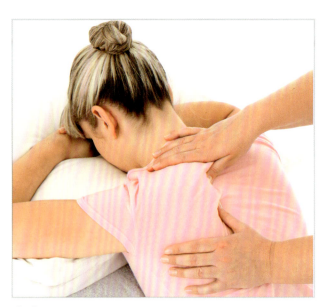

**10** Massageie a escápula do cliente de uma maneira semelhante.

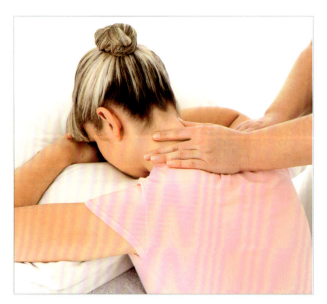

**11** Massageie novamente o pescoço do cliente com o polegar e o indicador, subindo em direção ao crânio, para aliviar a tensão (ver o Passo 6). Repita três vezes o movimento.

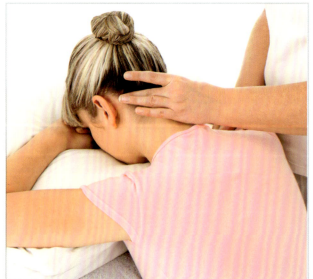

**12** Para soltar o couro cabeludo, massageie a base do crânio, a partir do processo mastoide (logo atrás da orelha) em direção à vértebra occipital, exercendo uma pressão cuidadosa nos pontos onde os músculos estão ligados, o que pode ser bastante doloroso.

A MASSAGEM SENTADA **157**

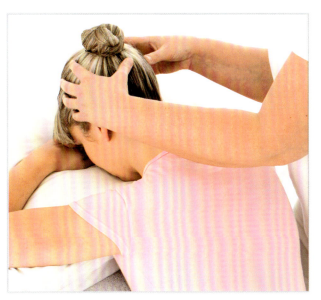

**13** Massageie agora todo o crânio do cliente com os polegares e os outros dedos, certificando-se de que a pele do couro cabeludo tenha se soltado do osso subjacente e que haja movimento.

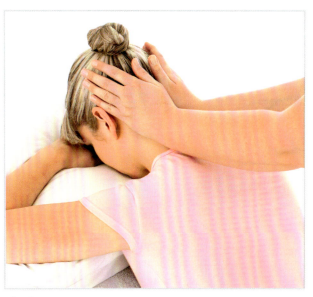

**14** Faça um *effleurage* descendente a partir do alto da cabeça em direção às costas e expulse qualquer energia negativa.

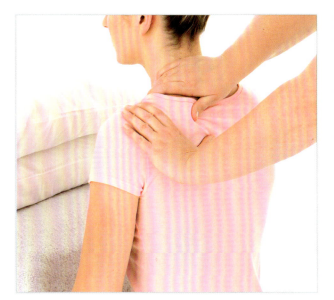

**15** Peça ao cliente para se sentar ereto lentamente e volte a massagear as costas dele. Trabalhe novamente os músculos trapézios por meio de movimentos ondulantes e da massagem palmar. Em seguida, puxe lentamente os ombros do cliente para trás (ver o Passo 1).

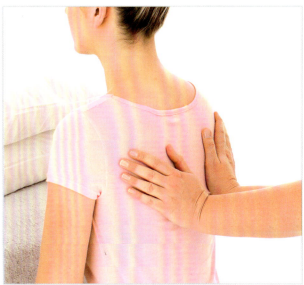

**16** Finalmente, passe as mãos de leve pelas costas do cliente e sacuda as mãos para expulsar a energia negativa.

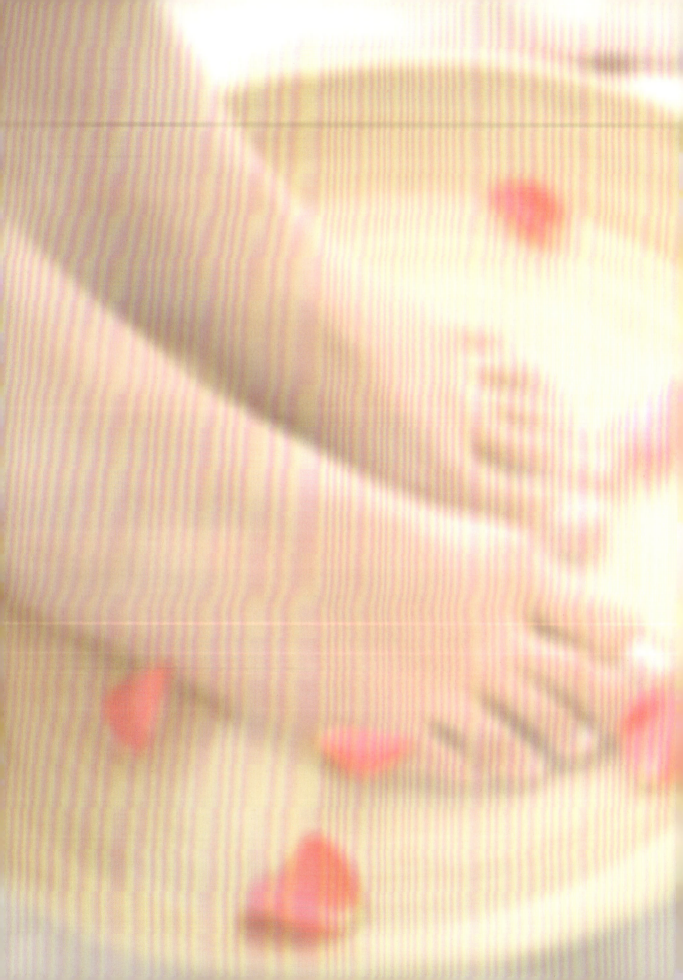

# Os sistemas corporais

Para garantir um tratamento seguro e eficaz, os aromaterapeutas precisam ter um conhecimento suficiente de anatomia: a maneira como o corpo está estruturado e do que ele é formado, e de fisiologia: como o corpo funciona. Os sistemas corporais, embora estudados como unidades separadas, estão inter-relacionados. Quando uma parte do corpo apresenta um desequilíbrio, isso é um reflexo da desarmonia existente dentro do todo. Os aromaterapeutas aprendem a pensar na mente e no corpo como um todo, adotando uma abordagem holística no seu trabalho.

**As células e os tecidos** 160

**A pele** 164

**O sistema respiratório** 170

**O sistema circulatório** 174

**O sistema linfático** 180

**O sistema nervoso** 184

**O sistema digestivo** 190

**O sistema urinário** 194

**O sistema endócrino** 196

**O sistema reprodutor** 200

**O sistema musculoesquelético** 206

# As células e os tecidos

A célula é a unidade fundamental de todos os organismos vivos e é a forma mais simples de vida. Cada um de nós começa a vida como uma única célula que se divide e multiplica. As células se agrupam para formar tecidos especializados; por exemplo, o sangue, os músculos e os ossos. Os tecidos, por sua vez, se agrupam para formar órgãos como o fígado e a pele, cada um contribuindo com uma função específica para manter o corpo como um todo.

## As células

As células são compostas pelos elementos carbono, hidrogênio, nitrogênio e outros microelementos, mas assumem muitas formas no corpo. As células podem fazer muitas coisas, algumas das quais estão associadas à sua estrutura ou localização.

## Estrutura celular

A célula é composta pela membrana plasmática que encerra um líquido no qual flutuam várias pequenas estruturas chamadas organelas. No centro da célula há um núcleo, encerrado dentro da sua própria membrana.

### Núcleo

Cada célula do corpo, com exceção dos glóbulos vermelhos do sangue maduros, contém um núcleo. Esta é a maior organela; ela atua como o cérebro da célula e é essencial para a reprodução. As informações requeridas pela célula estão armazenadas no DNA, que carrega o material genético para a replicação. As fitas de DNA são encontradas em longas estruturas em espiral conhecidas como cromossomos. Cada célula humana normalmente contém 23 pares de cromossomos.

O núcleo está contido dentro de uma membrana semipermeável com minúsculos poros através dos quais algumas substâncias podem passar entre ele e o citoplasma.

### A membrana celular e o citoplasma

A fina membrana externa semipermeável da célula mantém a forma da célula e atua como uma proteção para o seu conteúdo. Ela também lida com a troca de nutrientes e o material residual que passa para dentro e para fora da célula. A superfície externa da membrana é coberta por cílios, minúsculas projeções semelhantes a fios de cabelo que ajudam a locomover o material do lado de fora das células.

Dentro da membrana, o citoplasma, gelatinoso e semitransparente, contém uma variedade de diferentes organelas, cada uma com a sua função própria (ver quadro).

## ORGANELAS

**Centríolos** contidos dentro de uma densa região de citoplasma denominada centrossomo e que está associada à divisão celular.

**Ribossomos** minúsculas organelas formadas de RNA e proteína, cuja função é fabricar proteínas para ser usadas tanto dentro quanto fora da célula.

**Retículo endoplásmico** uma série de membranas relacionadas com a fabricação e o transporte de enzimas e de outros materiais para fora da célula. Também desintoxica agentes nocivos.

**Mitocôndrias** estruturas com forma de salsicha que funcionam como a casa de força da célula, porque fornecem a energia necessária a partir das moléculas dos alimentos.

**Lisossomos** pequenas células ovais ou sacos que produzem uma variedade de enzimas que lidam com substâncias nocivas e destroem qualquer parte da célula que esteja desgastada ou danificada.

**Complexo de Golgi** está preso aos sacos membranosos achatados no interior do citoplasma; transporta a proteína manufaturada na célula e depois a conduz para fora da célula e a armazena.

### Funções celulares

Além de formar organismos que executam muitas funções diferentes, as células também funcionam de várias maneiras no nível individual. Por exemplo, reagem a estímulos, como o calor, reação conhecida como irritabilidade. Também absorvem e segregam substâncias através da sua membrana semipermeável, em um processo denominado respiração celular.

# AS CÉLULAS E OS TECIDOS

**Célula** A unidade básica de todos os organismos vivos é capaz de se reproduzir com exatidão. Cada célula é delimitada por uma membrana celular de lipídios e proteínas que controla a passagem das substâncias que entram e saem da célula.

Vesícula segregando enzimas na superfície da célula

Cílios

Microtúbulo

Membrana celular

Peroxissomo

Membrana nuclear

Nucléolo

Núcleo

Mitocôndria

Ribossomo

Complexo de Golgi

Retículo endoplasmático

Centríolo

Lisossomo

---

Uma das substâncias vitais absorvidas pelas células é o oxigênio do sangue. O oxigênio possibilita que outras substâncias fabricadas ou absorvidas pela célula sejam decompostas para fornecer energia. Todas as reações bioquímicas que ocorrem nas células criam o metabolismo do corpo. O processo pode ser desmembrado em:

- anabolismo: a síntese de substâncias, que consome energia
- catabolismo: a decomposição de processos, que libera energia

A taxa metabólica é a velocidade na qual essas reações acontecem, que é influenciada pela idade, pelo exercício, pela temperatura do corpo e do ambiente, pelo hormônio da tireoide, pelo sistema nervoso simpático e por medicamentos. O metabolismo basal é a menor quantidade de reações que podem ocorrer para manter o corpo vivo. Como ponto de interesse, o processo anabólico é mais evidente entre 4 e 10 horas da manhã e o catabólico entre 4 horas da tarde e 10 horas da noite.

O que uma célula faz é reproduzido em uma escala maior em todo o corpo e por toda a vida. Se a célula não for capaz de executar as suas funções habituais, o resultado é a doença.

## Divisão celular

As células também se reproduzem constantemente, dividindo-se em duas. O núcleo se divide e é acompanhado pela divisão do citoplasma para formar duas células "filhas" idênticas. Esse processo ininterrupto é chamado de mitose, e as células no corpo humano continuam a fazer isso a vida inteira, com novas células substituindo as velhas que deixam de funcionar e morrem, e são reabsorvidas ou dispersadas. O tempo de vida médio de uma célula varia; os glóbulos vermelhos do sangue, por exemplo, duram cerca de 120 dias, mas as células do cabelo e da pele são substituídas com muito mais frequência.

A meiose é um processo especial de divisão celular que ocorre nas células reprodutoras. Quando um óvulo atinge a maturidade nos ovários e os espermatozoides se multiplicam nos testículos, os cromossomos não se reproduzem como na mitose. Em vez disso, cada um dos 23 pares de cromossomos se separa e um cromossomo de cada par se desloca para polos opostos da célula "mãe", de modo que quando ela se divide, cada uma das células "filhas" tem apenas 23 cromossomos. A fertilização de um óvulo por um espermatozoide produz um zigoto que tem, uma vez mais, a totalidade dos 46 cromossomos, metade do pai e metade da mãe, o que significa que a criança herda algumas características, como a cor do cabelo e dos olhos, e altura, de cada um dos pais.

# O tecido

Os tecidos consistem de um grande número de células semelhantes e são classificadas de acordo com o tamanho, a forma e a função. As inúmeras variáveis aparecem em duas formas básicas: o tecido epitelial e o tecido conjuntivo.

### O tecido epitelial ou epitélio

O tecido epitelial cobre e protege as superfícies externas e internas do corpo, revestindo a multiplicidade de cavidades e tubos. O revestimento do útero (endométrio), as superfícies internas dos vasos sanguíneos e a pele são exemplos de tecido epitelial.

As células que formam o tecido epitelial estão fortemente compactadas, em uma única camada (simples) ou em várias camadas (compostas), e dispostas em diferentes formações de acordo com a função do tecido. Quanto mais ativo o tecido, mais altas as células.

### Epitélio simples

A camada única de células repousa sobre a membrana basal, que é um tecido conjuntivo inerte, que fornece nutrição às células.

O pavimentoso é semelhante às pedras achatadas de uma calçada, formando uma membrana extremamente lisa por meio da qual as substâncias podem facilmente passar. Entre os exemplos estão o revestimento dos vasos sanguíneos, do coração, dos vasos linfáticos e dos alvéolos pulmonares.

O cuboidal é composto por células em forma de cubo encontradas nas áreas nas quais acontece a absorção e a excreção. Entre os exemplos estão os túbulos dos rins, dos ovários, da glândula tireoide, do pâncreas e das glândulas salivares.

O colunar é formado por células mais altas e mais largas encontradas no revestimento de alguns órgãos. Entre os exemplos estão a mucosa dos intestinos delgado e grosso, bem como a do estômago e a da vesícula biliar.

O ciliado é composto por células colunares com projeções finas, semelhantes aos pelos, chamadas cílios, que projetam em uma direção o conteúdo dos tubos que elas revestem. Entre os exemplos estão o revestimento das vias respiratórias e o das tubas uterinas.

### Epitélio composto

A principal função do epitélio composto é proteger as estruturas subjacentes. As células têm diferentes formatos e configurações, e, à medida que se aproximam da superfície, vão ficando achatadas. Geralmente não há nenhuma membrana basal.

Estratificado; encontrado nas superfícies úmidas ou secas sujeitas ao desgaste. Nas superfícies secas, a camada superior consiste de células mortas às quais foi adicionada a proteína queratina, protegendo e evitando o ressecamento de células mais profundas a partir das quais elas se desenvolvem. Entre os exemplos (não ceratinizados) estão a mucosa da boca, da faringe, do esôfago e a conjuntiva ocular. Entre os exemplos (ceratinizados) estão a pele, o cabelo e as unhas.

Transicional; composto por várias camadas de células em forma de pera, e permite o estiramento, por exemplo, quando um órgão se expande. Entre os exemplos estão o revestimento do útero e da bexiga.

#### Epitélio simples

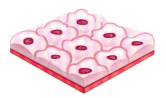

Pavimentoso

Cuboidal

#### Epitélio composto

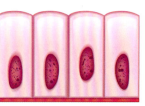

Colunar

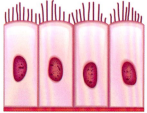

Ciliado

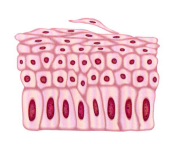

Estratificado

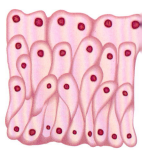

Transicional

## Tecido conjuntivo

O tecido conjuntivo está ligado a outros tecidos e órgãos, oferecendo apoio e proteção ao corpo. As células do tecido conjuntivo são mais espaçadas do que as do tecido epitelial, deixando espaço para as substâncias intercelulares (matriz). A matriz pode ser gelatinosa, ou densa e rígida. As células e as fibras na matriz, bem como certas substâncias químicas, determinam a flexibilidade ou rigidez do tecido, como a solidez do osso, a elasticidade dos tendões e a maciez da gordura.

A cartilagem é um tipo firme de tecido conjuntivo, com uma matriz bastante sólida. Existem três tipos de cartilagem:

- **Cartilagem hialina:** lisa e brilhante, encontrada na superfície das articulações dos ossos, entre as costelas, em parte da laringe, na traqueia e nos brônquios.
- **Fibrocartilagem branca:** encontrada na superfície das articulações dos ossos. Ela também forma, por exemplo, as almofadas entre as vértebras, entre os ossos do joelho e na borda da articulação do quadril e do ombro.
- **Fibrocartilagem amarela:** consiste de fibras elásticas que permeiam uma matriz sólida. Ela forma, por exemplo, o lóbulo da orelha, a epiglote, a camada intermediária das paredes dos vasos sanguíneos.

Há também formas especializadas de tecido, como o tecido linfático encontrado nos nodos linfáticos e nos órgãos associados ao sistema linfático (ver p. 180). O sangue também é classificado como tecido conjuntivo, mas é líquido porque não contém fibras.

O tecido areolar é o tecido conjuntivo mais amplamente distribuído nos seres humanos. Ele é composto por fibrócitos, que possibilitam a elasticidade, e são encontrados praticamente em todas as partes do corpo.

O tecido adiposo é composto de células especializadas no armazenamento de energia na forma de gordura (adipócitos). O tecido adiposo isola o corpo e protege os órgãos, além de produzir certos hormônios. Ele também contém uma grande quantidade de pequenos vasos sanguíneos.

O tecido conjuntivo fibroso branco é formado principalmente por feixes de fibras de colágeno muito compactos. Isso o torna muito forte, e ele é encontrado nos tendões (que prendem o músculo ao osso) e nos ligamentos (que ligam os ossos entre si). As células desse tipo de tecido produzem tanto o colágeno quanto a elastina, os quais conferem, respectivamente, força e elasticidade ao tecido.

O tecido elástico amarelo é composto por feixes de elastina e podem ser encontrados em áreas onde o estiramento de vários órgãos requer ajuda para devolvê-los à sua forma e tamanho original. As fibras podem se distender até uma vez e meia o seu comprimento antes de relaxar, quando então voltam bruscamente ao comprimento original.

### MEMBRANAS

As membranas são feitas de finas camadas de células epiteliais. Cobrem os órgãos e as superfícies, reduzindo o atrito e segregando humores específicos. Existem três tipos básicos de membranas:

- A membrana mucosa reveste e protege o revestimento dos tratos digestivo, respiratório e geniturinário.
- A membrana sinovial é encontrada nas bursas (bolsas protetoras que revestem as cavidades das articulações) que envolvem tendões que poderiam se ferir se se esfregassem contra o osso.
- A membrana serosa é encontrada na cavidade torácica, na pleura em volta dos pulmões, no pericárdio ao redor do coração e no peritônio ao redor dos órgãos abdominais.

**Tecido conjuntivo**

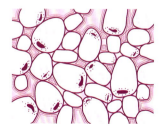
Tecido areolar

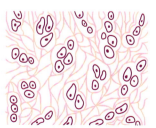
Tecido adiposo

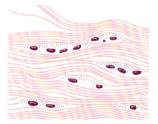
Tecido fibroso branco

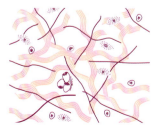
Fibrocartilagem elástica amarela

# A pele

A pele é o maior órgão do corpo, e é importante que os aromaterapeutas a estudem porque é principalmente através dela que os óleos essenciais são absorvidos. A saúde do corpo em geral frequentemente se reflete no estado da pele.

## A estrutura da pele

A pele forma o revestimento protetor de toda a superfície do corpo. A cor varia de acordo com a raça, as variações individuais, a estação, o local do corpo e a idade. A espessura dela também varia em diferentes partes do corpo, sendo mais fina nos lábios e nas pálpebras.

Examine a pele com uma lente de aumento e verá que ela dá a impressão de estar coberta por um padrão de linhas em ziguezague. Também é possível enxergar pelos finos e poros quase invisíveis, que são o escoadouro das glândulas sudoríparas. Há também os óstios, minúsculos orifícios através dos quais as glândulas sebáceas segregam o sebo.

A pele é composta por duas camadas: a epiderme e a derme. Enquanto a pele continuamente se regenera, as células se reproduzem no nível mais profundo da epiderme e abrem caminho em direção à superfície até que morrem e se dispersam, processo que dura mais ou menos seis semanas.

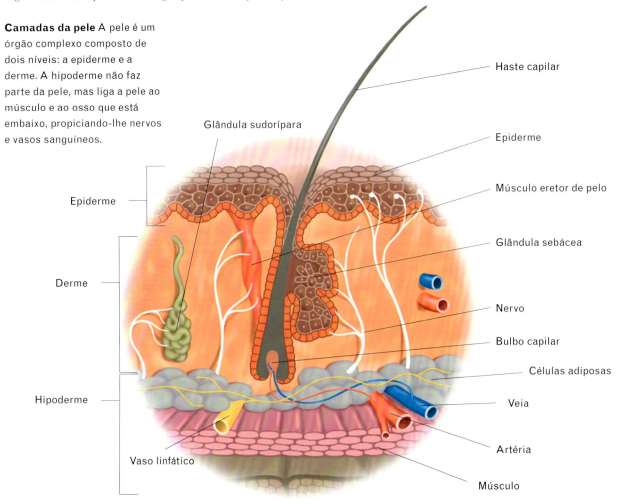

**Camadas da pele** A pele é um órgão complexo composto de dois níveis: a epiderme e a derme. A hipoderme não faz parte da pele, mas liga a pele ao músculo e ao osso que está embaixo, propiciando-lhe nervos e vasos sanguíneos.

# A PELE

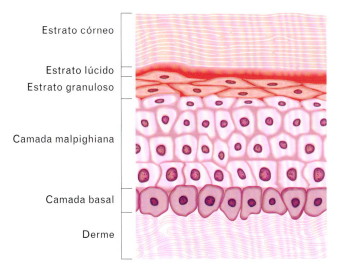

Estrato córneo
Estrato lúcido
Estrato granuloso
Camada malpighiana
Camada basal
Derme

## A epiderme

A camada superior da pele é composta pelo epitélio estratificado, que é mais grosso na palma das mãos e na sola dos pés. Não há vasos sanguíneos ou terminações nervosas na epiderme, mas as suas camadas mais profundas estão banhadas no líquido intersticial que é drenado como linfa.

- **Camada basal ou germinativa** Uma única camada de células que estão constantemente se dividindo entre a derme e a epiderme. Células especiais nessa camada, chamadas melanócitos, produzem melanina, a substância responsável pela pigmentação da pele. Quando a pele é exposta ao sol, a produção de melanina aumenta.
- **Camada malpighiana** As células desta camada tem projeções curtas, de aparência espinhenta, para fazer contato com células vizinhas. Essas células são muito ativas; o citoplasma é mais denso e está repleto de diferentes substâncias (colesterol, aminoácidos).
- **Estrato granuloso** Os núcleos dessas células achatadas e granulares estão chegando ao fim da vida e se tornaram ovais. Grânulos de queratoialina aparecem no citoplasma, uma substância adiposa que permeia e suaviza a queratina da pele.
- **Estrato lúcido** Uma camada de células homogêneas e transparentes. É nesse nível da epiderme que efetivamente ocorre a morte celular.
- **Estrato córneo** É composto por células mortas achatadas, finas, não nucleadas que estão constantemente sendo esfoliadas. A camada córnea é um escudo protetor altamente eficiente, e uma das suas funções mais importantes é impedir a evaporação da umidade dos tecidos.

## A derme

Também chamada de cútis ou "pele verdadeira", a derme contém vasos sanguíneos, vasos linfáticos, nervos, suor, glândulas sebáceas e folículos pilosos, sendo mais espessa nos homens do que nas mulheres. A derme está dividida em um nível papilar superficial e um nível reticular mais profundo.

A camada papilar está situada diretamente embaixo da epiderme e os seus tecidos contêm algumas delicadas fibras de colágeno e elastina embutidas em uma rica matriz. Capilares e terminações nervosas táteis penetram nas papilas.

A camada reticular contém fibras densas e grosseiras, algumas das quais se ramificam em direção às camadas subjacentes, unindo as duas. Os vasos sanguíneos estão frouxamente entrelaçados com fibras para possibilitar que se dilatem e se contraiam.

A derme contém vários tipos de tecido fibroso que lhe conferem textura e resistência:

- o colágeno, produzido por células chamadas fibroblastos, é uma fibra de proteína dura, branca e inelástica encontrada em feixes paralelos à superfície da pele. O colágeno confere resistência à pele.
- a elastina, produzida por fibroblastos, é uma fibra de proteína amarela que permite que a pele se estenda e volte à posição inicial. Ela forma uma rede de fibras que se ramificam.

As fibras reticulares são produzidas pelo colágeno proteico e formam uma rede de ramificação que tem uma função de apoio.

A derme tem um suprimento abundante de vasos sanguíneos que formam uma delicada rede de capilares que abastece as glândulas sudoríparas, as glândulas sebáceas, os folículos pilosos e a própria derme. Essa rede também fornece nutrientes e oxigênio para a epiderme, que não tem nenhum suprimento de sangue. (Ver p. 174, que mostra como os gases e os nutrientes circulam pela corrente sanguínea.)

Os vasos linfáticos também formam uma rede em toda a derme e nas camadas mais profundas da epiderme.

## A camada subcutânea/hipoderme

Também chamada de hipoderme, não é uma parte da pele, e sim uma camada de tecido adiposo que contém as mesmas fibras de colágeno e elastina da derme. Por meio dela correm as artérias e as veias que alimentam a pele. Essa camada nos confere o nosso contorno, atua como uma almofada protetora para a pele externa e é um depósito de energia, sendo que a sua profundidade depende da idade, do sexo e da saúde da pessoa. As suas células adiposas ajudam a isolar o corpo reduzindo a perda de calor. O tecido areolar e o adiposo (ver p. 163) atuam como amortecedores, dando apoio a tecidos mais delicados como os vasos sanguíneos e as terminações nervosas. Debaixo da camada subcutânea encontra-se a camada muscular subdérmica.

# Funções da pele

Além de proporcionar um revestimento impermeável para o corpo, a pele tem várias outras funções úteis.

## Proteção

A pele protege as estruturas mais profundas e delicadas do corpo, além de atuar como uma barreira contra a invasão de micróbios e agentes nocivos. Nisso ela tem a ajuda da sua natureza levemente ácida. A combinação de suor e sebo na superfície da pele (ver quadro ao lado) forma o que é conhecido como manto ácido, que inibe o desenvolvimento de organismos na pele. A produção de melanina desta última (ver p. 165) também é protetora, ajudando a defender o corpo dos perigosos raios ultravioleta do sol.

## Absorção e eliminação

A capacidade da pele de absorver algumas substâncias microscópicas enquanto repele outras é importante para a aromaterapia. Como ela faz isso e os seus efeitos estão descritos no Capítulo 2 (ver p. 34). A pele também atua como um minissistema excretor, eliminando os resíduos e as toxinas através da transpiração.

## Sensação

As terminações nervosas sensoriais retransmitem informações para o cérebro a respeito do ambiente que afetam a pele, como o toque, a pressão, o calor e o frio. Elas desencadeiam ações reflexas aos estímulos desagradáveis ou dolorosos, protegendo o corpo de danos adicionais.

### O PH DA PELE

A escala do pH mede a acidez ou alcalinidade, e varia de 0 a 14, com 7 sendo neutro. Quanto mais elevado o número, mais alcalina é a substância. A pele tem um pH entre 4,5 e 6, o que a torna levemente ácida.

## Regulação da temperatura do corpo

A pele controla a temperatura da superfície do corpo e mantém o calor interno do corpo, um equilíbrio que às vezes é chamado de homeostase (ver também p. 195). Ela alcança isso por meio da transpiração oriunda das glândulas sudoríparas, e da expansão e a contração dos vasos sanguíneos na derme (vasodilatação e vasoconstrição). Qualquer aumento na temperatura do corpo fará com que os vasos capilares situados perto da superfície da pele se dilatem, possibilitando que uma quantidade maior de sangue circule perto da superfície, onde o calor será perdido por meio da irradiação e da convecção. É isso que faz com que a pele clara fique enrubescida quando aquecida. Maiores quantidades de suor também proporcionam um efeito refrescante quando ele evapora da superfície da pele. Uma redução da temperatura corporal desencadeará os efeitos opostos.

## A produção de vitamina D

A pele contém uma substância adiposa (moléculas de colesterol modificadas) que a luz ultravioleta do sol converte em vitamina D). Esta última circula no sangue e é usada, com cálcio e fósforo, na formação e conservação dos ossos. Qualquer quantidade de vitamina D que exceda as necessidades imediatas é armazenada no fígado. A carência de vitamina D nas crianças pode resultar no raquitismo, um amolecimento dos ossos que pode acarretar fraturas e deformidade. Uma doença semelhante nos adultos é conhecida como osteomalacia.

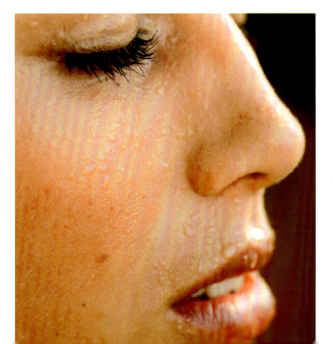

**A transpiração das glândulas sudoríparas** faz parte da maneira pela qual o corpo controla a sua temperatura superficial. A evaporação do suor da superfície da pele produz um efeito refrescante.

# Pelos e glândulas da pele

Incrustadas na pele, há uma série de estruturas que afetam a maneira como ela funciona.

## Pelos

Os pelos crescem a partir de uma depressão semelhante a um saco de células epidérmicas chamada folículos. Na sua base há um aglomerado de células chamado bulbo, e à medida que essas células se multiplicam, vão sendo empurradas para cima, para longe da sua fonte de nutrição, morrem e são convertidas em queratina. Elas emergem da pele como pelos.

Os pelos crescem por todo o corpo, com exceção da palma das mãos e da sola dos pés. Eles protegem a pele, ajudam a conservar o calor e ajudam o nosso sentido do tato. A cor dos pelos depende da melanina: os pelos brancos são resultado da substituição da melanina por minúsculas bolhas de ar.

Ligado obliquamente à base de cada folículo piloso há um pequeno músculo liso, chamado eretor de pelo. Como sugere o seu nome, ele faz com que o pelo permaneça ereto em reação ao frio ou ao medo.

## Glândulas sudoríparas

Estão amplamente distribuídas, mas são mais numerosas na palma das mãos, na sola dos pés, nas axilas e na virilha. Existem dois tipos de glândulas sudoríparas: as écrinas (a maioria, que se abrem diretamente para a superfície da pele) e as apócrinas. Estas últimas se abrem em folículos pilosos e só são encontradas na região genital e nas axilas. Só se tornam ativas na puberdade e produzem uma secreçao adiposa que, quando decompostas por micróbios da superfície, geram um odor desagradável.

As glândulas sudoríparas são estimuladas pelos nervos simpáticos em resposta ao aumento da temperatura corporal e ao medo, mas a sua função mais importante é regular a temperatura do corpo (ver p. ao lado). A quantidade de suor produzida é governada pela parte do hipotálamo do sistema endócrino (ver p. 196).

## Glândulas sebáceas

Essas células epiteliais secretórias derivam do mesmo tecido que os folículos pilosos. Elas produzem sebo, uma substância oleosa, contendo gorduras e colesterol, que flui para os folículos pilosos e mantém o cabelo macio e brilhante. São mais numerosas no couro cabeludo e na face, e algumas se abrem para o peito e as costas. O sebo proporciona uma certa impermeabilidade e atua como agente bactericida e fungicida. Também evita que a pele fique ressecada e rache, especialmente ao se expor ao calor e ao sol. A secreção do sebo é estimulada pela liberação de certos hormônios.

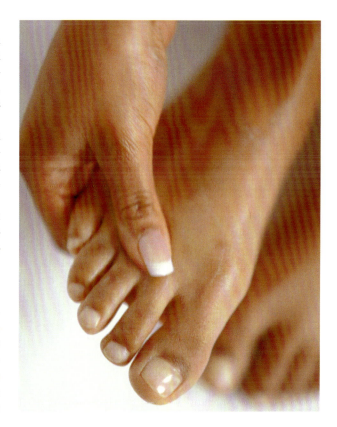

**As unhas das mãos e dos pés** são compostas pelas mesmas células da epiderme e dos pelos, e podem ser favorecidas pelo uso dos óleos essenciais. A proteína e a vitamina A são particularmente importantes na conservação de unhas saudáveis.

## Unhas

As unhas são formadas pelas mesmas células da epiderme e dos pelos, e consistem de um tipo duro e córneo de células mortas ceratinizadas. Cada unha cresce a partir da base da unha na zona germinativa da epiderme, e a raiz é coberta pela cutícula hemisférica, ou lúnula. As unhas da mão crescem mais rápido do que as do pé, e o crescimento é mais acelerado quando a temperatura ambiente está elevada. A unha forma um revestimento que protege os vasos sanguíneos e os nervos nas extremidades dos dedos das mãos e dos pés. As unhas também ajudam a transferir a sensação do tato ao longo dos nervos situados embaixo delas.

## Como a aromaterapia pode ser útil

Os problemas de pele com frequência são sintomas de um problema subjacente, e como a aromaterapia é uma abordagem holística, você precisa levar esse fato em consideração. A aromaterapia pode ajudar os problemas de pele, mas os resultados podem ser lentos.

Entre os problemas beneficiados pela aromaterapia estão:
- Pele seca: os seguintes óleos são benéficos: gerânio, néroli, camomila-dos-alemães, ylang ylang, rosa e palma-rosa.
- Pele oleosa: experimente os óleos de limão, gerânio, petit-grain, cedro e sândalo.
- Pé de atleta: pode ser tratado com óleo de melaleuca em um banho dos pés ou puro aplicado em um disco de algodão.

Os óleos essenciais que são formados por pequenas moléculas orgânicas podem se espalhar pela pele, entrando pelos folículos pilosos e pelos dutos das glândulas sudoríparas, e seguindo para os vasos capilares e a circulação. A velocidade da propagação depende da área da superfície, da espessura (viscosidade) do óleo carreador utilizado e da velocidade de evaporação (volatilidade) dos óleos essenciais.

A massagem aromaterápica aumentará a velocidade de absorção e, como os óleos essenciais são antissépticos e alguns antibacterianos e antifúngicos, como os extraídos da árvore melaleuca e da ravensara, eles podem favorecer a função de proteção da pele.

Os óleos essenciais também podem ajudar a retardar o processo de envelhecimento; dizem que óleos como os de olíbano e o de néroli beneficiam as células da pele a se regenerar, e eles são conhecidos como citofiláticos.

Sabe-se que o óleo de gerânio também pode regular a secreção do sebo tanto nas peles oleosas quanto nas secas.

## ESTUDO DE CASO 1: **ECZEMA**

Os dois filhos de Brenda (Morgan, 6, e Sophie, 8) sofriam de um eczema hereditário atópico, caracterizado por uma coceira com inflamação nos cotovelos e na parte de trás dos joelhos. Morgan também sentia coceira nas pálpebras, que tinham se tornado extremamente sensíveis e doloridas de tanto ele coçar. Parece que o stress era o fator emocional para Sophie, que ficava muito cansada e chorosa, especialmente quando voltava da escola, mas não conseguia dormir por causa da coceira. As crianças tinham se consultado com um médico, que retirara da sua alimentação o leite e os seus derivados e providenciara testes de alergia.

### A ESCOLHA DOS ÓLEOS

Os óleos de camomila-romana e o gerânio são bons anti-inflamatórios; o de lavanda é um calmante genérico e alivia o stress, e combinado à manjerona e ao sândalo, forma uma boa combinação para ajudar a insônia noturna.

### FÓRMULA 1: PARA A COCEIRA NAS PÁLPEBRAS
8 ml de óleo de cenoura
4 ml de óleo de germe de trigo
Essa combinação de óleos carreadores foi escolhida devido às suas propriedades calmantes, e deve ser delicadamente friccionada nas pálpebras.

### FÓRMULA 2: PARA A COCEIRA NA PELE E O STRESS
10 ml dos óleos carreadores acima indicados
1 gota de óleo de camomila-romana
1 gota de óleo de lavanda
1 gota de óleo de gerânio

3 gotas = fórmula a $1\frac{1}{2}$ por cento a ser usado duas vezes por dia durante duas semanas

### FÓRMULA 3: PARA FAVORECER O SONO
2 gotas de óleo de manjerona
1 gota de óleo de sândalo
2 gotas de óleo de lavanda
Dispersado no quarto, favorece o relaxamento.

### TRATAMENTO
Morgan e Sophie foram à clínica duas vezes por semana durante duas semanas, mas a maior parte do tratamento foi feito em casa.

### CUIDADOS SUBSEQUENTES
Como se trata de crianças, a fórmula aromaterápica foi interrompida depois de duas semanas, mas a mistura de óleos carreadores continuou a ser aplicada para melhorar a textura da pele. Um spray com quantidades iguais de camomila-romana e hidrolato de rosa-damascena se revelou eficaz e pôde ser usado com a frequência necessária, pois os hidrolatos são mais adequados às crianças. (Você encontrará uma descrição dos hidrolatos na p. 41.)

### RESULTADO
Ao adotar um estilo de vida mais saudável, baseado em uma alimentação balanceada com muitas frutas e hortaliças frescas, uma ingestão adequada de água, menos stress e o uso ocasional da fórmula aromaterápica, Brenda constatou que foi capaz de manter o eczema dos filhos a distância, embora tenha sido enfatizado que o problema poderia voltar.

A PELE 169

## ESTUDO DE CASO 2: **ACNE**

George, 17, sofria de um caso severo de acne: a sua pele estava muito inflamada e apresentava muitos cravos, espinhas e pústulas. O médico lhe receitou um antibiótico, o que melhorou a sua pele, mas logo que o tratamento acabou, a acne voltou. George estava muito deprimido por causa da sua pele, e sentia que os exames e um lar estressante contribuíam para o seu problema.

### A ESCOLHA DOS ÓLEOS

Vários óleos essenciais de qualidade podem ajudar a eliminar a infecção e reduzir a quantidade de sebo produzida, minimizar as cicatrizes e promover o crescimento de um novo tecido na pele. Especialmente eficazes são os de niaouli, melaleuca e limão, que são altamente antissépticos. Os óleos de bergamota e petitgrain também são adstringentes, e o de lavanda é calmante e restaurador. O de gerânio, sendo um óleo que equilibra a mente e o corpo, equilibra a secreção de sebo.

### FÓRMULA

10 ml de óleo carreador de jojoba (bom para controlar o acúmulo excessivo de sebo e evitar que ele aumente).
2 gotas de óleo de lavanda
1 gota de óleo de gerânio
2 gotas de óleo de bergamota
5 gotas = fórmula a 2½ por cento

### TRATAMENTO

Massagear a área pustulenta agravará o problema, de modo que uma compressa foi aplicada nos locais inflamados, e o restante da fórmula foi aplicado em regiões da pele que não estavam muito afetadas para impedir que a acne se espalhasse ainda mais. O óleo de melaleuca foi aplicado diretamente nas pústulas com chumaços de algodão, como antisséptico e para atuar diretamente sobre o sebo. (É preciso tomar cuidado com o uso da melaleuca, e é melhor aplicá-lo diretamente do que em uma mistura.) Este tratamento continuou até as pústulas secarem. Mais tarde, outros óleos essenciais, como os de junípero, grapefruit e alecrim, foram introduzidos para eliminar as toxinas.

### CUIDADOS SUBSEQUENTES

George foi avisado de que não deveria espremer os cravos e as espinhas, e ainda aconselhado quanto à sua alimentação e exercícios. Foi instruído a evitar alimentos processados que contivessem gorduras saturadas e açúcar refinado, bem como aqueles com um elevado teor de iodo como o sushi (envoltórios de algas) e crustáceos, tendo sido porém aconselhado a incluir zinco e vitamina A na alimentação. Foi-lhe também recomendado que caminhasse durante 15 minutos ao ar livre em intervalos regulares ao longo do dia (mas não que corresse ou fizesse jogging, pois o suor pode agravar o problema). Para aliviar o stress, foi sugerido que ele tomasse à noite um banho de banheira morno com uma combinação de lavanda e camomila-romana.

### RESULTADO

George ia à clínica pelo menos duas vezes por semana para o tratamento, e depois de mais ou menos um mês uma nítida melhora teve lugar, o que significou que ele começou a se sentir melhor com relação a si mesmo. O tratamento, aliado a uma rotina suave de limpeza, eliminou o problema em oito semanas.

**Problemas de pele como a acne** podem apresentar uma melhora e até ser curados por meio da aromaterapia.

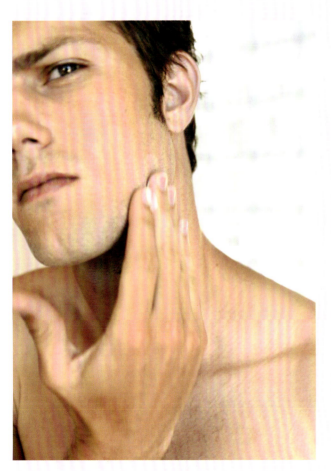

# O sistema respiratório

São os pulmões e as vias respiratórias que sustentam a troca de oxigênio e dióxido de carbono que nos mantêm vivos. O sistema respiratório também está envolvido na detecção do odor, na fala e na regulação do pH.

## O trato respiratório superior

O corpo depende do recebimento de um suprimento constante de oxigênio para todas as suas células, que o utilizam para liberar energia e produzir dióxido de carbono como um produto residual, em um processo conhecido como respiração celular.

A tomada de oxigênio começa pelo nariz. Quando inspiramos, as narinas filtram, umedecem e aquecem o ar que está chegando graças a um revestimento epitelial com minúsculos cílios (pelos) que capturam as bactérias e a poeira. O epitélio segrega um muco que contém um líquido protetor pegajoso para impedir que a poeira e as bactérias penetrem na garganta e nos pulmões.

Depois de passar através do nariz, o ar avança em direção à nasofaringe, a parte superior das fossas nasais, que são revestidas por membranas mucosas. A faringe atua como uma passagem para o ar e a comida; ela não pode ser usada com as duas finalidades ao mesmo tempo, caso contrário engasgamos.

A laringe é uma passagem em forma de funil que liga a faringe à traqueia e contém as cordas vocais: o ar que passa através das cordas vocais produz a voz. No topo da laringe há uma aba de tecido chamada epiglote, que se fecha para impedir que a comida entre na traqueia durante o processo de deglutição. A traqueia, que conduz o ar entre a laringe e os pulmões, consiste de um tubo rodeado por anéis de cartilagem em forma de C que entram em ação para mantê-la aberta. A traqueia desce através do tórax e se liga aos brônquios, que entra nos pulmões.

## Os pulmões

Os brônquios vão dar no pulmão e carregam o ar até eles. O brônquio direito é mais largo e mais vertical do que o esquerdo. Ambos são adicionalmente divididos em uma rede de passagens mais estreitas chamadas bronquíolos, que por sua vez se dividem em bronquíolos ainda menores dentro dos pulmões.

Os pulmões são em número de dois, sendo que o esquerdo é menor do que o direito já que compartilha o espaço do tórax com o coração. São órgãos esponjosos em forma de cone, cada um rodeado por uma membrana especializada chamada pleura. Esta última é composta por duas camadas umedecidas por um líquido especial que se parece com a linfa, o qual atua como um lubrificante que possibilita que as duas superfícies deslizem suavemente uma sobre a outra durante a respiração.

Os pulmões têm uma coloração rosada devido ao número de vasos sanguíneos no seu interior. Os bronquíolos, que estão constantemente se ramificando e que formam uma vasta rede, terminam em milhões de minúsculos sacos de ar chamados alvéolos, que estão dispostos em lóbulos e parecem cachos de uva. Eles estão rodeados por uma rede igualmente vasta de minúsculos vasos sanguíneos, chamados capilares pulmonares. A barreira entre o ar nos alvéolos e o sangue nos capilares é tão fina que o oxigênio e o dióxido de carbono conseguem passar através dela.

## O intercâmbio de gases para dentro e para fora dos pulmões

Durante a inalação, o oxigênio entra através do nariz e da boca. Ele se desloca ao longo da traqueia e dos brônquios em direção aos alvéolos dos pulmões, onde se espalha através da fina película de umidade que reveste os alvéolos. O ar, rico em oxigênio, entra em contato com o sangue na rede capilar que circunda os alvéolos. O oxigênio se espalha através de uma parede membranosa permeável que circunda os alvéolos para ser absorvido pelos glóbulos vermelhos do sangue. Esse sangue rico em oxigênio é conduzido para o coração e, em seguida, bombeado para as células de todo o corpo. O dióxido de carbono, recolhido pelas células que respiram ao redor do corpo, passa na direção oposta, espalhando-se a partir das paredes capilares em direção aos alvéolos; ele passa através dos brônquios e da traqueia, e é exalado pelo nariz e pela boca.

## Os músculos que auxiliam a respiração

Dois conjuntos de músculos estão situados entre as costelas, conhecidos como músculos intercostais internos e externos. Juntos, são responsáveis por levantar e abaixar o tórax durante a inspiração e a expiração.

O diafragma é uma lâmina muscular em forma de cúpula que separa a cavidade torácica do abdômen. Ele tem três aberturas para permitir a passagem do esôfago, da aorta e da veia cava.

O mecanismo da respiração envolve a contração dos músculos intercostais, o que movimenta a caixa torácica para cima e para fora, e a contração do diafragma para baixo, para uma posição mais achatada. Isso faz com que o espaço dentro do tórax aumente de volume, reduzindo assim a pressão interior. Duran-

# O SISTEMA RESPIRATÓRIO 171

### O sistema respiratório
O oxigênio é inalado como ar no nariz e na boca e levado para os pulmões, onde é difundido através das paredes dos alvéolos e penetra nas células do sangue. Ao mesmo tempo, o dióxido de carbono é absorvido pelos alvéolos a partir do sangue, para que seja expelido durante a expiração.

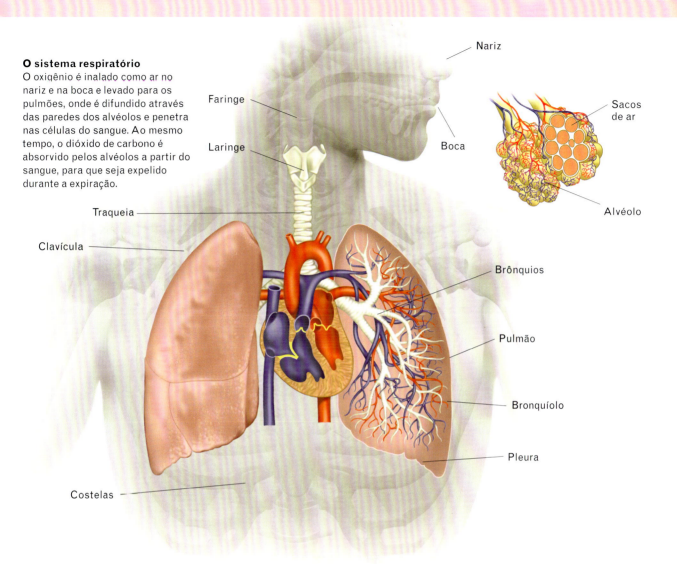

te a expiração, os músculos intercostais se relaxam, o diafragma retoma a sua forma de cúpula no relaxamento e a caixa torácica volta à posição normal. Isso tem o efeito de reduzir o volume dentro do tórax, aumentando a pressão do ar nos pulmões, o que força o ar a sair.

## A regulação da respiração

O controle da respiração é parcialmente voluntário porém principalmente involuntário, e é alcançado por meios químicos e neurológicos. O controle voluntário é exercido durante atividades como falar e cantar. A respiração involuntária é controlada por células nervosas situadas na medula oblonga, no que é conhecido como centro respiratório. Ela é adicionalmente controlada por quimiorreceptores localizados nas paredes da aorta e da carótida.

## Outras funções do sistema respiratório

Como foi explicado, é o ar que passa sobre as cordas vocais na laringe que nos permite falar. É por esse motivo que não conseguimos falar quando estamos ofegantes – porque corremos rápido demais, por exemplo – e também a razão pela qual o controle da respiração é fundamental para os cantores. Extremamente importante para a aromaterapia é o papel do sistema respiratório no sentido do olfato, ou como sentimos os diferentes odores. Isso é explicado mais detalhadamente no Capítulo 2 (ver p. 32). O sistema respiratório também é uma das maneiras pelas quais o corpo regula o pH do sangue, ou o equilíbrio ácido-alcalino. O dióxido de carbono é levemente ácido, de modo que um acúmulo de dióxido de carbono do sistema corporal, geralmente devido a um distúrbio pulmonar ou respiratório, pode causar acidose respiratória.

# Distúrbios do sistema respiratório

As infecções virais como o resfriado comum, a gripe e a amigdalite afetam os sistemas respiratórios, e as doenças ou distúrbios que interferem na respiração normal afetarão o corpo inteiro.

### Asma

Existem dois tipos de asma brônquica: a extrínseca (alérgica ou atópica) e a intrínseca. Em ambos os casos, a membrana mucosa e as camadas musculares dos brônquios se tornam espessas e as glândulas mucosas aumentam. Durante uma crise, a contração espasmódica do músculo brônquico e a secreção excessiva de muco contraem e reduzem as vias respiratórias. A inspiração é normal, mas a expiração é apenas parcial. A duração dos ataques pode variar de poucos minutos até várias horas.

### Reações alérgicas

Entre elas estão a febre do feno, um problema de hipersensibilidade que se desenvolve como uma reação a antígenos estranhos como o pólen e os ácaros, sensibilizando as vias respiratórias.

### Sinusite aguda

Os seios nasais são cavidades dentro dos ossos da parte da frente do rosto, que ficam doloridas quando a membrana mucosa que as reveste fica inflamada ou congestionada. Isso é frequentemente causado pela propagação de micróbios do nariz e da faringe.

### Bronquite

A bronquite é uma infecção bacteriana geralmente precedida por uma gripe ou resfriado. Pode ser aguda ou crônica; a bronquite crônica é uma doença inflamatória progressiva causada por vários fatores, entre eles o fumo e os poluentes da atmosfera.

### Enfisema

Esta doença pulmonar obstrutiva crônica resulta em uma distensão irreversível dos bronquíolos, dos ductos alveolares e dos alvéolos.

### Amigdalite

Os vírus e as bactérias são causas comuns da inflamação das tonsilas palatinas e das paredes da faringe.

---

## ESTUDO DE CASO 1: **ENFISEMA**

Sonia, de 80 anos, teve um problema no coração e no pulmão por ter fumado muito quando era mais jovem. Ela tinha tanta dificuldade para respirar que precisava da ajuda de um nebulizador e de oxigênio.

### A ESCOLHA DOS ÓLEOS

O óleo de olíbano torna a respiração mais profunda, o de eucalipto ajuda a limpar o trato respiratório superior e o de benjoim é um bom expectorante. Entre outros óleos adequados estão os de gengibre, pinheiro e petitgrain.

### FÓRMULA

Óleo carreador com 10 ml de óleo de calêndula e 10 ml de óleo de abacate refinado
2 gotas de óleo de eucalipto
2 gotas de óleo de olíbano
2 gotas de óleo de benjoim
6 gotas = fórmula a 3% (adequado à idade)

### TRATAMENTO

A fórmula foi delicadamente massageada diariamente no peito e nas costas da cliente.

### CUIDADOS SUBSEQUENTES

A vaporização de óleos no quarto de dormir durante um breve período (não superior a uma hora) também foi benéfica. As escolhas incluíram os óleos de pinheiro e de tomilho.

### RESULTADO

A combinação de óleos ajudou a trazer alívio à respiração de Sonia e possibilitou que ela dormisse à noite.

## ESTUDO DE CASO 2: **SINUSITE**

Ava, 30 anos, de Cingapura, sofria regularmente de sinusite, que é uma queixa comum no Extremo Oriente devido às condições climáticas. A estrutura óssea delicada também é um fator que contribui para o problema. Trabalhar e dormir em prédios com ar-condicionado não estava ajudando a melhorar a situação de Ava.

### FÓRMULA
10 ml de óleo carreador
2 gotas de óleo de Eucalyptus radiata
2 gotas de óleo de pinheiro
2 gotas de óleo de olíbano
6 gotas = fórmula a 3%

### TRATAMENTO
Algumas massagens aromaterápicas com um pouco da mesma fórmula misturada em uma pequena quantidade de hidrossol, na região do peito e nas costas. Uma suave massagem facial com ênfase nos pontos de pressão de acupressura nos seios da face embaixo dos ossos da maçã do rosto usando uma diluição a 1% de óleos de olíbano e sândalo também trouxe um grande alívio para a dor.

### CUIDADOS SUBSEQUENTES
Foi sugerido a Ava que colocasse um ou dois óleos essenciais em infusão no quarto de dormir à noite, e tentasse queimar uma pequena quantidade de óleo de pinheiro no escritório se os seus colegas concordassem, pois o aroma seria agradável.

### RESULTADO
O tratamento pareceu aliviar consideravelmente o problema de Ava.

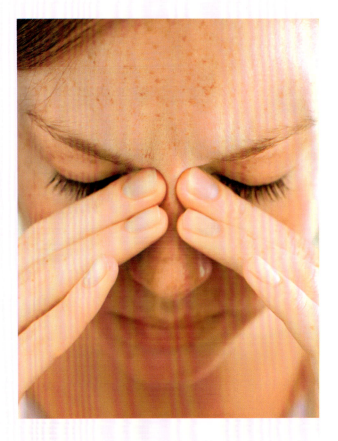

**A sinusite é uma inflamação dos seios nasais,** que pode causar dor no nariz, nas maçãs do rosto, nos dentes e na cabeça. Os óleos essenciais podem ajudar a melhorar a dor, e uma massagem aromaterápica pode ajudar a aliviar parte da pressão que contribui para a dor.

## Como a aromaterapia pode ajudar

Ao contrário dos medicamentos fitoterápicos, os óleos essenciais carecem de propriedades emolientes, cuja ação suaviza as membranas mucosas irritadas e inflamadas. Entretanto, são extremamente úteis para uma série de problemas respiratórios comuns. As principais ações dos óleos essenciais que têm afinidade com o sistema respiratório são a antiespasmódica e a expectorante.

**Antiespasmódicos** Relaxam os espasmos nos brônquios. Para problemas como a asma e a tosse seca, experimente os óleos de camomila-romana, cipreste e tomilho doce.

**Expectorantes** Promovem a remoção do muco. Para problemas catarrais como a sinusite e a tosse, experimente os óleos de Eucalyptus globulus, Eucalyptus radiata, pinheiro, benjoim e olíbano.

**Antissépticos e antivirais** Óleos essenciais como os de bergamota, pinheiro, lavanda, eucalipto e melaleuca são úteis para as infecções do trato respiratório.

**Imunoestimulantes** Os óleos essenciais podem fortalecer e ajudar o sistema imunológico de duas maneiras: estimulando o sistema imunológico ou inibindo diretamente os micro-organismos responsáveis. Uma série de óleos essenciais, como os de eucalipto, limão, alecrim, tomilho e melaleuca, ajudam agindo contra uma grande variedade de vírus e bactérias.

# O sistema circulatório

O sangue que circula através da imensamente longa e complexa rede de artérias, veias e vasos capilares do corpo assegura que todas as células recebam suprimentos de comida, oxigênio e outros nutrientes essenciais à vida. Quem possibilita tudo isso é o coração, que trabalha incessantemente para bombear o sangue para as partes mais remotas do corpo.

## A estrutura do coração

O coração é um órgão mais ou menos do tamanho de um punho situado no tórax acima do diafragma e entre os pulmões. O coração é um músculo composto de três camadas distintas:

**Pericárdio:** a camada externa é um revestimento suave e membranoso, formado por uma camada externa fibrosa e uma cobertura interna, serosa. Entre essas camadas é segregado um líquido que reduz a fricção quando o coração bate.

**Miocárdio:** a camada intermediária do coração é formada por um tecido muscular especializado, involuntário. Esse músculo do coração é excepcionalmente forte, pois as fibras estão ligadas em feixes e o músculo precisa ser capaz de se contrair ritmicamente ao longo da vida.

**Endocárdio:** o revestimento interno da camada do miocárdio é uma membrana extremamente fina formada por células epiteliais achatadas. Ele forma um todo contínuo com o revestimento dos vasos sanguíneos.

O coração está dividido em um lado direito e um esquerdo por uma divisória chamada septo, e cada lado é adicionalmente dividido em um átrio com paredes finas em cima e um ventrículo com paredes espessas embaixo. As duas câmaras superiores do coração (a aurícula esquerda e a aurícula direita) recebem sangue do corpo a partir das grandes veias e o bombeiam para as câmaras inferiores. As câmaras inferiores, os ventrículos esquerdo e direito, bombeiam o sangue para os órgãos e tecidos do corpo.

Quando o músculo do coração se contrai, ele comprime o sangue para fora do coração fazendo com que ele entre nas artérias que o carregam para todas as partes do corpo. Quando o músculo do coração relaxa, o coração é preenchido com o sangue que vem das veias. Esse mecanismo de contração e relaxamento é a pulsação.

## O fluxo do sangue através do coração

O sangue chega ao coração através das duas artérias coronárias (direita e esquerda), que procedem da base da aorta, e uma série de valvas regulam o fluxo do sangue através do coração. Entre a aurícula direita e o ventrículo direito situa-se a valva tricúspide, e entre a aurícula esquerda e o ventrículo esquerdo encontra-se a valva mitral. A valva aórtica regula o fluxo do ventrículo direito para a artéria pulmonar. Essas valvas se abrem e se fecham quando a pressão muda dentro das câmaras. O mau funcionamento de qualquer uma dessas valvas causa arritmia, ou pulsação irregular, e se uma das artérias coronárias foi incapaz de suprir uma quantidade suficiente de sangue para o coração, tem lugar um ataque cardíaco.

O sangue desoxigenado volta do corpo e se dirige para a aurícula direita do coração através das maiores veias do corpo, as veias cava superior e inferior. Quando elas ficam cheias, esvaziam-se através da valva tricúspide no ventrículo direito, a partir de onde o sangue é então empurrado para a artéria pulmonar, que conduz o sangue desoxigenado para os pulmões. Lá, ocorre uma troca gasosa, na qual o sangue passa dióxido de carbono para os pulmões e absorve oxigênio deles (ver Sistema

### PRESSÃO SANGUÍNEA

A pressão sanguínea é a quantidade de pressão exercida sobre as artérias pelo sangue enquanto circula através delas. Ela é medida em milímetros de mercúrio (mmHg) e é apresentada como dois números: o diastólico seguido pelo sistólico. As leituras podem variar consideravelmente na mesma pessoa em diferentes horas do dia ou em diferentes condições. Como uma orientação aproximada, as leituras na faixa de 90/60 até cerca de 125/80 podem ser consideradas normais, e a pressão sanguínea é considerada alta se a sistólica for de 140 ou mais ou a diastólica de 90 ou mais.

# O SISTEMA CIRCULATÓRIO

**Fluxo do sangue através do coração**

O sangue oxigenado que vem dos pulmões chega à aurícula esquerda do coração através de duas veias pulmonares, passando para a aorta e depois para o resto do corpo. As veias cavas depositam o sangue desoxigenado na aurícula direita, de onde ele é bombeado para os pulmões através da artéria pulmonar.

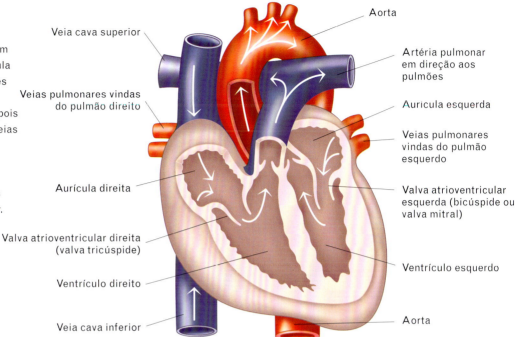

Respiratório, p. 170). O sangue oxigenado retorna ao coração através das veias pulmonares, que esvaziam o sangue na aurícula esquerda. Ele passa através da valva bicúspide e entra no ventrículo esquerdo, sendo em seguida empurrado para a maior artéria do corpo, a aorta, que carrega o sangue oxigenado para o resto do corpo.

## O ciclo cardíaco

A função do coração é manter constante a circulação do sangue através do corpo. Ele atua como uma bomba, batendo cerca de 60 a 70 vezes por minuto quando em repouso, mas acelerando-se durante o exercício. O processo de contração e relaxamento do coração, conhecido como ciclo cardíaco, está dividido em duas fases: **diástole**, quando o sangue está passando das veias para as aurículas, depois para os ventrículos e o músculo do coração está relaxado; e **sístole,** quando os ventrículos se contraem e as válvulas do coração são forçadas a se fechar, o que faz com que a pressão nas artérias aumente. Isso produz a pulsação.

## Sangue

Todos os tecidos do corpo recebem um suprimento de sangue, até mesmo os ossos. Ele é o líquido no qual todas as substâncias são transportadas para dentro e para fora das células individuais do corpo, e poderia ser denominado o principal sistema de transporte do corpo.

O sangue é composto de plasma, um líquido aquoso que contém bilhões de glóbulos vermelhos (eritrócitos), glóbulos brancos (leucócitos) e fragmentos de células (plaquetas).

O eritrócitos (glóbulos vermelhos do sangue) são discos bicôncavos compostos de citoplasma rodeados por uma membrana elástica e compõem mais de 90% do sangue. São formados na medula óssea vermelha e contêm hemoglobina, que é uma proteína contida no ferro (que confere ao sangue a sua cor vermelha) e tem uma afinidade natural pelo oxigênio. A função dos glóbulos vermelhos do sangue é transportar oxigênio para as células e conduzir o dióxido de carbono para longe delas.

Os leucócitos (glóbulos brancos do sangue) são as maiores células do sangue e parecem brancos devido à falta de hemoglobina. A sua principal função é combater a infecção e proteger o corpo dos vírus, toxinas e bactérias. Existem diferentes tipos de leucócitos, e eles têm diferentes funções dentro do corpo.

- **Os granulócitos** compõem aproximadamente 75% do total dos glóbulos brancos. Capturam as bactérias e as digerem lentamente, em um processo conhecido como fagocitose.
- **Os linfócitos** compõem aproximadamente 23% do total dos glóbulos brancos. São formados nos nodos linfáticos e produzem anticorpos que matam proteínas estranhas.
- **Os monócitos** compõem aproximadamente 2% dos glóbulos brancos. Podem ingerir proteínas estranhas no sangue.

As plaquetas (trombócitos) se formam na medula óssea vermelha e desempenham um importante papel no processo de coagulação do sangue. Os tecidos danificados iniciam a liberação de substâncias químicas que atraem as plaquetas, estas se mantêm unidas e desencadeiam a formação de um coágulo de sangue.

O plasma é um líquido amarelado, levemente alcalino, no qual flutuam as células do sangue, e ele consiste de 96% de água ao lado de importantes compostos químicos como proteínas (albumina, fibrinogênio, globulina); anticorpos e sais solúveis (cloreto de sódio e de potássio, fosfato de cálcio); substâncias alimentícias (aminoácidos, glicose, ácidos graxos, glicerol); produtos residuais (ureia, dióxido de carbono) e hormônios.

## Vasos sanguíneos

Todos os vasos sanguíneos que transportam o sangue ao redor do corpo tomam a forma de finos tubos ocos, mas o seu tamanho e estrutura diferem levemente, dependendo da sua função.

**As artérias** conduzem o sangue para longe do coração e possuem espessas paredes musculares e elásticas para suportar a pressão do sangue que circula através delas. As artérias não contêm valvas, com exceção da base da artéria pulmonar. Elas transportam o sangue oxigenado (com a exceção da artéria pulmonar em direção aos pulmões). As artérias dão origem a pequenos vasos sanguíneos chamados arteríolas, que fornecem sangue aos vasos capilares.

**As veias** transportam o sangue para o coração. As suas paredes musculares são mais finas do que as das artérias, já que o sangue que elas conduzem está submetido a uma baixa pressão, e contêm valvas para impedir o refluxo do sangue. As veias transportam o sangue desoxigenado (com exceção das veias pulmonares dos pulmões). Formam vasos sanguíneos mais finos chamados vênulas, que continuam a partir dos vasos capilares.

**Os vasos capilares** são os menores vasos e ligam as arteríolas e as vênulas, completando o sistema circular. A parede de um vaso capilar tem a espessura de uma única camada de células, de modo que permite que substâncias que vêm dos tecidos e que se dirigem para eles se distribuam através dela.

## Sistemas dentro do sistema circulatório

A circulação pulmonar está relacionada com a respiração e é o sistema que fica entre o coração e os pulmões, onde uma elevada concentração de oxigênio no sangue é restaurada e a concentração de dióxido de carbono no sangue é reduzida.

A circulação sistêmica (ou geral) é a maior, e a sua função é levar nutrientes e oxigênio para todos os sistemas do corpo e transportar o material residual para longe dos tecidos para que sejam eliminados.

A circulação portal encontra-se dentro da circulação sistêmica e descreve o sistema circulatório que recolhe o sangue dos órgãos digestivos e o conduz para o fígado para que seja processado por meio da veia portal hepática. O sistema portal permite que o sangue com concentrações de glicose, gordura e proteína tenha essas substâncias processadas antes de entrar na grande circulação sistêmica.

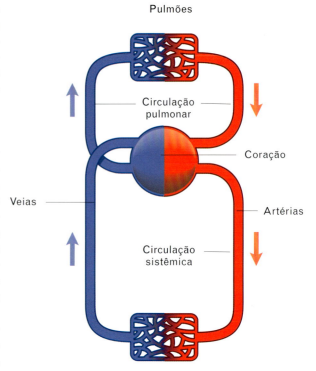

**Circulação sistêmica** O sangue flui do coração para todas as células do corpo por meio de uma extensa rede de veias, artérias e vasos capilares. Este diagrama simplificado mostra como o sangue oxigenado flui dos pulmões para o corpo e o sangue desoxigenado flui do corpo de volta para o coração para ser reoxigenado.

### AS FUNÇÕES DO SANGUE

- Transportar o oxigênio dos pulmões para os tecidos do corpo
- Transportar o dióxido de carbono dos tecidos do corpo para os pulmões
- Transportar os produtos excretores
- Transportar os alimentos digeridos
- Distribuir o calor
- Distribuir os hormônios
- Coagular (para impedir a perda de sangue de um ferimento)

# O SISTEMA CIRCULATÓRIO 177

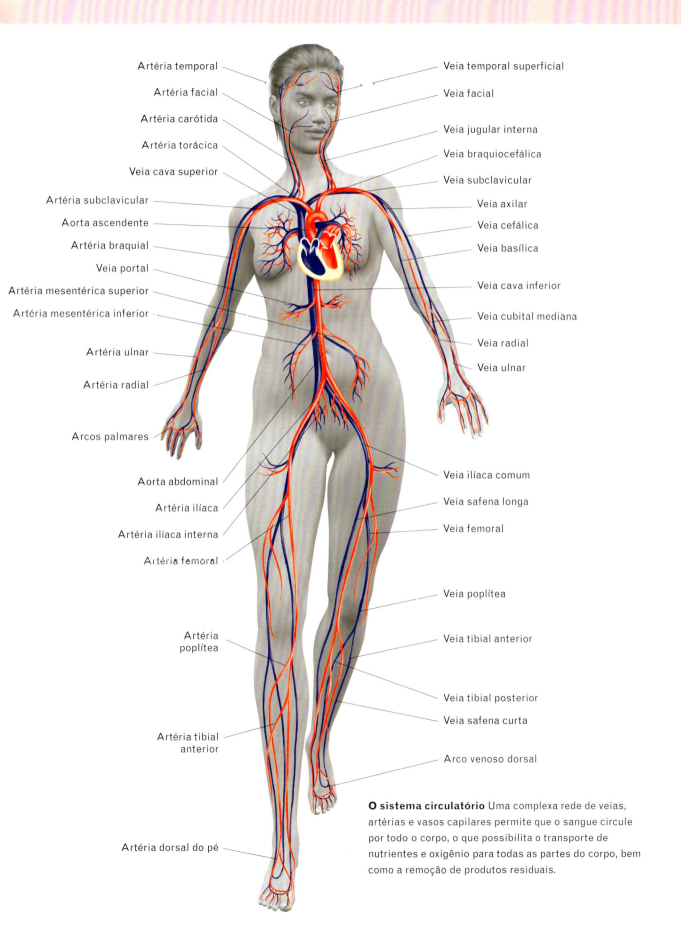

**O sistema circulatório** Uma complexa rede de veias, artérias e vasos capilares permite que o sangue circule por todo o corpo, o que possibilita o transporte de nutrientes e oxigênio para todas as partes do corpo, bem como a remoção de produtos residuais.

# Distúrbios do sistema circulatório

Os aromaterapeutas se depararão com muitos dos seguintes distúrbios que podem ser beneficiados por alguns excelentes óleos essenciais.

### Doenças cardíacas

Os problemas cardíacos congênitos ou não, a hipertensão ou a hipotensão arterial, a arritmia e a embolia são sintomas de que o coração não está funcionando como deveria. Com indicação médica, uma certa adaptação dos métodos de massagem e um cuidado especial na escolha dos óleos essenciais, é possível ministrar um tratamento nesses casos.

### Varizes

As varizes são veias tão dilatadas que as valvas não se fecham para impedir o refluxo do sangue, de modo que elas perdem força e elasticidade. As paredes dos vasos ficam inchadas e protuberantes, tornando-se visíveis através da pele. As varizes aparecem com mais frequência nas pernas e se rompem facilmente quando machucadas. Os aromaterapeutas precisam tomar cuidado para não exercer pressão sobre as veias propriamente ditas, mas podem aplicar suavemente uma fórmula adequada de óleos essenciais.

### Hipertensão

A pressão sanguínea varia de pessoa para pessoa (ver p. 174), mas pode ser considerada alta caso se mantenha acima de um nível normal máximo geralmente aceito para uma faixa etária específica. A pressão alta pode ser causada pelo stress emocional ou por uma alimentação deficiente.

### Anemia

Tem lugar quando o nível de hemoglobina no sangue fica muito baixo. Os principais sintomas são a fadiga excessiva, falta de ar, palidez da pele e uma baixa resistência às infecções.

### Palpitações

Variam de pessoa para pessoa, mas se manifestam principalmente por uma pulsação rápida e irregular. As palpitações podem estar associadas à emoção, ao stress, aos estimulantes ou ao exercício.

---

## ESTUDO DE CASO 2: **HIPERTENSÃO**

Simon, um dinâmico empresário de 50 anos, apresentava sintomas de um extremo cansaço, mas não conseguia dormir. O seu peso estava acima do normal, e ele estava sempre ruborizado.

### A ESCOLHA DOS ÓLEOS

Os óleos de ylang ylang e manjerona são benéficos para a pressão alta, e os de lavanda e camomila fazem uma boa combinação como sedativo.

### FÓRMULA PARA O CORPO

20 ml de óleo carreador (por causa do tamanho dele), 10 ml de óleo de semente de uva e 10 ml de óleo de abacate para aumentar a capacidade de penetração
2 gotas de óleo de camomila-romana
4 gotas de óleo de lavanda
1 gota de óleo de ylang ylang
2 gotas de manjerona
9 gotas = fórmula a 2¼ por cento

### FÓRMULA PARA O ROSTO

Uma pequena quantidade (adicionalmente diluída) dos três primeiros óleos essenciais (o de manjerona não é adequado para ser usado no rosto).

### TRATAMENTO

A pressão alta de Simon foi favorecida por um tratamento aromaterápico que o ajudou a relaxar. Depois de uma hora de massagem, ele adormeceu profundamente.

### RESULTADO

Naquela noite ele dormiu tranquilamente até as nove horas da manhã seguinte. Tornou-se adepto da aromaterapia e depois de outras sessões semelhantes começou a sentir que poderia relaxar e proporcionar um alívio adequado à sua estressante vida profissional.

## O SISTEMA CIRCULATÓRIO

### ESTUDO DE CASO 1: NÍVEIS DE STRESS ELEVADOS

Gina, uma mulher de 54 anos com uma função executiva como consultora de um programa de televisão de sucesso, levava uma vida estressante que lhe concedia muito pouco tempo para si mesma, estava exausta devido às longas horas que trabalhava, e a sua pressão sanguínea estava elevada.

### A ESCOLHA DOS ÓLEOS

Há uma ampla seleção de óleos que favorecem o relaxamento e trazem alívio ao stress, de modo que, no caso de Gina, foram usados aqueles que ela achava mais agradáveis. O de grapefruit é um excelente desintoxicante, o de gerânio é sempre útil como um óleo equilibrante e o de ylang ylang foi incluído para baixar a pressão sanguínea. Uma alternativa para o rosto poderia ter sido o óleo de néroli, que levanta o ânimo.

### FÓRMULA PARA O CORPO

10 ml de óleo carreador, composto por 5 ml de óleo de amêndoa doce para a pele seca, 3 ml de óleo de abacate para acentuar a penetração e 2 ml de óleo de prímula para a idade
2 gotas de óleo de grapefruit
1 gota de óleo de gerânio
1 gota de óleo de ylang ylang
4 gotas = fórmula a 2%

### FÓRMULA PARA O ROSTO

7 ml de óleo carreador de calêndula para a pele madura
1 gota de óleo de rosa attar
1 gota de óleo de olíbano

### TRATAMENTO

A melhor maneira de fazer com que Gina relaxasse foi por meio de sessões de tratamento para o corpo e para o rosto sempre que ela dava um jeito de marcá-las.

### RESULTADO

Gina foi beneficiada por sessões semanais regulares e sempre comenta que passou a se sentir muito melhor, especialmente no dia seguinte, nas horas de trabalho.

**O stress, a exaustão e a tensão** podem causar numerosos problemas de saúde, como dores de cabeça, pressão alta e problemas de pele, todos os quais podem ser auxiliados pela aromaterapia.

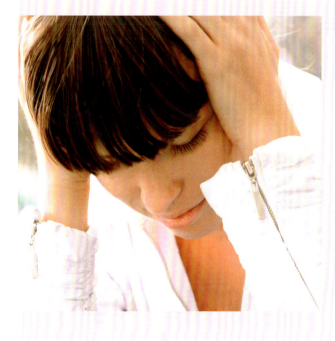

### Apoplexia

É causada pelo bloqueio do fluxo de sangue para o cérebro ou pelo rompimento de um vaso sanguíneo e está geralmente associada à pressão alta. A sua gravidade pode variar, e quando muito grave pode resultar em uma paralisia permanente ou temporária.

## Como a aromaterapia pode ajudar

Quando surgem problemas circulatórios, quase sempre existe a necessidade de lidar com a retenção de líquido. A massagem regular ajuda o corpo a eliminar o excesso de líquido e os resíduos tóxicos, independentemente dos óleos essenciais aplicados. Além disso, alguns óleos essenciais possuem propriedades que podem beneficiar problemas circulatórios específicos.

**Os hipertensivos** são óleos que elevam a pressão sanguínea e estimulam a circulação. Entre eles estão os de pimenta-do-reino, alecrim e o alfazema.
**Os hipotensivos** são óleos que baixam a pressão sanguínea. Entre eles estão o de ylang ylang, o da lavanda verdadeira e o de manjerona.
**Os tônicos e adstringentes** são óleos que fortalecem e tonificam todo o sistema, o que é útil no caso das varizes. Entre os óleos benéficos neste caso estão os de cipreste, limão e junípero.
**O rubefacientes** são óleos que aquecem e estimulam a circulação local, fazendo com que os vasos capilares se dilatem e desse modo aumentando o fluxo do sangue. Entre os óleos essenciais estão os de pimenta-do-reino, eucalipto e gengibre.

# O sistema linfático

Ao lado do sistema circulatório do sangue há uma outra rede circulatória líquida que trabalha estreitamente com ele, atuando como um processo de limpeza e também protegendo o corpo contra as infecções: o sistema linfático.

## O que é a linfa?

A linfa é um líquido claro, cor de palha que se origina do plasma sanguíneo (ver p. 175). A sua composição é semelhante à do plasma sanguíneo, porém com uma menor concentração de proteínas do plasma. Quando o plasma sai dos vasos capilares do sistema circulatório, ele forma o que se chama líquido intercelular. Um excesso de líquido intercelular é drenado dos tecidos do corpo indo para os capilares linfáticos, onde se torna conhecido como linfa. Em seguida, esta circula através dos vasos e dos nodos do sistema linfático, sendo finalmente devolvida à corrente sanguínea.

A linfa contém glóbulos brancos, principalmente linfócitos, ao lado de produtos residuais com os quais o sistema esteja lidando em qualquer momento particular, como células mortas e micro-organismos.

## A rede linfática

O sistema linfático consiste de capilares linfáticos, vasos linfáticos, nodos linfáticos e dutos linfáticos.

### Capilares linfáticos

Estes começam nos espaços dos tecidos do corpo como minúsculos tubos elásticos com extremidade cega, com uma estrutura semelhante à dos capilares do sangue porém mais largos e com um formato menos regular. Eles consistem de uma única camada de tecido epitelial, o que possibilita que o líquido do tecido os penetre. Também são mais permeáveis do que os capilares do sangue, permitindo que substâncias maiores passem através das suas paredes. Substâncias moleculares existentes nos líquidos dos tecidos grandes demais para passar para as veias podem facilmente passar para o sistema linfático. Essas substâncias moleculares são, na maioria das vezes, proteínas, mas observe-se que também incluem invasores estranhos como bactérias: combater a infecção dentro do corpo é uma das principais funções do sistema linfático. Os chamados capilares quilíferos também ajudam o intestino delgado a se livrar de depósitos de gordura nele acumulados.

### Vasos linfáticos

Os vasos linfáticos são tubos semelhantes a veias compostos de tecido conjuntivo revestido por células epiteliais. Eles transportam a linfa através do corpo em direção às grandes veias do pescoço: as veias subclaviculares esquerda e direita. Cerca de 2 a 4 litros de linfa passam diariamente pelo sistema venoso.

Como o sistema linfático carece de uma bomba, o fluxo linfático é criado por outros mecanismos. Os principais são a contração dos músculos do corpo em um movimento geral, que tende a forçar o líquido a seguir adiante, a compressão da pulsação nas artérias e a ação de puxar devido à mudança das pressões no tórax durante a inspiração. Existem numerosas válvulas unidirecionais nos longos vasos para garantir que a linfa se desloque exclusivamente em uma única direção e impedir que ela flua para trás.

### Nodos linfáticos

Antes de a linfa ser derramada na corrente sanguínea, ela passa através de pelo menos um nodo linfático. Existem mais de cem dessas estruturas ovais situadas em aglomerados ao redor do corpo. Algumas estão logo abaixo da pele, ao passo que outras estão profundamente entranhadas. Os principais aglomerados são encontrados nos seguintes lugares, que podem ser reconhecidos nos locais onde aparecem as "glândulas inchadas" nos casos de infecção.

- Cabeça e pescoço. Os nodos occipitais estão localizados na nuca; os nodos submandibulares no maxilar e os nodos cervicais em volta do pescoço (divididos em grupos profundos e superficiais). Podem ficar aumentados quando ocorre uma infecção no trato respiratório superior.
- Axilas. Esses nodos auxiliares drenam a linfa das extremidades superiores e dos seios, e podem ficar aumentados depois de uma infecção.
- Cotovelo. São chamados de nodos supratrocleares ou cuboides.
- Virilha. São chamados de nodos inguinais e drenam as extremidades inferiores e os órgãos genitais.
- Atrás dos joelhos. São chamados de nodos poplíteos.

Cada nodo linfático recebe linfa de vários vasos linfáticos diferentes. Os nodos linfáticos contêm linfócitos que combatem as infecções, macrófagos e glóbulos brancos do sangue, e à medida que a linfa flui lentamente através de um nodo, quaisquer mi-

# O SISTEMA LINFÁTICO 181

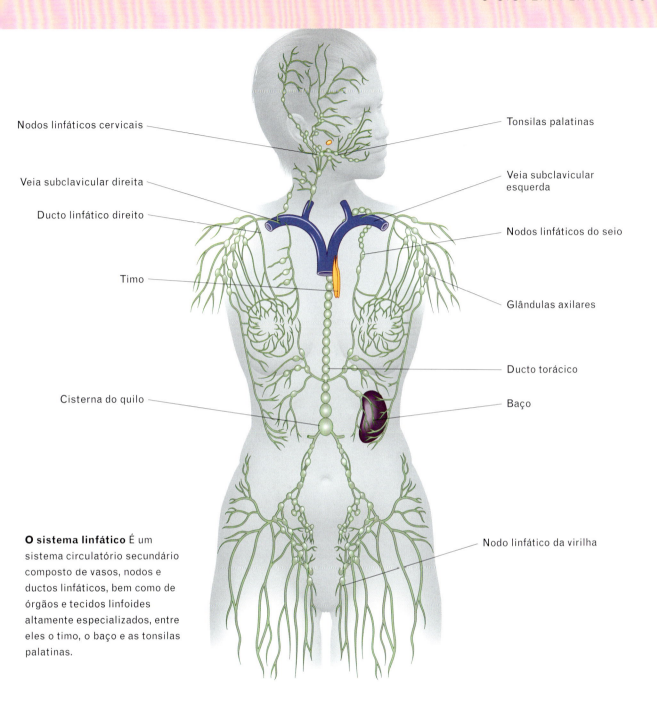

**O sistema linfático** É um sistema circulatório secundário composto de vasos, nodos e ductos linfáticos, bem como de órgãos e tecidos linfoides altamente especializados, entre eles o timo, o baço e as tonsilas palatinas.

cro-organismos, fragmentos celulares ou bactérias infecciosas potencialmente nocivas para o corpo são descartados, de modo que quando a linfa penetra no sangue, ela está livre de qualquer corpo estranho.

Uma vez filtrada, a linfa deixa o nodo e se escoa para outros vasos que se dirigem para um de dois dutos.

## Ductos linfáticos

O ducto torácico é o principal ducto recolhedor do sistema linfático. Começa na cisterna do quilo, um saco linfático especializado encontrado na frente das duas primeiras vértebras lombares.

A cisterna do quilo atua como uma bolsa de armazenamento temporária para o quilo, um líquido leitoso com glóbulos adiposos absorvidos pelos capilares linfáticos a partir do intestino delgado. O ducto torácico drena a linfa do lado esquerdo da cabeça e do pescoço, do braço esquerdo, do lado esquerdo da área do tórax e das pernas. Ele a devolve à corrente sanguínea conectando-se com a veia subclavicular esquerda na base do pescoço.

A linfa de uma parte menor do corpo – a metade direita da cabeça e do pescoço, a área direita do tórax e o braço direito – se escoa no ducto linfático direito, situado na base do pescoço, que desemboca na veia subclavicular direita.

# O sistema imunológico

O sistema linfático rechaça os organismos que possam apresentar uma ameaça à saúde do corpo com os linfócitos (os glóbulos brancos do sangue), em particular os fagócitos e os macrófagos. Estes são produzidos na medula óssea e em vários órgãos de apoio.

## O baço

O baço é um grande nódulo de tecido linfático de coloração vermelho-arroxeada. Está situado bem no alto da parte posterior do abdômen, protegido pela parte inferior da caixa torácica e imediatamente embaixo do diafragma, entre o estômago e o rim esquerdo. As funções do baço são as seguintes:

- formar linfócitos
- prover um reservatório para o sangue
- formar anticorpos e antitoxinas
- destruir eritrócitos desgastados (glóbulos vermelhos do sangue)
- produzir eritrócitos antes do nascimento.

## As tonsilas palatinas e as adenoides

Esses pequenos corpos ovais são encontrados em ambos os lados do palato mole (tonsilas palatinas) e na parte de trás da língua (tonsilas linguais). As tonsilas faríngeas (mais conhecidas como adenoides) estão localizadas atrás do nariz, na parede posterior da faringe superior. As tonsilas proporcionam uma defesa contra micro-organismos que entram na boca e no nariz, e são a primeira linha de defesa contra as bactérias que invadem o corpo.

## O timo

O timo é uma glândula de formato triangular composta de tecido linfático localizada na parte superior do tórax. Ele desempenha um importante papel no desenvolvimento da imunidade antes do nascimento e nos recém-nascidos, promovendo o desenvolvimento e o amadurecimento de certos linfócitos e programando-os para que se tornem células T do sistema imunológico (ver quadro). O timo atinge o auge da sua atividade na infância, atrofiando-se depois da puberdade.

## A resposta imunológica

O mecanismo de defesa do corpo, chamado de resposta imunológica, está ajustado para livrar o corpo de invasores indesejáveis como as doenças e as infecções, além de expulsar impurezas como as toxinas, a fim de manter o corpo saudável.

Parte da imunidade pessoal é inata, hereditária e transmitida através das gerações, motivo pelo qual algumas comunidades ou grupos raciais parecem ter uma resistência ou vulnerabilidade a certas infecções. A imunidade adquirida se desenvolve durante a vida da pessoa: à medida que encontramos vários antígenos específicos, o nosso corpo aprende a reconhecê-los e constrói uma resistência. A imunidade pode ser adquirida de várias maneiras: pode ser passiva (da placenta ou no leite materno, por exemplo), por meio do contato direto com a doença ou por intermédio da vacinação.

Embora os antibióticos tenham desempenhado um papel importante na medicina moderna na luta contra as infecções bacterianas, as drogas antivirais não tiveram êxito. Entre uma série de problemas comuns causados por vírus, dois dos mais sérios são os seguintes:

- **A AIDS (Síndrome da Imunodeficiência Adquirida)** é causada pelo vírus da imunodeficiência humana (HIV), que ataca o sistema imunológico natural do corpo, tornando-o extremamente vulnerável a outras infecções.
- **A hepatite B** é uma doença do fígado causada por um vírus (HBV) que é transmitida pelo sangue infectado e líquidos dos tecidos. O vírus é extremamente resistente.

---

### ANTÍGENOS E ANTICORPOS

O antígeno é uma substância estranha que produz uma resposta imunológica. Essa resposta é chamada de anticorpo. Cada anticorpo é específico, iniciando e estimulando a atividade de certos linfócitos projetados para subjugar ou remover um antígeno particular. Os linfócitos são classificados como células T ou células B. As células B fabricam anticorpos específicos que circulam no sangue. Existem vários tipos de células T, cada um com uma função diferente: as células "assassinas" destroem diretamente as células estranhas, as células "auxiliares" liberam substâncias que estimulam outros linfócitos e macrófagos, as células "supressoras" reprimem a resposta imunológica e as células "de memória" recordam um antígeno e podem iniciar uma rápida reação caso encontre novamente esse antígeno.

## ESTUDO DE CASO 1: **DESINTOXICAÇÃO**

Carole, 44 anos, cuidava do marido que ficara inválido, estava sofrendo de uma retenção geral de líquido. Ela se sentia intumescida, e as pernas estavam pesadas e inchadas. Embora cuidasse da alimentação, comia à noite produtos com alto teor de carboidratos. Não havia problema com os seus rins, mas Carole estava sentindo a circulação linfática lenta e que ela precisava se desintoxicar.

### A ESCOLHA DOS ÓLEOS
Os óleos essenciais adequados para beneficiar esse tipo de problema são principalmente os diuréticos, em particular os de junípero, erva-doce, alecrim e, em um menor grau, os de gerânio, sândalo e patchuli. Um excelente óleo desintoxicante é o de grapefruit, e outros óleos benéficos são os de limão, cipreste e, novamente, erva-doce. O de palma-rosa usado na fórmula do rosto hidrata a pele e promove a regeneração celular.

### FÓRMULA PARA O CORPO
20 ml de óleo carreador: 10 ml de óleo de abacate (para favorecer uma penetração mais profunda) e 10 ml de óleo de amêndoa doce (um bom emoliente)
5 gotas de óleo de grapefruit
3 gotas de óleo de junípero
1 gota de erva-doce
3 gotas de óleo de gerânio
12 gotas = fórmula a 3%

### FÓRMULA PARA O ROSTO
5 ml de óleo carreador de amêndoa doce
1 gota de óleo de palma-rosa

### TRATAMENTO
Carol compareceu à clínica uma vez por semana para uma sessão completa de aromaterapia no corpo e também usou nas pernas, durante a semana, a combinação de óleos receitada (ela levava para casa o que sobrava dos 20 ml da fórmula preparada para ela). Foi aconselhada a fazer mudanças na alimentação para ajudar a desintoxicação e a perda de peso. Foi-lhe sugerido que comesse aspargo, raiz de funcho e ruibarbo, e também que reduzisse a ingestão de gordura. Foi ainda encorajada a fazer algum tipo de exercício, como andar de bicicleta e caminhar, para favorecer a circulação nas pernas.

### RESULTADO
Após dois meses, Carol sentiu que estava fazendo progressos, sentindo-se muito mais "leve" e seguindo as recomendações para a alimentação e o exercício. Suas pernas estavam muito mais bem-definidas, e ela também tinha se submetido a uma série de drenagem linfática manual para acelerar o processo. Carol deu continuidade ao tratamento com sessões de manutenção uma vez por mês.

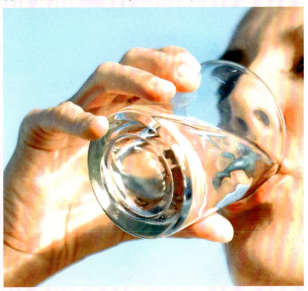

**Beber água ajuda a desintoxicar o corpo,** e depois de uma sessão de aromaterapia um copo de água ajuda a fazer os óleos fluírem pelo corpo.

## Como a aromaterapia pode beneficiar o sistema linfático

Quando o sistema imunológico do corpo está fraco, é difícil combater as infecções, e as pessoas que têm uma resistência baixa podem se ver constantemente acometidas pela tosse, por resfriados e outros problemas.
**Óleos essenciais adequados**: os de bergamota, camomila e tomilho podem ajudar a aumentar a produção dos glóbulos brancos do sangue, o que ajuda a combater as infecções.

Se a regulação de líquido realizada pelo sistema linfático nos tecidos do corpo estiver comprometida, o excesso de líquido dentro dos espaços dos tecidos causa o inchaço (edema). O linfedema, no qual os membros ficam saturados de água, é um problema associado a pacientes pós-câncer. Embora a drenagem linfática manual seja o tratamento mais adequado, a massagem aromaterápica em geral é benéfica.
**Óleos essenciais adequados**: os de junípero, erva-doce e sândalo agem como diuréticos e ajudam a expelir o excesso de água.

# O sistema nervoso

O sistema nervoso é o centro de controle do corpo, determinando as ações e reações deste último bem como a maneira como ele se ajusta ao ambiente. Esse sistema também é responsável por todos os processos mentais e reações emocionais. O sistema nervoso central abrange o cérebro e a medula espinhal, enquanto o sistema nervoso periférico consiste dos nervos que se estendem do cérebro e da medula espinhal para todas as partes do corpo.

## O encéfalo

O encéfalo, popularmente chamado de cérebro, é uma massa extremamente complexa de tecido nervoso que reside dentro da proteção do crânio. A sua função é coordenar os estímulos nervosos recebidos e levar a termo as reações corretas. As principais partes do encéfalo são o cérebro propriamente dito, o cerebelo e o tronco cerebral, que compreende o mesencéfalo, a ponte e o bulbo raquiano.

## O cérebro

O cérebro é a parte maior do encéfalo e está dividido em duas metades chamadas hemisférios. Os dois hemisférios estão conectados bem profundamente no encéfalo por uma massa de fibras nervosas chamadas de corpo caloso. Cada hemisfério está dividido em lobos, que assumem o nome dos ossos do crânio debaixo dos quais eles estão situados: frontal, parietal, temporal e occipital. Diferentes áreas dos lobos são especializadas em diferentes funções.

A camada superficial ou externa do cérebro é formada por células nervosas, ou massa cinzenta, formando o córtex cerebral. O córtex está relacionado com todas as formas de atividade consciente, toda a percepção sensorial, o início e controle dos movimentos voluntários; o pensamento, o raciocínio, as emoções, a memória e a inteligência.

Profundamente no núcleo do encéfalo está situado o diencéfalo, que compreende os gânglios basais, a área de massa cinzenta que se julga influenciar o tônus muscular; o tálamo, um centro de retransmissão e interpretação de todos os impulsos

**Lobos do encéfalo** O lobo frontal controla a personalidade, o discernimento, o planejamento e aspectos da fala e do movimento. O lobo temporal identifica os sons e a memória. O lobo parietal lida com estímulos como a temperatura e a dor. O lobo occipital interpreta as imagens visuais.

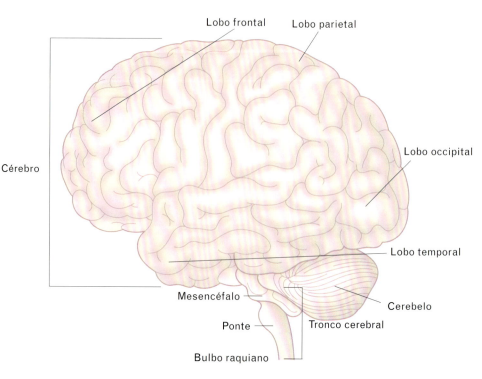

sensoriais exceto o olfato; e o hipotálamo, que regula o sistema nervoso autônomo, controlando a fome, a sede, a temperatura do corpo, os vasos do coração e do sangue, e o sistema límbico.

## Cerebelo

O cerebelo é uma estrutura em forma de couve-flor localizada na parte de trás do crânio, embaixo do cérebro. A sua função é coordenar os músculos do esqueleto associados ao movimento motor voluntário e à manutenção do equilíbrio. Ele também coordena a atividade controlada pelo sistema nervoso autônomo. O cerebelo se conecta ao tronco cerebral com três faixas de fibras neurais ligadas ao mesencéfalo, à ponte e ao bulbo raquiano.

## Tronco cerebral

O mesencéfalo, aconchegado debaixo do cérebro, contém os principais trajetos que ligam o cérebro com as partes inferiores do encéfalo e com a medula espinhal.

A ponte consiste principalmente de fibras nervosas que formam uma ponte entre os dois hemisférios do cérebro. Elas atuam como estações neurais de retransmissão e também estão associadas aos nervos cranianos.

O bulbo raquiano se estende para baixo, a partir da ponte, e se torna a medula espinhal. Os centros de controle vital dentro do bulbo raquiano incluem os do coração, dos pulmões e dos intestinos. Ele também contém os centros reflexos do vômito, da tosse, do espirro e da deglutição. Uma das características especiais do bulbo raquiano é a decussação das pirâmides, onde a maioria dos nervos motores que descem da região motora do cérebro em direção à medula espinhal atravessam de um lado para o outro. Isso significa que o hemisfério esquerdo do cérebro controla a metade direita do corpo e vice-versa.

## Neurônios

O sistema nervoso é formado por milhões de células conhecidas como neurônios, sustentados por um tipo especial de tecido conjuntivo chamado neuróglia. Os neurônios executam as principais funções do cérebro por meio de duas propriedades:

- irritabilidade: a capacidade de sentir as coisas e converter essa sensação em um impulso nervoso
- condutividade: a capacidade de conduzir impulsos ao redor do corpo.

Existem três tipos de neurônios:
- Os neurônios sensoriais (ou aferentes) transmitem os impulsos da periferia do corpo para a medula espinhal. Os impulsos podem então passar para o cérebro ou para os neurônios conectores dos arcos reflexos. Entre as sensações transmitidas estão o calor, o frio, a dor, o sabor, o odor, o que é visto e o som.
- Os neurônios motores (ou eferentes) procedem do encéfalo, da medula espinhal e dos gânglios autônomos. Conduzem os impulsos para longe do cérebro e da medula espinhal para executar ações. Estas podem ser voluntárias (como a contração muscular), reflexas (como piscar), ou ativar secreções glandulares.

Os interneurônios descrevem neurônios cujos nervos sensoriais e motores estão encerrados dentro da mesma bainha de tecido conjuntivo. Eles são encontrados no corpo, fora da medula espinhal.

Cada neurônio possui apenas um axônio, que conduz informações, sob a forma de impulsos elétricos, para longe da célula, porém muitos dendritos, que recebem impulsos de axônios de outros neurônios. Os neurônios não estão anatomicamente ligados uns aos outros, e o ponto de transmissão de um neurônio para outro é chamado de sinapse. Para preencher o espaço sináptico, um neurônio transmissor segrega substâncias químicas específicas, chamadas neurotransmissores, para transmitir o impulso para os neurônios vizinhos. Milhões dessas conexões formam uma "avenida de informações" quase instantânea. Uma vez que o impulso atravessa o espaço sináptico, os neurotransmissores são neutralizados por enzimas.

### COMO OS NEURÔNIOS TRANSMITEM AS INFORMAÇÕES

Cada neurônio é composto por três partes básicas: um corpo celular que contém o núcleo, um axônio e numerosos dendritos.

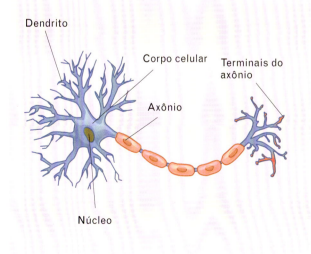

## A medula espinhal

A medula espinhal é uma extensão do tronco cerebral, formando com ele uma estrutura contínua. Juntos, o encéfalo e a medula espinhal são chamados de sistema nervoso central.

Assim como o encéfalo é protegido pelo crânio, a medula espinhal é protegida pelas vértebras da coluna vertebral. Ambos são adicionalmente protegidos por três camadas de tecido conjuntivo conjuntamente conhecidos como meninges:

- A dura-máter consiste de duas camadas de membranas fibrosas fortes e grossas, cuja parte externa forma o periósteo.
- A aracnoide é uma membrana serosa situada perto do lado inferior da dura-máter (ela é chamada de aracnoide por causa da sua estrutura delicada, parecida com uma teia de aranha). Debaixo dela encontra-se o espaço subaracnoideo que contém o líquido cerebrospinal, protetor e nutritivo.
- A pia-máter é a camada mais profunda, formada por um tecido conjuntivo fino ricamente suprido de vasos sanguíneos. Ela cobre completamente as convoluções do encéfalo e continua para baixo em direção à medula espinhal e além como o filo terminal, finalmente fundindo-se com o periósteo e o cóccix.

### REFLEXOS NERVOSOS

A medula espinhal é o centro da ação reflexa, por meio da qual o nosso corpo reage aos estímulos sensoriais sem envolver o encéfalo. Uma sequência típica é o reflexo patelar:

- receptores sensoriais captam a pancadinha na borda do joelho, os neurônios sensoriais direcionam essa informação através da medula espinhal para os nervos motores relevantes na perna
- a perna faz um movimento abrupto e espasmódico.

Essa sequência é conhecida como arco reflexo.

Muitos reflexos ocorrem como algo natural no nosso corpo, afetando o coração, os vasos sanguíneos, o estômago, o intestino e a respiração. O encéfalo registra essa atividade, motivo pelo qual temos consciência de um reflexo patelar ou de um pestanejo, mas não os controlamos. Ao ministrar uma massagem, é importante permanecer consciente desses reflexos. Gânglios situados do outro lado da coluna vertebral se comunicam com o sistema nervoso simpático, de modo que a pressão exercida neles bloqueia a ação reflexa, mas é necessário que seja precisa.

Exceto pelos nervos do crânio, a medula espinhal é o tecido nervoso que liga o encéfalo ao resto do corpo, sendo também o centro das ações reflexas que apresentam uma reação rápida aos estímulos externos ou internos (ver quadro).

## O sistema nervoso periférico

Consiste de 31 pares de nervos espinhais, 12 pares de nervos cranianos e o sistema nervoso autônomo.

Quase todos os nervos do sistema nervoso periférico são compostos por fibras nervosas sensoriais que transmitem impulsos dos órgãos terminais sensoriais *para* o cérebro, e fibras nervosas motoras que transmitem impulsos *do* cérebro através da medula espinhal para os músculos do esqueleto, por exemplo.

Há 12 pares de nervos cranianos procedentes dos núcleos no encéfalo, alguns sensoriais, alguns motores e alguns mistos.

Os 31 pares de nervos espinhais emergem, um de cada lado do canal vertebral, e cada um é um nervo misto, formado pela união de um nervo motor e um sensorial. Eles recebem um nome de acordo com as vértebras com as quais estão associadas e se reúnem em cinco grandes grupos ou plexos (ver ilustração).

## O sistema nervoso autônomo

O sistema nervoso autônomo (ou involuntário) controla áreas do corpo sobre as quais não há um controle consciente. Ele se divide em duas seções: o sistema simpático e o sistema parassimpático.

O sistema simpático prepara o corpo para lidar com situações de emergência, especialmente para estimular funções da reação "lutar ou fugir" (ver Stress, p. 229). Os processos que não são necessários para superar a emergência percebida são inibidos; os movimentos musculares do trato gastrointestinal são desacelerados, por exemplo, ou até mesmo interrompidos.

O sistema parassimpático diz basicamente respeito a atividades que restauram e conservam a energia do corpo. Ele é um "pacificador", tornando mais lentos os efeitos do sistema simpático e restaurando o equilíbrio (homeostase). Os impulsos reduzem o batimento cardíaco e a capacidade dos brônquios, aumentam o suprimento de sangue para os órgãos internos e a atividade digestiva, e regulam as secreções glandulares.

É preciso ter em mente que o sistema nervoso autônomo não é um sistema nervoso separado. Os dois sistemas trabalham estreitamente em conjunto para regular o funcionamento interno do corpo.

O sistema nervoso é responsável por receber e interpretar informações vindas de dentro e de fora do corpo, trabalhando estreitamente com o sistema endócrino.

# O SISTEMA NERVOSO 187

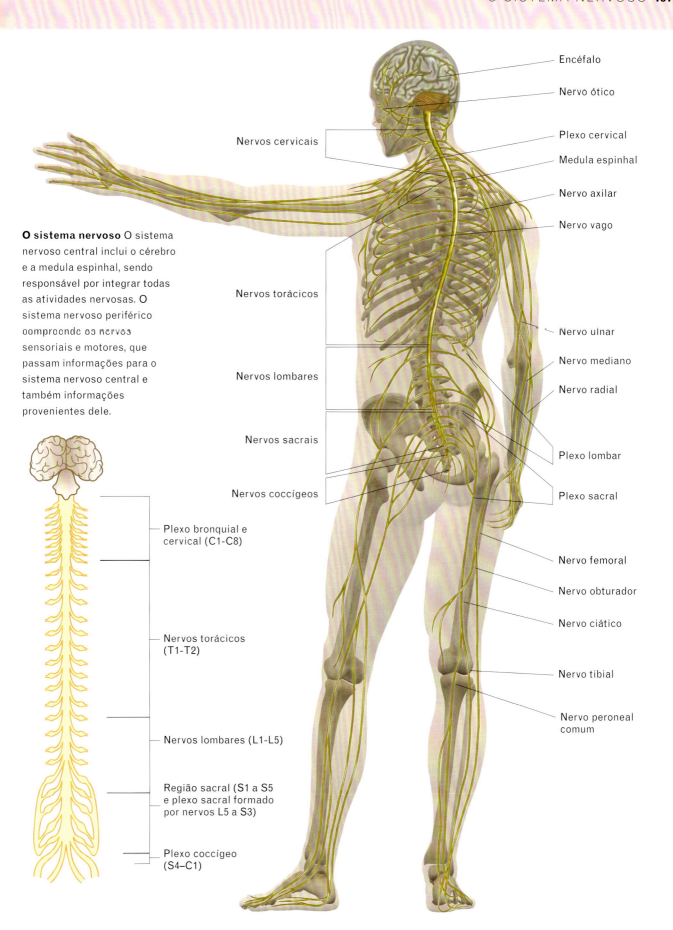

**O sistema nervoso** O sistema nervoso central inclui o cérebro e a medula espinhal, sendo responsável por integrar todas as atividades nervosas. O sistema nervoso periférico compreende os nervos sensoriais e motores, que passam informações para o sistema nervoso central e também informações provenientes dele.

# Distúrbios do sistema nervoso

Os problemas do sistema nervoso podem assumir muitas formas, pois esse sistema afeta não apenas o funcionamento físico do corpo, como também o seu estado mental e emocional.

### Nervos comprimidos ou danificados

Esse distúrbio se manifesta de várias maneiras: síndrome do túnel do carpo (pressão no nervo mediano do pulso), ciática, paralisia cerebral (causada por dano ao sistema nervoso central do corpo durante a gravidez ou logo depois do parto).

### Doenças nervosas degenerativas

Entre elas estão a doença do neurônio motor, a doença de Parkinson e a esclerose múltipla.

### Problemas neurológicos

Podem variar de enxaquecas e epilepsia à doença de Alzheimer e outras formas de demência.

### Ansiedade, depressão e distúrbios psicológicos

Esses problemas nervosos mais nebulosos são em geral descritos como multifatoriais, pois podem resultar de várias causas reunidas, como o excesso de trabalho, preocupação com outro problema médico ou um desequilíbrio químico no cérebro. Os sintomas podem ser igualmente variados, e incluem a insônia, a incapacidade de concentração, a perda da libido, distúrbios alimentares e tiques nervosos.

### Como a aromaterapia pode ajudar

Muitos dos problemas acima são médicos, mas os tratamentos aromaterápicos podem realmente ajudar. Um corpo relaxado é mais capaz de lidar com as situações da vida do que quando es-

---

## ESTUDO DE CASO 1: **ANOREXIA NERVOSA**

Suzie, de 15 anos e meio, estava em um internato desde os 11 anos de idade e, de repente, decidiu que ia se tornar vegetariana. Cada vez que ia para casa nas férias, Suzie ficava mais exigente a respeito da comida e estava ficando muito magra. Ela também parara de menstruar. Este é obviamente um problema psicológico que se manifestou como um distúrbio alimentar.

### A ESCOLHA DOS ÓLEOS

O óleo de rosa attar é benéfico para os problemas de menstruação, além de melhorar a disposição de ânimo, e Suzie escolheu o jasmim entre os óleos adequados para estimular o útero. O manjericão estimula os sistemas digestivo e nervoso, e o alecrim também é um tônico para os nervos. A fórmula para a cabeça e o rosto tinha uma base rica e nutritiva, pois a pele de Suzie era seca e parecia que ela tinha perdido um pouco de cabelo.

### FÓRMULA PARA O CORPO

Cerca de 20 mg de um creme base inodoro
2 gotas de óleo de rosa attar
1 gota de óleo de manjericão
1 gota de óleo de alecrim
4 gotas = fórmula a 1%

### FÓRMULA PARA O ROSTO

10 ml de óleo de amêndoa doce
1 gota de óleo de jasmim

### TRATAMENTO

Como a imagem corporal é extremamente importante para as pessoas que sofrem de anorexia, uma massagem exuberante no corpo com um creme encorpado era convidativa. Micheline Arcier recomendava que era importante estimular o sistema nervoso durante a massagem dos gânglios espinhais, e que uma massagem lenta e relaxante não era uma maneira adequada de estimular o apetite no hipotálamo, de modo que a primeira parte da massagem – os pontos de pressão nos gânglios espinhais – era bem rápida. Suzie gostou muito da primeira massagem e fez uma série de seis sessões durante o período de férias.

### RESULTADO

Suzie foi convencida a tentar fazer algumas refeições menores e nutritivas. A sua mãe marcou uma consulta com o médico, o qual também ajudou muito com alguns conselhos e ficou satisfeito com a terapia. Mais ou menos seis meses depois Suzie voltou à clínica, e a sua aparência estava bem melhor.

# O SISTEMA NERVOSO

## ESTUDO DE CASO 2: **ANSIEDADE E DORES DE CABEÇA DE TENSÃO**

Lucy, de 39 anos e dois filhos em idade escolar, estava sofrendo de ansiedade e dores de cabeça de tensão devido ao excesso de trabalho e problemas domésticos. Ela tinha uma vida social relativamente agitada relacionada com o trabalho do marido, e este chegava frequentemente tarde em casa. Às vezes ela saía às pressas de casa pela manhã sem tomar café. A sua pele estava apresentando problemas, ela estava dormindo mal, sonhando muito e esperava que a aromaterapia pudesse ajudá-la.

### A ESCOLHA DOS ÓLEOS
Gerânio era o óleo que Lucy precisava para equilibrar a pele; na realidade, ela também precisava equilibrar o corpo, e os outros óleos da fórmula foram escolhidos para relaxar os nervos e diminuir o ritmo dos pensamentos. O óleo de manjericão atua como um antidepressivo e ajuda a desanuviar a mente.

### FÓRMULA PARA O CORPO
10 ml de óleo carreador, sendo 5 ml de jojoba e 5 ml de calêndula; ambos são bons emolientes
1 gota de óleo de manjericão
2 gotas de óleo de gerânio
1 gota de óleo de olíbano
1 gota de óleo de néroli
5 gotas = fórmula a 2½ por cento

### FÓRMULA PARA O ROSTO
7 ml de óleo carreador: avelã, bom para a pele mista
1 gota de óleo de gerânio
1 gota de óleo de petitgrain (também é bom para a pele mista)

### TRATAMENTO
Uma massagem aromaterápica completa do corpo, com os óleos essenciais escolhidos deveriam ajudá-la. Sessões de acompanhamento uma vez por mês.

### CUIDADOS SUBSEQUENTES
Uma vez que a pele de Lucy se estabilizou, a fórmula facial foi modificada para uma gota de óleo de olíbano e uma de óleo de rosa, para promover a regeneração. Ela foi aconselhada a fazer uma massagem com óleo de vetiver combinado a um óleo carreador em um movimento anti-horário no plexo solar sempre que se sentisse estressada.

### RESULTADO
Lucy continuou a ter sessões de massagem com um intervalo de algumas semanas entre elas ou sempre que sentia que estava começando a ser dominada pelo stress, e declarou que era muito bom ter um tempo no qual ela se sentia relaxada e paparicada.

---

ta estressado. Aprender a controlar a mente e equilibrar o corpo com técnicas de relaxamento é uma parte essencial dos cuidados holísticos com a saúde. Os seguintes óleos podem ajudar diferentes problemas:

**Antidepressivos**: manjericão, bergamota, lavanda, limão, néroli, rosa, sândalo e ylang ylang.
**Os tônicos do sistema nervoso** fortalecem esse sistema, e são úteis nos casos de debilidade nervosa, stress ou choque: esclareia, junípero, manjericão, alecrim e capim-limão (*Cymbopogon citratus*).
**Os relaxantes do sistema nervoso** ajudam a aliviar a tensão e a ansiedade: camomila-romana e germânica, bergamota, lavanda, manjerona, melissa, néroli e vetiver.
**Reconfortante para as emoções**: gerânio, pau-rosa, jasmim.

Consulte também o Capítulo 7, que discute mais detalhadamente o tratamento das pessoas com vários problemas relacionados com o stress. Ao tratar uma pessoa que tenha um problema de

saúde, inclua sempre o médico no quadro ou peça autorização à equipe médica do paciente. Verifique se o melhor para o cliente é uma massagem relaxante ou estimulante. Ao tratar de uma pessoa que sofra de esclerose múltipla, por exemplo, a sessão deve ser curta (20 minutos) porém enérgica, pois o paciente precisa ser estimulado a viver a vida do dia a dia em vez de ser acalmado para que relaxe. Aplique um movimento estimulante nos gânglios das costas e passe levemente os óleos essenciais nas pernas (inclusive o de manjericão)

**Advertência:** É preciso um cuidado especial na utilização dos óleos de manjericão e junípero, pois uma dosagem alta demais pode ser tóxica em alguns casos. Também vale a pena mencionar que se uma mulher estiver grávida ou tentando engravidar, é melhor evitar o uso dos óleos de esclareia ou jasmim.

# O sistema digestivo

Sistema digestivo é o nome coletivo para o tubo digestivo, os órgãos acessórios como o fígado e a série de processos digestivos que convertem o que comemos e bebemos em substâncias que mantêm todo o corpo vivo e em funcionamento.

## O tubo digestivo

O processo digestivo começa na boca e termina no ânus, e consiste basicamente de um longo tubo por meio do qual passa a comida. Ele muda de forma e função várias vezes, abrangendo a faringe, o esôfago, o estômago e os intestinos grosso e delgado.

## A boca

O processo digestivo começa assim que a comida é colocada na boca. A mastigação começa a fragmentar os alimentos, e a visão e o cheiro da comida desencadeiam a ação reflexa da salivação. A saliva contém uma enzima digestiva, a ptialina (amilase), que está envolvida no primeiro estágio da digestão dos carboidratos.

## A faringe e o esôfago

A comida mastigada avança para a faringe, situada na parte de trás da boca, para ser deglutida. A faringe oral é compartilhada tanto pelo ar quanto pela comida, mas esta última passa para a faringe laríngea, onde músculos a fazem descer pelo esôfago. Este longo tubo é composto por fibras musculares voluntárias e involuntárias, que funcionam em um movimento ondeante chamado peristaltismo, impelindo a comida para baixo em direção ao estômago.

## O peritônio

É um saco fechado, a maior membrana serosa do corpo, e contêm os órgãos abdominais do sistema digestivo, bem como os órgãos pélvicos. Produz um soro que atua como um lubrificante para evitar o atrito com outros órgãos.

## O estômago

É um órgão muscular semelhante a um saco situado debaixo do diafragma. Em cada uma das extremidades do estômago existem válvulas, denominadas, esfíncteres, que controlam o movimento da comida que entra e sai do estômago. A comida que entra vem do esôfago através do esfíncter cardíaco, saindo depois através do esfíncter pilórico e entrando no duodeno.

A digestão mecânica e química prossegue em direção ao estômago. As partículas de comida são revolvidas e transforma-das em um estado líquido chamado quimo. O suco gástrico contém as enzimas pepsina e renina, e o ácido clorídrico proporciona o meio correto para que os sucos digestivos funcionem. As proteínas são decompostas em peptonas. A comida permanece no estômago até que o quimo esteja pronto para ser liberado na primeira parte do intestino delgado.

## O intestino delgado

A conclusão da digestão química dos alimentos e a subsequente absorção dos nutrientes acontece no intestino delgado. Esta parte do trato digestivo termina com a válvula ileocecal, que impede o fluxo reverso da excreção que passou para o intestino grosso.

As paredes do intestino delgado têm quatro camadas, que contêm músculos, vasos sanguíneos, vasos linfáticos, nervos e uma membrana mucosa. A parede interna é coberta por vilosidades, minúsculas projeções digitiformes que aumentam a área superficial de absorção e contêm uma rede de sangue e vasos linfáticos. Os movimentos peristálticos misturam a comida com os sucos intestinais e pancreáticos, e finalmente com aminoácidos; os carboidratos são decompostos em açúcares simples como a glicose, e as gorduras e os óleos são decompostos em ácidos graxos e glicerol, que podem ser usados pelos músculos ou armazenados.

## O intestino grosso

Os alimentos não digeridos, mais as substâncias indigeríveis (fibras) e o suco digestivo não absorvido, passam do intestino delgado para o intestino grosso em forma líquida. O intestino grosso é formado por três partes: o cólon ascendente, o transverso e o descendente. A primeira parte do cólon ascendente consiste de uma bolsa revestida chamada ceco, a partir da qual se estende o apêndice. Aqui, o sódio e a água são reabsorvidos, e os resíduos, compostos por alimentos indigeríveis, células mortas e bactérias, aguardam para ser expelidos do corpo através do canal anal sob a forma de fezes. O ânus é protegido por dois esfíncteres: o esfíncter interno está submetido ao controle involuntário e o externo, ao controle voluntário.

# O SISTEMA DIGESTIVO 191

**O sistema digestivo** Os alimentos ingeridos são fragmentados no tubo digestivo de uma forma que lhes permite ser assimilados pelo corpo. A digestão começa na boca com a ação da saliva sobre a comida, mas a maior parte do processo acontece dentro do estômago e do intestino delgado.

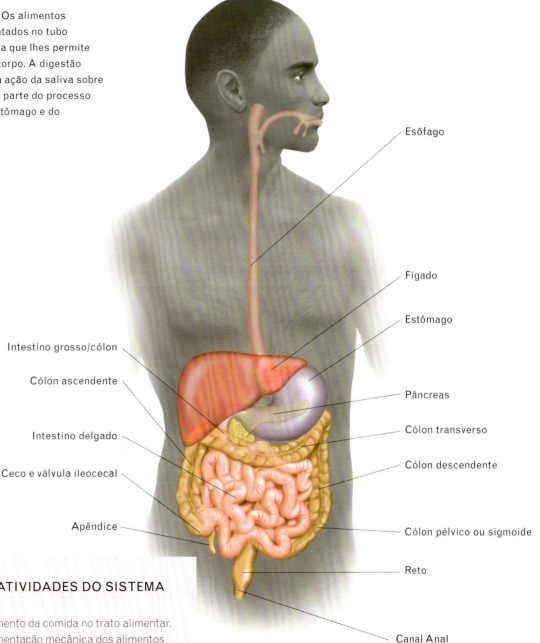

## RESUMO DAS ATIVIDADES DO SISTEMA DIGESTIVO

- Ingestão: recebimento da comida no trato alimentar.
- Digestão: a fragmentação mecânica dos alimentos pela mastigação e pela decomposição química realizada pelas enzimas.
- Absorção: processo que extrai os nutrientes processados em uma forma utilizável e passa-os através das paredes do tubo digestivo para o sangue e os capilares linfáticos para que sejam levados para onde são necessários.
- Eliminação: excreção das substâncias dos alimentos que não podem ser digeridas e absorvidas.

# Os órgãos acessórios

Várias secreções são passadas para o tubo digestivo para auxiliar a digestão. Algumas, como a saliva e os sucos gástricos, são provenientes de glândulas situadas dentro da membrana que reveste o tubo, mas outras são supridas pelos órgãos conhecidos como órgãos digestivos.

## O fígado

O fígado é o maior órgão interno do corpo, sendo fundamental para a nossa sobrevivência. Ele também é a maior glândula do corpo, pesando, no ser humano adulto, entre 1,4 e 1,6 quilo. Está situado no lado superior direito da cavidade abdominal e consiste de duas metades desiguais que podem ser adicionalmente subdivididas em quatro ou oito lobos. Através da veia porta hepática, o fígado recebe um sangue rico em nutrientes do estômago, do baço, do pâncreas e dos intestinos. O sangue arterial é suprido pela artéria hepática.

O fígado executa muitas funções vitais relacionadas com a digestão, sendo que as principais são as seguintes:

- produção da bile, que ao lado da lipase do pâncreas dá início ao primeiro estágio da digestão da gordura
- síntese da vitamina A do caroteno.
- armazenagem das vitaminas B12, A, D, E e K, e ferro
- regulação dos aminoácidos, das proteínas do plasma e dos níveis de açúcar
- desintoxicação dos resíduos tóxicos e fármacos

O fígado é um dos poucos órgãos humanos capazes de regenerar naturalmente o tecido perdido. Até 75% do fígado pode ser removido e o tecido remanescente pode se regenerar em um fígado completo.

## A vesícula biliar

Esse pequeno saco em forma de pera aderente à superfície posterior do fígado funciona como um reservatório para a bile produzida pelo fígado. Como a vesícula biliar absorve água da bile que ela armazena, a que ela envia para fora através do ducto biliar é de 10 a 15 vezes mais concentrada do que a bile do fígado. A vesícula biliar segrega essa bile para auxiliar a digestão dos alimentos que contêm gordura bem como para ajudar a neutralizar o ácido da comida parcialmente digerida. O corpo pode sobreviver sem a vesícula biliar, e ela é frequentemente removida cirurgicamente quando pedras se desenvolvem dentro dela.

## O pâncreas

Essa glândula cinza-claro está situada bem alto no alto esquerdo da cavidade abdominal, atrás do estômago. O pâncreas é composto por muitos lóbulos formados por pequenos alvéolos que segregam o suco pancreático que contém as enzimas lipase, tripsina, quimotripsina e amilase. A lipase converte as gorduras em monoglicerídeos, diglicerídeos e ácidos graxos. A tripsina e a quimotripsina convertem as peptonas (proteína) em polipeptídeos. A amilase converte os carboidratos (amido) em maltose. Essas enzimas são liberadas no duodeno através do ducto pancreático. As células centro-acinares revestem os ductos pacreáticos e segregam no intestino delgado uma solução que contém bicarbonatos e sais. As secreções do pâncreas são reguladas pelos hormônios e pelo sistema nervoso autônomo (ver O sistema nervoso, p. 184).

O pâncreas é conhecido como um órgão duplo, pois também tem uma função endócrina (ver p. 196).

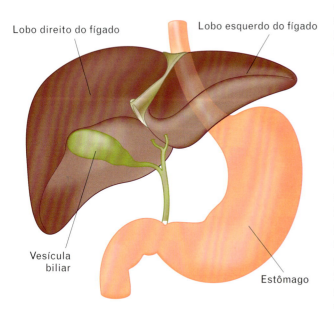

**O fígado** Um grande desintoxicante, o fígado é particularmente importante para o processo digestivo. Toxinas nocivas que não são hidrossolúveis se combinam no fígado com enzimas naturais, de modo que elas se tornam hidrossolúveis e podem ser passadas para os rins ou intestinos para excreção.

# Distúrbios do sistema digestivo

A maioria das pessoas já sofreu ocasionalmente de indigestão, diarreia, prisão de ventre e flatulência, mas às vezes certos distúrbios resultantes de problemas alimentares se tornam crônicos. O sistema digestivo também pode ser afetado pelo stress.

## Como a aromaterapia pode ajudar

As propriedades estimulantes antiespasmódicas, carminativas e digestivas dos óleos essenciais podem ser muito úteis no tratamento dos distúrbios digestivos. Às vezes, o óleo de hortelã-pimenta, na condição de carminativo com propriedades antiespasmódicas, é usado para tratar da síndrome do intestino irritável, embora outros óleos essenciais sejam benéficos quando existe uma outra causa, subjacente.

**Os antiespasmódicos** relaxam rapidamente a tensão nervosa que pode estar causando cólicas ou outros espasmos digestivos. Entre eles estão os óleos de pimenta-do-reino, cardamomo, camomila-romana e dos alemães, erva-doce, gengibre, laranja e esclareia.

**Os colagogos** aumentam o fluxo da bile e estimulam a vesícula biliar. Experimente os óleos de camomila-romana e dos alemães, lavanda, hortelã-pimenta, alecrim e rosa.

**Os hepáticos** podem ajudar a tonificar e estimular as secreções do fígado. Os óleos indicados são: camomila-romana e dos alemães, cipreste, grapefruit, limão, sálvia e alecrim.

**Os carminativos** relaxam o sistema digestivo. Muitos óleos essenciais podem ser úteis neste caso, como os de manjericão, canela, manjerona, pimenta-do-reino, e os de camomila-romana e dos alemães.

## ESTUDO DE CASO: **SÍNDROME DO INTESTINO IRRITÁVEL**

Julie, 23 anos, estava para se casar e se sentindo muito ansiosa a respeito do grande dia, pois sofria da síndrome do intestino irritável. Os seus sintomas eram típicos: dor abdominal, flatulência e prisão de ventre alternada com diarreia. Ela estava ficando muito preocupada com a possibilidade de não conseguir passar o dia do casamento sem que os seus sintomas arruinassem a ocasião.

### A ESCOLHA DOS ÓLEOS

O óleo da camomila-romana ajuda a aliviar os sintomas da SII, e os outros óleos foram escolhidos para ajudar Julie a relaxar. Além de levantar o ânimo, o óleo de néroli é benéfico para os espasmos musculares. O hortelã-pimenta é outro óleo essencial adequado à SII, mas o seu aroma penetrante não o torna apropriado para todas as ocasiões, e certamente não para o dia do casamento!

### FÓRMULA PARA O CORPO

10 ml de óleo carreador: 5 ml de óleo de abacate (elevado grau de penetração) e 5 ml de óleo de caroço de damasco (nutritivo e facilmente absorvido)
2 gotas de óleo de camomila-romana
2 gotas de óleo de lavanda
1 gota de óleo de néroli
5 gotas = fórmula a 2½ por cento

### FÓRMULA PARA O ROSTO

5 ml de óleo carreador de caroço de damasco
1 gota de óleo de néroli

### TRATAMENTO

Massagem aromaterápica uma vez por semana. Depois de quatro sessoes, Julie começou a sentir os beneficios e passou a se sentir muito mais confiante com relação ao casamento.

### CUIDADOS SUBSEQUENTES

No grande dia, ela colocou uma gota de óleo de néroli em um pedacinho de algodão, embrulhou-o em um saco plástico e introduziu-o no sutiã quando se vestiu pela manhã, deixando-o ali pelo resto do dia.

### RESULTADO

Julie passou um dia maravilhoso sem nenhum sintoma da SII. E embora estivesse muito nervosa, o aroma do néroli ajudou a acalmar a sua ansiedade.

# O sistema urinário

O sistema urinário regula a composição e o volume dos líquidos do corpo, entre eles o sangue, com os rins proporcionando um sistema de filtração purificadora. O excesso de líquido e as substâncias residuais são expelidos do corpo como urina.

## Os rins

Os rins são dois órgãos com formato de feijão situados na parede posterior do abdômen, em cada um dos lados da coluna vertebral. Cada rim tem cerca de 12 cm de comprimento, sendo composto por uma camada externa chamada de cápsula fibrosa, um córtex e uma medula central que contém pirâmides renais.

Os rins executam as seguintes funções:

- filtram as impurezas e resíduos metabólicos do sangue, evitando que toxinas se acumulem no corpo
- regulam a quantidade de líquido corporal e os níveis de sal no corpo
- mantêm o equilíbrio do pH normal do sangue.

Cada rim consiste de mais de um milhão de nefrônios, que são minúsculas unidades de filtração com a forma de um túbulo fechado em uma das extremidades. A extremidade fechada está indentada em uma minúscula estrutura em forma de cálice denominada cápsula glomerular. O sangue entra na medula de cada um dos rins vindo das artérias renais e se divide para formar uma rede de capilares chamados glomérulos. Quase envolvendo os glomérulos há um saco que se chama cápsula de Bowman. Prosseguindo a partir daí, existem várias voltas e túbulos coletores no nefrônio, que ajudam o processo de filtração simples que ocorre através das paredes semipermeáveis dos glomérulos e da cápsula de Bowman. À medida que o líquido filtrado se escoa pelo nefrônio, a maior parte da água e dos nutrientes como a glicose, os aminoácidos, os sais minerais e as vitaminas são reabsorvidos pelo sangue. O que permanece é a urina, que consiste de água, sais e resíduos de proteína. A sua cor varia de acordo com a composição e a qualidade.

O ser humano produz, em média, 1,5 litro de urina a cada 24 horas, embora esse volume possa variar devido a uma série de fatores, como a ingestão de certos medicamentos que afetam a produção da urina. Os fármacos que fazem com que o corpo produza mais urina são chamados de diuréticos.

## A bexiga e a uretra

A urina é transportada dos rins para a bexiga através de dois tubos muito finos, os ureteres, que a fazem avançar por meio da contração peristáltica das suas paredes musculares. A bexiga urinária é um saco em forma de pera situado na cavidade pélvica, atrás do púbis. O tamanho da bexiga varia de acordo com a quantidade de urina que ela contém. A bexiga pode reter confortavelmente até 200-400 ml de urina durante cerca de cinco horas, mas é capaz de conter até 800 ml. Ela tem quatro camadas de tecido que formam uma parede muscular.

A uretra é um canal que se estende do gargalo da bexiga até o lado de fora do corpo. A saída da bexiga é protegida por uma série de esfíncteres, que precisam relaxar para que a urina possa ser expelida do corpo (processo conhecido como micção). O fluxo da urina também é auxiliado pela contração da parede muscular da bexiga. A uretra é mais curta na mulher, onde varia de 3 a 5 cm de comprimento, do que no homem, onde tem 15 cm e também funciona como um canal para a condução do sêmen.

### Os rins

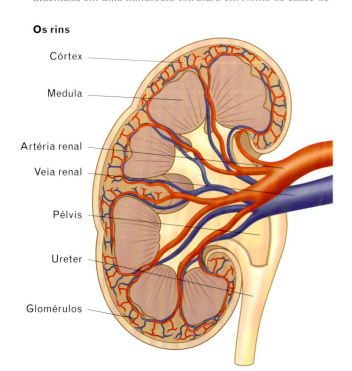

- Córtex
- Medula
- Artéria renal
- Veia renal
- Pélvis
- Ureter
- Glomérulos

# Distúrbios do sistema urinário

O sistema urinário é extraordinariamente autorregulador, mesmo com a perda total de um dos rins, mas a insuficiência renal tem um efeito muito grave no corpo inteiro, devido ao papel de purificação e homeostase dos rins. Os problemas tendem a acontecer mais na bexiga e no estreito trato urinário.

### Infecção do trato urinário
A cistite é uma inflamação e infecção da parede da bexiga urinária. Às vezes, perto do final da gravidez, o feto pode obstruir o fluxo da urina e, no homem, a próstata pode causar uma infecção ou obstrução local. Entre os sintomas de uma infecção bacteriana como a cistite estão a febre, a dor na região lombar, a urinação frequente, sangue na urina e uma sensação de ardência durante a passagem da urina.

### Pedras nos rins (cálculos renais)
Os depósitos calcários nos rins e na bexiga se originam predominantemente dos túbulos coletores ou papilas renais. Eles passam então para a pélvis onde podem aumentar de tamanho. Esse distúrbio pode ser extremamente doloroso e necessitar de uma cirurgia ou de um tratamento com ultrassom.

### Incontinência urinária
A perda involuntária de urina é especialmente comum nas pessoas idosas devido à perda do tônus muscular. Às vezes, no final da gravidez, a bexiga pode ficar temporariamente comprimida devido a posição e ao peso do bebê.

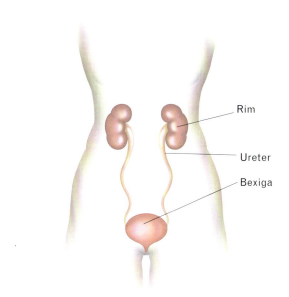

O sistema urinário

- Rim
- Ureter
- Bexiga

### HOMEOSTASE
A homeostase é a manutenção de um ambiente interno constante dentro das células do corpo. O equilíbrio da água do corpo é controlado pelo ducto coletor nos nefrônios dos rins, que afeta a quantidade de água reabsorvida pelo corpo. O cérebro detecta a quantidade de água existente no corpo e, se ela for insuficiente, libera um hormônio antidiurético (ADH) da glândula pituitária que aumenta a permeabilidade do ducto coletor. Se o hormônio tiver aberto os poros no ducto coletor, fazendo com que a água seja reabsorvida, a urina ficará concentrada; se ele estiver ausente, toda a água deixará o rim na urina, que estará bastante diluída.

### Como a aromaterapia pode ajudar
Os óleos essenciais não são em geral recomendados para pessoas com problemas renais, pois esse é um distúrbio médico, mas os óleos essenciais podem proporcionar alívio à infecções do trato urinário. Sente-se em uma banheira com água morna contendo 4 gotas de óleo de melaleuca e 4 gotas de óleo de bergamota diluídas em pelo menos 30 ml de óleo carreador. Essa fórmula também pode ser usada para lavar diretamente o local, mas por causa das delicadas membranas mucosas, uma diluição muito baixa deverá ser utilizada – entre 0,05% e 1%. Passe a intervalos frequentes na uretra um algodão embebido na fórmula. O óleo de sândalo também pode ser usado em uma mistura e massageado sobre a região inferior do abdômen, pois ele é sabidamente um bom antisséptico do trato urinário.

Alguns óleos essenciais diuréticos benéficos para a retenção de líquido são os de junípero, erva-doce e, em menor grau, os de sândalo, gerânio e patchuli. Algumas pessoas os utilizam para emagrecer e para problemas de celulite.

# O sistema endócrino

Muitas das funções mais importantes do corpo são controladas pelo sistema endócrino, que consiste de glândulas que segregam vários hormônios na corrente sanguínea. Os hormônios agem como "mensageiros químicos", para células e tecidos específicos e regulando-os para alterar a atividade deles e manter os sistemas corporais em equilíbrio.

## Glândula pituitária

A glândula pituitária e o hipotálamo agem como uma unidade, regulando a maioria das outras glândulas endócrinas. O hipotálamo não é uma glândula endócrina propriamente dita, e sim uma parte do encéfalo. Entretanto, ele exerce um efeito controlador direto na glândula pituitária e um efeito indireto em muitas outras; a pituitária é frequentemente chamada de "glândula mestre" (ou "chefe da orquestra") e o hipotálamo de "regente da orquestra".

A glândula pituitária é do tamanho de uma ervilha e está situada debaixo do hipotálamo ao qual ela está presa por uma haste. Ela possui três lobos. O lobo anterior está ligado ao hipotálamo por vasos sanguíneos, o lobo posterior está ligado a ele por nervos e entre esses dois há uma faixa fina de tecido denominada lobo intermediário; só são encontrados hormônios nessa parte durante a gravidez. (Um deles é o hormônio estimulante de melanócito (MSH), que ativa a produção de melanina na camada celular basal da pele durante a gravidez.)

Os distúrbios da glândula pituitária causam desequilíbrios hormonais que podem resultar no gigantismo ou no nanismo.

Os principais hormônios tróficos segregados pelo lobo anterior da pituitária são os seguintes:

**O hormônio do crescimento (somatotrófico)** promove o crescimento do esqueleto, dos músculos, do tecido conjuntivo e de vários órgãos. Ele também inibe a secreção do suco gástrico, sendo estimulado pelo exercício, pela ansiedade, pelo sono e pela hipoglicemia (taxa baixa de açúcar no sangue).

**O hormônio estimulante da tireoide (TSH)** estimula o crescimento e a atividade da glândula tireoide. A liberação do TSH encerra um ritmo circadiano: atinge o máximo entre as 21:00 e as 6:00 e o mínimo entre as 16:00 e as 19:00.

**O hormônio adrenocorticotrófico (ACTH)** estimula o fluxo de sangue em direção ao córtex adrenal, aumenta a concentração do colesterol e dos esteroides dentro da glândula e aumenta a saída dos hormônios esteroides, especialmente o cortisol.

### A CADEIA DE COMANDO HORMONAL

As glândulas endócrinas não liberam continuamente hormônios na corrente sanguínea. Em vez disso, elas armazenam os hormônios e os liberam em rajadas curtas quando ativadas pelos hormônios "mensageiros". O hipotálamo, que monitora os níveis hormonais no sangue, produz "hormônios liberadores" nos vasos sanguíneos que o ligam à glândula pituitária. Esta última então libera os "hormônios tróficos", que comunicam à glândula endócrina relevante o momento e a quantidade de um hormônio que ela deverá segregar. O sistema como um todo é controlado por um mecanismo de *feedback* negativo.

Os níveis de ACTH são mais elevados por volta das 8 horas da manhã e atingem o mínimo em torno da meia-noite. Esse ritmo é mantido ao longo da vida e está associado ao padrão do sono, e o seu ajustamento pode levar vários dias, o que gera problemas como o *jet lag*.

**Os hormônios gonadotróficos (sexuais)** controlam o desenvolvimento e o crescimento dos ovários e testículos (ver O Sistema Reprodutor, p. 200).

A glândula pituitária também segrega dois hormônios não tróficos, que são fabricados no hipotálamo porém armazenados no lobo posterior.

**A oxitocina** estimula o útero durante o trabalho de parto e os seios para que produzam leite depois do nascimento do bebê.

**O hormônio antidiurético (ADH)** aumenta a reabsorção de água nos tubos renais dos rins e controla indiretamente a pressão sanguínea.

O SISTEMA ENDÓCRINO **197**

**O sistema endócrino** As glândulas e os tecidos endócrinos produzem hormônios, os "mensageiros químicos", e os liberam na corrente sanguínea. As glândulas e os tecidos endócrinos abrangem a pituitária, a tireoide, a paratireoide e as glândulas suprarrenais, bem como os ovários, os testículos, parte do pâncreas e a placenta.

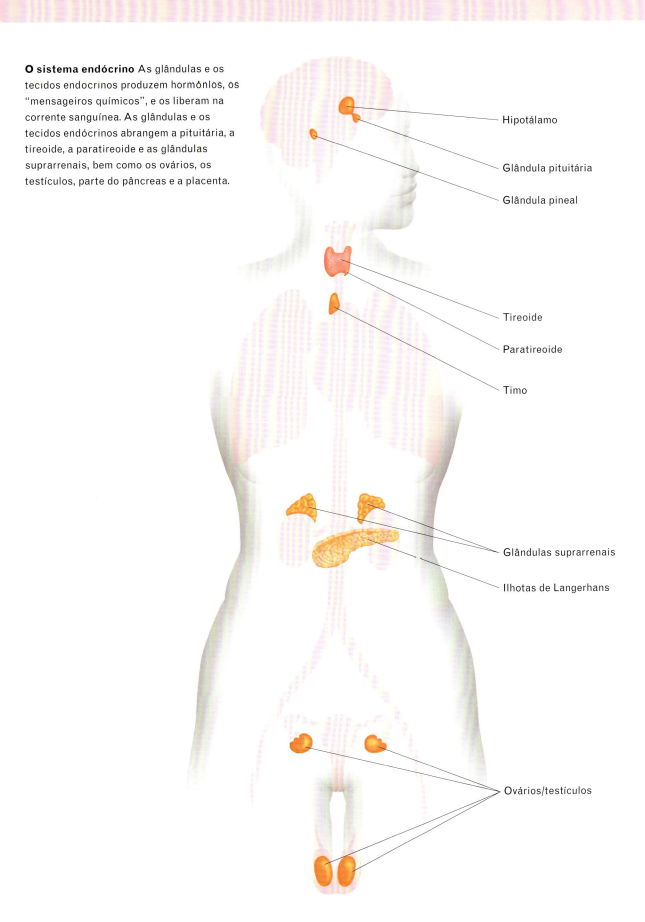

- Hipotálamo
- Glândula pituitária
- Glândula pineal
- Tireoide
- Paratireoide
- Timo
- Glândulas suprarrenais
- Ilhotas de Langerhans
- Ovários/testículos

## Glândula tireoide

A tireoide está situada no pescoço, na frente da laringe e da traqueia. Ela consiste de dois lobos, com um formato aproximado de cone. A tireoide absorve a maior parte do iodo ingerido na comida, para fabricar os hormônios tri-iodotironina (T3) e tiroxina (T4). Depois da secreção, esses hormônios se combinam com o coloide e são armazenados nos folículos da tiroglobulina. Tanto o T3 quanto o T4 regulam o crescimento e o desenvolvimento, assim como influenciam as atividades mentais, físicas e metabólicas. A glândula tireoide também segrega o hormônio calcitonina, que controla o nível de cálcio no sangue. O corpo aumenta a sua exigência de hormônios da tireoide em várias ocasiões, como durante o ciclo menstrual, a gravidez e a puberdade.

A hipersecreção da tireoide está associada à doença de Graves, que se manifesta como inquietação, sudorese, perda de peso e o aumento da taxa de metabolismo. Também pode gerar o bócio. A hipossecreção reduz a taxa de metabolismo, o que se caracteriza pelo aumento de peso, pele seca e cabelo quebradiço. Se não for tratada, a atividade física e mental também se desacelera.

## Glândulas paratireoides

Descobertas na década de 1880, elas foram o último órgão importante a ser identificado no corpo humano. Essas pequenas glândulas estão em geral localizadas na parte posterior da glândula tireoide, mas em raros casos pode ser encontrada dentro da glândula tireoide. Essas glândulas possibilitam que os sistemas nervoso e muscular funcionem adequadamente. Elas segregam o hormônio paratormônio, que ajuda a regular o nível de cálcio do sangue e dos líquidos dos tecidos, trabalhando em conjunto com a glândula tireoide. As glândulas paratireoides são geralmente em número de quatro, mas pode haver até oito delas. Quando essas glândulas detectam níveis baixos de cálcio no sangue, liberam o hormônio paratireoide, que é uma proteína que estimula o corpo a liberar mais cálcio e também a aumentar a sua absorção.

O excesso de atividade, ou hipersecreção, dessa glândula causa um desequilíbrio do cálcio, o que provoca o amolecimento dos ossos e pode causar tumores. O distúrbio pode ser tratado cirurgicamente por meio da remoção das glândulas paratireoides. A atividade escassa ou hipossecreção, pode resultar em tetania, uma contração espasmódica dos músculos. Dependendo da gravidade do problema, este pode ser tratado com suplementos de cálcio ou por meio da introdução do cálcio por via intravenosa.

## As glândulas suprarrenais

As suprarrenais são duas glândulas com formato triangular, cada uma situada na parte superior de cada rim. As glândulas são compostas de duas partes principais que diferem tanto anatômica quanto fisiologicamente: o córtex externo e a medula interna. O córtex é essencial para a vida, mas a medula não é.

O córtex adrenal produz três grupos de hormônios:

- Os glicocorticoides (cortisol e hidrocortisona) exercem um efeito disseminado pelos sistemas do corpo, promovendo a formação e o armazenamento do glicogênio, elevando o nível de açúcar no sangue e promovendo a reabsorção do sódio e da água dos túbulos dos rins. Esses hormônios também ajudam o corpo a lidar com o stress e exercem uma ação anti-inflamatória.
- Os mineralocorticoides (aldosterona) atua sobre os túbulos dos rins, retendo os sais no corpo, excretando o potássio e mantendo o equilíbrio hidroeletrolítico.
- Os corticoides sexuais controlam o desenvolvimento das características sexuais secundárias e a função dos órgãos reprodutores, mas acredita-se que depois da puberdade a importância deles seja pequena em comparação com os efeitos das gônadas (ver acima).

A medula adrenal está completamente cercada pelo córtex, e as suas funções estão estreitamente relacionadas com as da parte simpática do sistema nervoso autônomo. Os principais hormônios que ela segrega são a adrenalina e a noradrenalina, que são liberados nos momentos de emergência e/ou de stress associados a condições necessárias para "lutar ou fugir" (ver Stress, na p. 230).

A hipersecreção das glândulas suprarrenais está associada à síndrome de Cushing, que envolve ganho de peso, avermelhamento do rosto e do pescoço, o crescimento excessivo dos pelos da face e do corpo, insuficiência renal e hipertensão arterial. A hipossecreção está associada à doença de Addison, e os sintomas incluem a perda de peso, uma taxa baixa de açúcar no sangue, pigmentação castanha ao redor das articulações e fraqueza muscular. O distúrbio é tratável por meio da terapia de reposição hormonal.

## As ilhotas de Langerhans

Descobertas em 1869 pelo anatomista alemão Paul Langerhans, as células que formam as ilhotas que levam o seu nome são encontradas em aglomerados irregularmente distribuídos por todo o pâncreas. Em um adulto humano saudável, existem cerca de um milhão de ilhotas. O hormônio que elas segregam, a insulina, reduz o nível de açúcar no sangue ajudando as células do corpo a absorvê-la e usá-la ou armazená-la como glicogênio. Na ausência dessa função reguladora, o diabetes se desenvolve, e os níveis de açúcar no sangue precisam ser ajustados por meio de hábitos alimentares cuidadosos ou de injeções de insulina, para evitar a hiperglicemia ou a hipoglicemia. Existem dois tipos de diabetes melito: o diabetes insulino-dependente (que se manifesta quando a pessoa é jovem) e não-insulino-dependente que geralmente ocorre mais tarde na vida.

**O pâncreas** Esta glândula é composta por agrupamentos celulares (ácinos) que segregam o suco pancreático que contém várias enzimas relacionadas com a digestão. Ele também desempenha um importante papel no sistema endócrino, produzindo hormônios como a insulina.

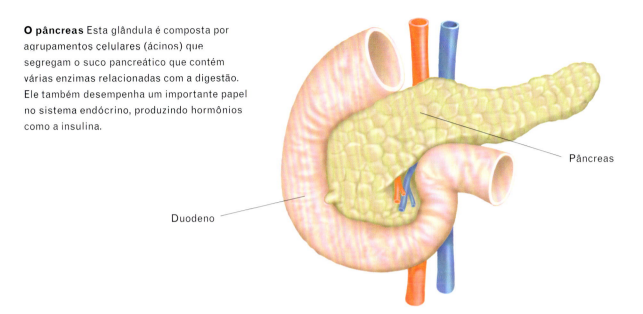

Pâncreas

Duodeno

## A glândula pineal

Chamada em algumas terapias de "terceiro olho", a glândula pineal é um pequeno corpo com formato de pinha e do tamanho de uma ervilha. Está situada entre os dois hemisférios do encéfalo, na direção do centro, e está ligada a ele por duas hastes curtas que contêm nervos, muitos dos quais terminam no hipotálamo. A glândula pineal libera quantidades variáveis do hormônio melatonina, que está relacionado com o "relógio do corpo". Durante a noite, quando está escuro, altos níveis de melatonina são liberados, o que provoca sonolência, ao passo que durante o dia os níveis são mantidos baixos. As células fotossensíveis da retina detectam a luz e, por meio de uma série de sinais, passam as informações para a glândula pineal. A produção de melatonina está associada à hibernação nos animais.

A glândula pineal dos adultos é menor do que a das crianças, pois ela encolhe na puberdade. Uma acentuada redução na produção de melatonina ocorre no início da puberdade, e acredita-se que a melatonina iniba o desenvolvimento sexual.

A sensibilidade aos níveis de luz podem causar um distúrbio afetivo sazonal (SAD), também conhecido como depressão do inverno.

## As glândulas sexuais

Os ovários femininos e os testículos masculinos produzem os seus próprios hormônios que controlam o desenvolvimento das características sexuais secundárias na puberdade e, nas mulheres, afetam o processo da reprodução (ver p. 200). Tipicamente, os testículos do homem segregam principalmente andrógenios, entre eles a testosterona. Os ovários femininos produzem estrogênio e progesterona em quantidades variáveis.

Os desequilíbrios hormonais podem provocar distúrbios como o desenvolvimento de seios nos homens e o hirsutismo (crescimento de pelos com um padrão masculino) ou a amenorreia (ausência ou interrupção da menstruação) nas mulheres. Níveis baixos de estrogênio ou progesterona podem causar a síndrome do ovário policístico, que tem sido associado a problemas de concepção. O excesso de estrogênio pode causar a endometriose, distúrbio no qual o tecido que normalmente reveste o útero cresce fora dele.

## Como a aromaterapia pode ajudar

Alguns óleos essenciais contêm hormônios vegetais conhecidos como fito-hormônios, cuja ação é semelhante aos nossos e agem dentro do corpo de uma maneira parecida, reforçando ou substituindo os hormônios humanos.

A ação de alguns óleos essenciais é estrogênica (não existem óleos essenciais com uma atividade semelhante à da progesterona). A atividade estrogênica no óleo de erva-doce, por exemplo, é causada pelo seu conteúdo de anetol, que é um éter metílico do estradiol. Os óleos essenciais devem ser considerados um dos principais componentes do tratamento de alguns distúrbios do sistema reprodutor, como a menopausa (ver p. 204).

O gerânio é outro óleo essencial a ser considerado, pois sabe-se que ele equilibra todos os sistemas, especialmente a pele, e afeta diretamente o córtex adrenal. Os aromaterapeutas devem procurar sintomas de stress, como a fadiga e a ansiedade, que podem causar um desequilíbrio hormonal. Outros óleos essenciais que podem ser úteis são os de rosa e lavanda, bem como óleos exóticos como os de néroli, sândalo e jasmim, que são muito femininos.

# O sistema reprodutor

O sistema reprodutor é único entre os sistemas do corpo, no sentido que não é vital para a sobrevivência do indivíduo, sendo, porém, essencial para a continuação da raça humana.

### Semelhanças entre os sexos

Os órgãos masculinos e femininos diferem na aparência e na fisiologia, embora se desenvolvam anatomicamente de uma maneira semelhante, e muitas características sejam encontradas em ambos os sexos. O pênis, por exemplo, possui o seu equivalente no clitóris, que contém tecido erétil. Os testículos do homem são o equivalente anatômico dos ovários da mulher e se desenvolvem de uma maneira semelhante no abdômen antes de descer para o escroto mais ou menos na época do nascimento.

Os hormônios sexuais são frequentemente considerados estritamente masculinos ou femininos, mas eles são, na verdade, predominantemente comuns a ambos os sexos, variando apenas na proporção e no efeito. A puberdade é a idade na qual os órgãos internos reprodutores atingem a maturidade em ambos os sexos. Um aumento dos hormônios gonadotróficos FSH (hormônio folículo-estimulante) e LH (hormônio luteinizante) desencadeia o desenvolvimento das características sexuais secundárias, como o crescimento dos seios nas meninas e o engrossamento da voz nos meninos. O FSH estimula o desenvolvimento e o amadurecimento do folículo de Graaf, que segrega o hormônio estrogênio das mulheres; nos homens, ele estimula os testículos para que produzam o esperma. O LH ajuda a preparar o útero para o óvulo fertilizado na mulher, e no homem age sobre os testículos para que produzam a testosterona.

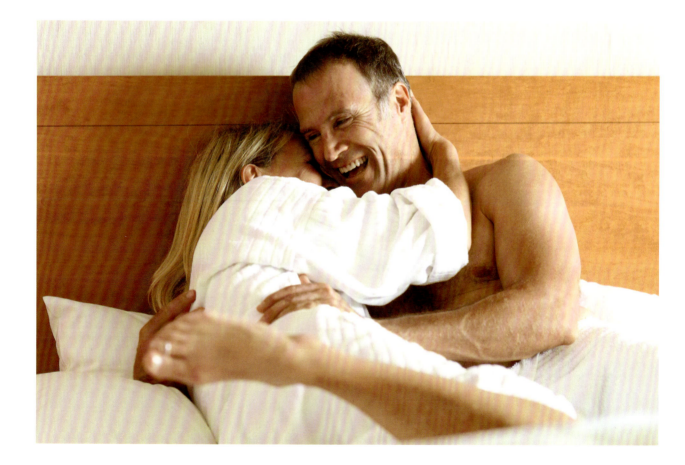

# O sistema reprodutor feminino

O sistema reprodutor feminino é composto por órgãos internos e externos. A sua função é produzir hormônios sexuais e óvulos, os quais, quando fertilizados, são amparados e protegidos até o nascimento.

## Os órgãos genitais

Os órgãos genitais externos, conhecidos conjuntamente como vulva, consistem de pregas semelhantes a lábios na entrada da vagina (grandes e pequenos lábios); do clitóris, que está preso por um ligamento à sínfise pubiana; do hímen, que é uma fina camada de membrana mucosa; e das glândulas vestibulares maiores, localizadas em cada um dos lados da abertura da vagina e que segregam um muco lubrificante.

- Os órgãos internos estão situados na cavidade pélvica e consistem dos ovários, das trompas uterinas, do útero e da vagina.
- Os ovários são pequenos órgãos ovais situados em cada lado do útero, onde os óvulos se desenvolvem. Os óvulos imaturos repousam latentes no ovário até que sejam estimulados por um surto repentino do hormônio FSH na época da puberdade.
- As finas trompas uterinas, que ligam os ovários ao útero, têm minúsculas projeções digitiformes na extremidade, que ajudam a varrer o óvulo para dentro da trompa para que seja fertilizado, e depois siga para o útero.
- O útero é um órgão pequeno, oco, em forma de pera situado na cavidade pélvica atrás da bexiga e na frente do reto. Possui espessas paredes musculares e uma cavidade central capaz de se expandir para acomodar o feto. O revestimento interno, chamado endométrio, é uma forma de membrana mucosa, parte da qual é perdida todos os meses durante a menstruação. No período da gravidez, as paredes do útero relaxam para acomodar o feto que está se desenvolvendo. O canal muscular da vagina vai da abertura da vagina até o colo do útero e, durante o parto, pode se estirar para permitir a passagem do bebê. A vagina proporciona um ambiente ácido que ajuda a impedir que micróbios se desenvolvam e infeccionem os órgãos internos.

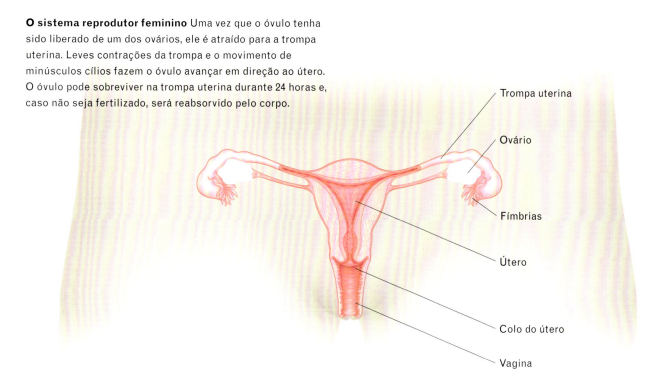

**O sistema reprodutor feminino** Uma vez que o óvulo tenha sido liberado de um dos ovários, ele é atraído para a trompa uterina. Leves contrações da trompa e o movimento de minúsculos cílios fazem o óvulo avançar em direção ao útero. O óvulo pode sobreviver na trompa uterina durante 24 horas e, caso não seja fertilizado, será reabsorvido pelo corpo.

## O ciclo menstrual

Desde a puberdade até a menopausa, o sistema reprodutor segue um ciclo, que em geral dura de 26 a 30 dias, estimulado pelas mudanças hormonais.

O hipotálamo segrega LH-RH (hormônio luteinizante-hormônio liberador), que ativa a pituitária anterior para que libere o FSH. Isso estimula o crescimento dos folículos dos óvulos no ovário e a secreção de estrogênio, o que conduz à ovulação. Os níveis crescentes de estrogênio produzem surtos do hormônio luteinizante (LH), que causa a liberação do óvulo maduro do folículo.

Se o óvulo não estiver fertilizado, os níveis de estrogênio e progesterona caem, o revestimento do útero se fragmenta e é dispersado, provocando a menstruação. Se a fertilização ocorre, o folículo vazio continua a produzir estrogênio e progesterona, e a menstruação é interrompida durante todo o período da gravidez.

## Gravidez

Os nove meses durante os quais o feto se desenvolve no útero está dividido em três trimestres e, no decorrer desse tempo, ocorrem várias mudanças hormonais específicas da gravidez:

- A HCG (gonadotrofina coriônica humana), que é segregada por uma camada de células embriônicas que circundam o embrião que está se desenvolvendo, ajuda a consolidar a gravidez
- O HPL (lactogênio placentário humano) ajuda com energia e o aumento dos seios e das glândulas mamárias
- O MSH (hormônio estimulante de melanócitos) estimula a produção de melanina. Isso altera a coloração da aréola mamilar, e é considerado responsável pelo cloasma ou "máscara

---

### SEIOS

Os seios femininos são compostos por um tecido glandular gorduroso e fibroso. Eles se desenvolvem na puberdade, sob a influência dos hormônios estrogênio e progesterona. O tecido gorduroso cobre toda a superfície do seio enquanto o tecido fibroso, junto com os músculos peitorais situados diretamente embaixo da parede torácica, fornecem apoio.

As principais ocasiões de mudança dos seios são a puberdade e a gravidez. O seio maduro consiste de cerca de quinze a vinte lobos de tecido glandular. Cada lóbulo é formado por minúsculos sacos chamados alvéolos, que conjuntamente formam ductos lactíferos. Estes convergem na direção do mamilo, onde formam um seio lactífero cuja função é funcionar como um reservatório de leite para a eventualidade de que ocorra a lactação. Cada mamilo está circundado por um círculo de tecido rosa-claro chamado aréola e contém cerca de vinte minúsculas aberturas que se originam dos ductos, pequenas demais para serem vistas.

---

da gravidez", a placa pardacenta que às vezes aparece no rosto e que desaparece depois do nascimento do bebê.

- O estrogênio e a progesterona, trabalhando em conjunto com a glândula pituitária, estimulam o desenvolvimento das glândulas mamárias e inibem as contrações uterinas até o momento do parto.

## Menopausa

A menopausa é geralmente definida como a ausência de períodos menstruais durante um período de doze meses, acompanhado de baixos níveis do hormônio estrogênio. Ela geralmente ocorre entre o final da casa dos 40 anos e o início ou o meio da casa dos 50, marcando o final dos anos reprodutivos.

Quando os ovários deixam de produzir um óvulo a cada mês, o suprimento de estrogênio do corpo diminui e o ciclo menstrual se torna irregular, cessando totalmente com o tempo. Entre os possíveis efeitos colaterais estão sintomas desagradáveis como a secura da vagina, as ondas de calor, dor de cabeça, fadiga e, às vezes, um comportamento emocional atípico. O tecido glandular nos seios encolhe e estrogênio baixo pode resultar na perda da densidade óssea, o que dá origem à osteoporose, fazendo também com que a pele e o cabelo fiquem mais finos e secos. As mulheres no período da menopausa são frequentemente tratadas com a terapia de reposição hormonal (TRH) para proporcionar um alívio a esses efeitos colaterais.

# Distúrbios do sistema reprodutor feminino

Os problemas relacionados com os órgãos reprodutores ou com o seu funcionamento podem ser causados por características físicas e desequilíbrios hormonais, os quais, por sua vez, podem ser influenciados por fatores aparentemente não relacionados como a alimentação e o stress.

### Amenorreia

A ausência ou interrupção do ciclo menstrual em uma idade na qual a menstruação regular é usual podem estar associadas à deficiência de vários hormônios, à depressão ou ao stress mental. A perda de peso excessiva causada pela anorexia ou pelo exercício exagerado também pode suspender a menstruação.

### Dismenorreia

A menstruação intensa, difícil e dolorosa é considerada resultante de espasmos do músculo do útero e da congestão do útero, o que causa cólicas no abdômen inferior. Esse distúrbio também pode estar relacionado com a endometriose e, em um episódio isolado, com o aborto espontâneo.

### Síndrome (ou tensão) pré-menstrual (TPM)

Muitas mulheres apresentam sintomas antes do início da menstruação, como retenção de líquido, sensibilidade nos seios e irritabilidade. Os sintomas podem variar enormemente de pessoa para pessoa, indo de um leve desconforto à prostração.

### Endometriose

Trata-se de um distúrbio ginecológico crônico que afeta as mulheres na idade menstrual. É uma inflamação pélvica do endométrio (revestimento do útero), que resulta em dor no baixo-abdômen e um sangramento menstrual anormal. A endometriose ocorre quando fragmentos isolados do endométrio entram na cavidade pélvica e atacam diferentes órgãos pélvicos, causando dor durante a ovulação, a urinação e o ato sexual. Entre outros sintomas estão a fadiga e a depressão. A endometriose está frequentemente associada à infertilidade.

### Liomioma

São nódulos não cancerosos que se desenvolvem na parede muscular do útero. Nem sempre representam um problema, já que muitas mulheres os têm sem saber, mas podem causar uma dor intermitente e afetar tanto o ciclo menstrual quanto a fertilidade. Os liomiomas podem ser removidos cirurgicamente, ou uma histerectomia pode ser necessária.

### Síndrome do ovário policístico (SOP)

A SOP é um distúrbio hormonal, no qual múltiplos cistos se desenvolvem a partir dos folículos ovarianos que deixam de amadurecer e se transformar em óvulos. Esse distúrbio está associado à infertilidade.

### Como a aromaterapia pode ajudar

A aromaterapia pode ser útil em muitos problemas associados ao sistema reprodutor. Os óleos essenciais são particularmente benéficos no caso de problemas menstruais e da menopausa.

**Os seguintes óleos essenciais antiespasmódicos** são especialmente benéficos para as cólicas menstruais: manjerona, lavanda, camomila-romana e esclareia.

**Emenagogos:** alguns óleos essenciais podem ajudar a estimular a menstruação, especialmente no caso da amenorreia, e entre eles estão: erva-doce, esclareia, junípero, jasmim e hortelã-pimenta.

**Os tônicos uterinos** são óleos essenciais de grande auxílio que exercem um efeito tonificante e fortalecedor no útero. Entre eles estão os de jasmim, olíbano, rosa e esclareia.

Os óleos essenciais antibacterianos, antissépticos e antifúngicos são benéficos para problemas como a candidíase (*Candida albicans*). Podem ser adicionados ao iogurte natural como uma ducha.

100 ml de iogurte natural integral
5 gotas de óleo de camomila-dos-alemães
5 gotas de óleo de lavanda
5 gotas de óleo de melaleuca
Mexa bem e aplique em um tampão vaginal.

Ver também Aromaterapia durante a gravidez e o parto (pp. 214-17).

**Advertência:** o óleo de esclareia não deve ser usado em uma mulher que esteja querendo engravidar, pois é um poderoso emenagogo.

## ESTUDO DE CASO 1: **ENDOMETRIOSE**

Margaret, 43 anos, sentia uma demorada e constante dor abdominal, que chegava até mesmo a fazer com que ela se sentisse fisicamente enjoada. Ela também estava sofrendo de insônia, o que a deixava cansada e irritada, com variações de humor e depressão. O médico havia sugerido uma histerectomia, mas ela não estava disposta a se submeter a uma cirurgia ou tomar medicamentos à base de hormônios.

### A ESCOLHA DOS ÓLEOS

Os óleos escolhidos atuam sobre o útero. Além disso, o de rosa attar é benéfico para as emoções. O de junípero regula o ciclo menstrual e o de bergamota é um óleo que estimula o sistema imunológico e levanta o ânimo.

### FÓRMULA

15 ml de óleo carreador: 10ml de óleo de amêndoa doce e 5 ml de óleo de prímula
2 gotas de óleo de rosa attar
2 gotas de óleo de esclareia
3 gotas de óleo de lavanda
2 gotas de óleo de cipreste
9 gotas = fórmula a 3%

### TRATAMENTO

Uma massagem aromaterápica uma vez por semana durante oito semanas ajudou a incrementar o sistema imunológico e os níveis de energia de Margaret; depois, ela passou a ter sessões de manutenção uma vez por mês.

### CUIDADOS SUBSEQUENTES

Margaret também usou diariamente a fórmula em casa durante três semanas. Ela já estava tentando ajudar a si mesma com uma boa alimentação e exercitando-se na academia quando se sentia em condições de fazê-lo.

### RESULTADO

Margaret se sentiu melhor depois do final do primeiro tratamento. Embora a sua endometriose não tivesse desaparecido, estava sentindo muito menos dor e constatou que os seus níveis de energia tinham aumentado.

## ESTUDO DE CASO 2: **MENOPAUSA**

Felicity, 49 anos, estava apresentando os sintomas típicos da menopausa de menstruação irregular, ondas de calor e uma tremenda fadiga, que estavam fazendo com que ela se sentisse muito deprimida, já que normalmente tinha bastante energia.

### A ESCOLHA DOS ÓLEOS

Muitos óleos essenciais são indicados para os problemas da menopausa, entre eles os de bergamota, gerânio, cipreste, erva-doce, néroli, rosa e ylang ylang. O óleo de esclareia é benéfico para as ondas de calor, e o de junípero ajuda a regular a menstruação e também a retenção de líquido. Felicity escolheu o óleo de ylang ylang para a sua fórmula, mas néroli é outra fragrância agradável que levanta bastante o ânimo.

### FÓRMULA

15 ml de óleo carreador: 5 ml de óleo de borragem, 5 ml de óleo de prímula e 5 ml de óleo de caroço de damasco (para a pele)
3 gotas de óleo de esclareia
3 gotas de óleo de gerânio
1 gota de óleo de junípero
2 gotas de óleo de ylang ylang
9 gotas = fórmula a 3%

### TRATAMENTO

Felicity fazia uma massagem por semana, com duas na primeira semana para dar a arrancada; ela levava para casa o que sobrava da fórmula para aplicar em si mesma.

### CUIDADOS SUBSEQUENTES

Ela foi aconselhada a comer mais alimentos que fornecessem os nutrientes que o seu corpo precisava: sementes, banana e cenoura, e que complementasse a sua alimentação com cápsulas de borragem, ginseng e vitaminas do complexo B. Também foi aconselhada a evitar comer alimentos excessivamente refinados com aditivos artificiais, o que poderia agravar os sintomas.

### RESULTADO

Felicity continuou com as sessões semanais de massagem durante alguns meses e depois, quando estava se sentindo muito melhor, diminuiu a frequência para uma vez por mês. Os sintomas da menopausa estavam definitivamente melhorando, especialmente as ondas de calor.

# O sistema reprodutor masculino

O sistema reprodutor masculino está projetado para produzir espermatozoides e depositá-los dentro da vagina da mulher durante o ato sexual.

## Os órgãos genitais

A genitália masculina consiste do pênis, dos testículos e das glândulas associadas e tubos que fazem as interligações.

O pênis tem uma raiz e um corpo, sendo composto principalmente de um tecido erétil rico em vasos sanguíneos, e a sua função é transportar a urina e o sêmen. O pênis é abastecido pelo sistema nervoso autônomo e pelo sistema nervoso somático. A estimulação provoca o ingurgitamento com sangue e ereção.

Os testículos se desenvolvem no abdômen e, imediatamente antes do nascimento, descem para o escroto, uma bolsa de pele intensamente pigmentada, formada por um tecido conjuntivo e fibroso, e músculo liso. Eles têm duas funções: a produção da testosterona, o androgênio responsável por estimular o desenvolvimento das características sexuais masculinas, e a produção do esperma.

Os espermatozoides são produzidos nos testículos e, quando ficam maduros, avançam pelo canal deferente em direção às vesículas seminais, que produzem o sêmen. Durante o ato sexual, o sêmen contendo esperma é expelido pela uretra do pênis, processo que é ativado pelos hormônios FSH e LH.

A glândula prostática está situada na cavidade pélvica na frente do reto. Ela segrega um líquido lubrificante que é adicionado ao sêmen.

## Distúrbios do sistema reprodutor masculino

Os homens podem sofrer deformações físicas ou inflamações, como nas glândulas e no prepúcio do pênis (balanite), ou constrição dos vasos sanguíneos que se dirigem para os testículos (torção testicular). A uretra funciona como um conduto para o esperma e para a urina, e qualquer distúrbio urinário pode afetar o desempenho sexual. Dificuldades de ereção também podem ter uma causa psicológica (ver Stress, p. 229).

Os homens não têm uma época comparável à menopausa, mas a fertilidade e a capacidade sexual tendem a declinar com a idade. A glândula prostática pode aumentar à medida que os homens vão envelhecendo e causar dificuldades na urinação. Mudanças no equilíbrio entre o androgênio e o estrogênio podem ser importantes para a frequência relativa de tumores prostáticos em homens com mais de 50 anos.

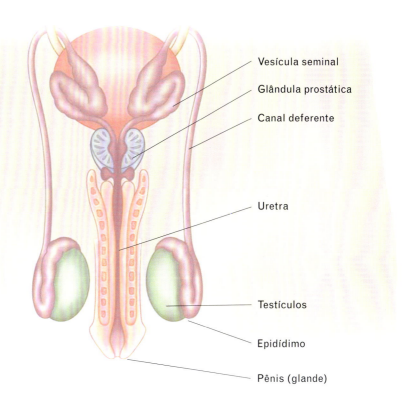

**O sistema reprodutor masculino**
A produção do esperma masculino começa na puberdade e continua até uma idade bastante avançada, embora comece a desacelerar no final da meia-idade. Das centenas de milhões de espermatozoides em uma única ejaculação, somente poucos milhares sobrevivem à jornada em direção ao útero e à trompa uterina.

- Vesícula seminal
- Glândula prostática
- Canal deferente
- Uretra
- Testículos
- Epidídimo
- Pênis (glande)

# O sistema musculoesquelético

A estrutura esquelética do corpo forma uma blindagem protetora para os órgãos vitais e, em conjunto com músculos e articulações associados, possibilita o movimento flexível. O extenso sistema muscular também contribui para outras funções corporais como a respiração e a digestão.

## Estrutura óssea

O osso é o tipo de tecido conjuntivo mais duro do corpo e, quando completamente desenvolvido é composto por 25% de água, 30% de material fibroso e 45% de minerais. O esqueleto é formado por um conjunto de 206 ossos, que apesar de incrivelmente leves são capazes de suportar um grande peso.

O tecido ósseo é formado por células especiais chamadas osteoblastos e assume várias formas diferentes.

**O osso compacto** é formado por tubos paralelos, em múltiplas camadas, densamente comprimidos. No centro de cada um deles, há um minúsculo orifício, o canal haversiano, que fornece um conduto para os vasos sanguíneos e os nervos. Essa estrutura torna esse tipo de osso forte e rígido.

**O osso esponjoso,** como diz o seu nome, tem uma aparência esponjosa, e os seus canais haversianos se dispersam em uma rede com múltiplas ramificações que contêm a medula óssea vermelha.

**O periósteo** é uma membrana resistente e fibrosa que reveste o osso. A sua camada interna produz novas células para o crescimento do osso, enquanto a externa possui um rico suprimento vascular. O periósteo é substituído pela cartilagem hialina nas superfícies articulares das articulações sinoviais e pela dura-máter na superfície interna dos ossos do crânio (ver Sistema nervoso, p. 184).

## Cinco tipos de ossos

- **Os ossos longos** são os mais fortes, como o fêmur. Têm uma diáfise (ou haste) e duas epífases (extremidades). A diáfise é composta por um osso compacto com um canal medular que contém uma medula óssea adiposa e amarela. A epífase consiste de um revestimento externo de osso compacto com osso esponjoso no interior.
- **Os ossos curtos** são pequenos, como o metatarso encontrado no pulso e no tornozelo.
- **Os ossos chatos** compreendem duas finas camadas de osso compacto com osso esponjoso no interior. O osso frontal e os parietais do crânio são exemplos desse tipo de osso.
- **Os ossos irregulares** são uma massa de osso esponjoso coberta por uma fina camada de osso compacto revestida pelo periósteo, como as vértebras.
- **Os ossos sesamóideos** são uma massa arredondada de tecido ósseo, como a patela (rótula).

## Ossificação

O osso cresce pelo processo de ossificação, o qual tem início no embrião antes do nascimento e só se completa por volta dos 25 anos de idade. Os ossos longos se desenvolvem a partir da cartilagem, e os ossos chatos, do tecido conjuntivo não cartilaginoso. Os osteoblastos segregam o osteoide, que gradualmente substitui as cartilagens e as membranas originais como, por exemplo, nas extremidades de um osso longo. O osteoide então se calcifica para formar um novo osso.

Quando um osso sofre uma fratura, as extremidades partidas se fundem pela deposição óssea de um osso novo. Esse tipo de cura pode ser retardado por muitos fatores, entre eles a velhice e a infecção.

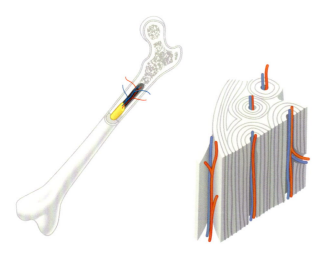

**Corte do osso compacto** Esses cortes transversais mostram os tubos paralelos densamente comprimidos que formam o osso compacto. Pelo canal haversiano no centro de cada tubo passam vasos sanguíneos e nervos.

# O SISTEMA MUSCULOESQUELÉTICO

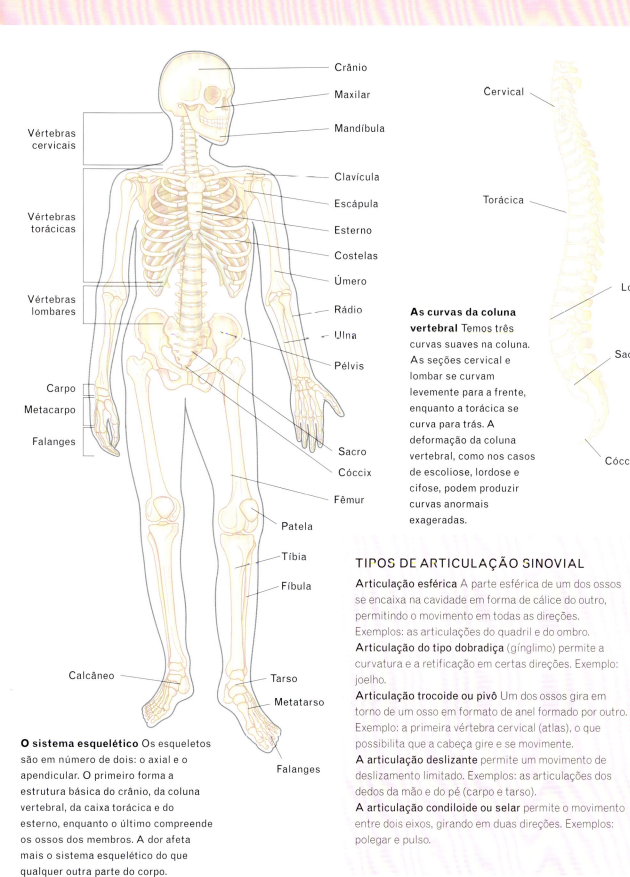

**As curvas da coluna vertebral** Temos três curvas suaves na coluna. As seções cervical e lombar se curvam levemente para a frente, enquanto a torácica se curva para trás. A deformação da coluna vertebral, como nos casos de escoliose, lordose e cifose, podem produzir curvas anormais exageradas.

**O sistema esquelético** Os esqueletos são em número de dois: o axial e o apendicular. O primeiro forma a estrutura básica do crânio, da coluna vertebral, da caixa torácica e do esterno, enquanto o último compreende os ossos dos membros. A dor afeta mais o sistema esquelético do que qualquer outra parte do corpo.

## TIPOS DE ARTICULAÇÃO SINOVIAL

**Articulação esférica** A parte esférica de um dos ossos se encaixa na cavidade em forma de cálice do outro, permitindo o movimento em todas as direções. Exemplos: as articulações do quadril e do ombro.

**Articulação do tipo dobradiça** (gínglimo) permite a curvatura e a retificação em certas direções. Exemplo: joelho.

**Articulação trocoide ou pivô** Um dos ossos gira em torno de um osso em formato de anel formado por outro. Exemplo: a primeira vértebra cervical (atlas), o que possibilita que a cabeça gire e se movimente.

**A articulação deslizante** permite um movimento de deslizamento limitado. Exemplos: as articulações dos dedos da mão e do pé (carpo e tarso).

**A articulação condiloide ou selar** permite o movimento entre dois eixos, girando em duas direções. Exemplos: polegar e pulso.

## O esqueleto funcional

Os ossos do esqueleto podem ser divididos em dois grupos:

- O esqueleto axial consiste do crânio, da coluna vertebral, das costelas e do esterno, que formam o núcleo central e protegem os órgãos moles do corpo.
- O esqueleto apendicular consiste da cintura escapular com os ossos dos membros superiores e a cintura pélvica com os ossos dos membros inferiores. Eles desempenham um papel fundamental no movimento.

A coluna é o eixo central no qual está "pendurado" o resto do esqueleto. Ela consiste de 24 vértebras separadas, do sacro (fusão de cinco vértebras) e do cóccix (fusão de quatro vértebras) perfazendo um total de 33 vértebras.

Os discos intervertebrais atuam como amortecedores, e as articulações cartilaginosas que eles formam contribuem para a flexibilidade da coluna como um todo e protegem o tronco cerebral. Cada vértebra está coberta pela cartilagem hialina, e o arco vertebral, com as suas superfícies de articulação, encerra um grande anel ósseo que contém a medula espinhal (ver O sistema nervoso, p. 184). Fibras nervosas, vasos sanguíneos e vasos linfáticos correm através das vértebras e nas laterais externas delas.

## Articulação

Os ossos estão ligados uns aos outros por ligamentos e articulações flexíveis:

- os tendões são resistentes, fibrosos e não elásticos: eles ligam os músculos aos ossos
- os ligamentos são fortes, fibrosos e não se estiram: ligam os ossos entre si
- muitos ossos do esqueleto atuam como alavancas que são manipuladas por músculos que os puxam. Todos esses movimentos requerem um sistema de articulações e ligações musculares.

As articulações estão classificadas em três tipos principais: cartilaginosas, fibrosas e sinoviais. As cartilaginosas são levemente móveis e são mantidas unidas por fortes ligamentos, como a articulação sacroilíaca. As articulações fibrosas são fixas e não permitem nenhum tipo de movimento; um exemplo são as que existem entre os ossos que formam o crânio. As articulações sinoviais se movimentam livremente. Estão encerradas em uma cápsula fibrosa revestida por uma membrana sinovial que segrega o fluido sinovial para evitar o atrito. Existem seis tipos de articulação sinovial, cada uma com um diferente grau de mobilidade. Quanto maior a mobilidade, maior o risco da ocorrência de uma lesão.

### ESTUDO DE CASO: **DOR NA PARTE SUPERIOR DAS COSTAS**

Amy, 24 anos, sofria de uma dor crônica e muito desagradável no pescoço e nas costas, que ela explicou que começara no início da adolescência depois de muitos anos de aulas de dança. Apesar de ter feito um pouco de fisioterapia, que ajudara no início, o problema se agravara gradualmente devido à sua postura na mesa de diante do computador, e ela pedira informações a respeito de um tratamento de aromaterapia para poder relaxar e trazer alívio ao seu desconforto.

#### A ESCOLHA DOS ÓLEOS

O óleo de camomila-romana e o de lavanda atuam como um analgésico, os de manjerona, gengibre e o seu semelhante, plai, são benéficos para a tensão muscular causada pelo mal-alinhamento da coluna.

#### FÓRMULA PARA O CORPO

10 ml de óleo carreador de macadâmia (um bom lubrificante para a pele e facilmente absorvido devido à hora do dia em que é usado)
1 gota de óleo de camomila-romana
2 gotas de óleo de lavanda
1 gota de óleo de manjerona
6 gotas = fórmula a 3%

#### FÓRMULA PARA O ROSTO

5 ml de óleo carreador de caroço de damasco
1 gota de óleo de néroli

#### TRATAMENTO

Amy compareceu à clínica uma vez por semana para uma sessão completa de aromaterapia, sempre no final do dia, quando os seus músculos estavam mais doloridos.

#### CUIDADOS SUBSEQUENTES

Amy foi aconselhada a tentar passar uma noite relaxante depois da massagem, para possibilitar que os óleos atuassem em todo o seu sistema, e também a interromper por alguns minutos, de hora em hora, o seu trabalho no computador. Uma caminhada na hora do almoço também seria útil para fazê-la se descontrair. Foi-lhe também sugerido que à noite tomasse sempre um banho de banheira morno com lavanda.

#### RESULTADO

Depois de algumas semanas, uma enorme melhora definitivamente teve lugar.

# Distúrbios do esqueleto

A postura e a simetria do corpo inteiro são regidas pela coluna vertebral, e a má postura ou a tensão exercerão um efeito em todo o corpo. Muitos problemas com os ossos e as articulações se tornam visíveis em uma idade mais madura, em resultado da sua crescente utilização.

### Osteoartrite

O desgaste ou degeneração das articulações podem ser causados pela idade e pelo uso em geral, começando na cartilagem da articulação à medida que as células que substituem a cartilagem desgastada param de funcionar. As lesões ou o excesso de uso podem acelerar o processo. Os efeitos são a perda da superfície lisa e suave da cartilagem e o aumento do atrito na articulação. O osso embaixo se espessa, e formam-se projeções ósseas. A articulação se torna inflamada e dolorosa, e range quando se movimenta. As articulações particularmente afetadas são as que são submetidas a um stress maior, como as dos quadris, dos joelhos, da região lombar e dos dedões do pé.

### Artrite reumatoide

Esta doença reumatoide afeta os tecidos conjuntivos do corpo. A causa é desconhecida e ocorre em cerca de 3% das pessoas, podendo se manifestar em qualquer idade. Os primeiros sintomas são cansaço, mal-estar, dor e enrijecimento das articulações pela manhã. A membrana sinovial incha e se espessa, podendo produzir um excesso de líquido sinovial. Com o tempo, o revestimento de cartilagem nas articulações pode ser destruído e os ossos subjacentes danificados. Os ossos podem acabar se fundindo, enrijecendo completamente a articulação.

### Osteoporose

Adelgaçamento do osso em resultado de uma substituição inadequada da estrutura de colágeno na qual os sais de cálcio são depositados, de modo que o cálcio é perdido. A causa básica é uma deficiência hormonal, embora a má nutrição e absorção de nutrientes, a inatividade prolongada e outras doenças, como a artrite reumatoide, possam contribuir para a osteoporose. Entre os sintomas estão ossos porosos e frágeis que se fraturam com facilidade, mesmo na presença de uma leve lesão. É um problema comum nas mulheres depois da menopausa.

### Como a aromaterapia pode ajudar

Embora os óleos essenciais não possam curar distúrbios dos ossos, podem ajudar a aliviar o desconforto dos problemas artríticos e reumáticos.

**Anti-inflamatórios** Além de ajudar a reduzir a dor e a inflamação nas articulações artríticas, certos óleos essenciais também ajudam a diminuir o inchaço ao redor das lesões: camomila (romana e dos alemães) e lavanda.

**Antirreumáticos** Muitos óleos essenciais têm a fama de aliviar e evitar problemas reumáticos, como os de coentro e juníperο.

**Depurativos** Estes ajudam a desintoxicar o sistema dos resíduos metabólicos; por exemplo, os de juníperο, limão, grapefruit e rosa attar.

**Rubefacientes** Ao estimular a circulação periférica, esses óleos essenciais aumentam o suprimento de sangue para a área afetada o que, por sua vez, alivia a congestão e a inflamação; estão incluídos, por exemplo, os de pimenta-do-reino, gengibre e alecrim (mas tome cuidado com as pessoas que sofrem de pressão alta).

Esses problemas predominam particularmente nos idosos – ver também p. 234.

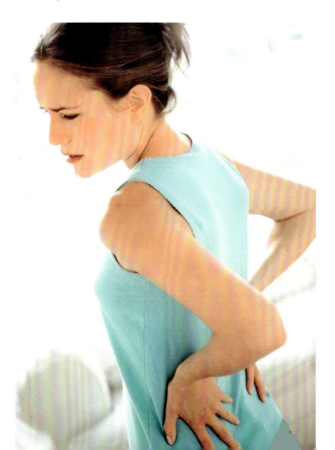

# Os músculos

O sistema muscular é composto por mais de seiscentos músculos especializados, muitos dos quais dizem respeito especialmente ao movimento e à coordenação do corpo. Existe um relacionamento entre o músculo e o osso, pois ambos contribuem para o movimento.

### Estrutura muscular

O tecido muscular é formado por 75% de água, 20% de sólidos (dos quais a mais importante é a proteína miosina) e 5% de sais minerais, glicogênio e gordura. Os músculos do corpo se dividem em três tipos:

**O músculo esquelético** está basicamente preso ao osso e forma a carne dos membros e do tronco. Ele consiste de fibras de extensão variável, cada uma delas contendo numerosas estruturas filamentosas chamadas miofibrilas, que formam faixas claras e escuras. As fibras musculares estão unidas em feixes denominados fascículos e que estão cercados por uma bainha. O músculo esquelético também é chamado de músculo estriado (por causa da sua aparência) ou músculo voluntário, porque está sob o nosso controle consciente. Os músculos esqueléticos se cansam rapidamente e precisam ser regularmente exercitados.

**O músculo liso** se contrai ou relaxa em resposta a impulsos nervosos, ao estiramento ou a hormônios, mas não está submetido ao controle voluntário. Ele é encontrado, por exemplo, nas paredes do estômago, do intestino, do útero e nos vasos sanguíneos. Os músculos lisos têm a forma de fuso, não apresentam estrias e são ligados pelo tecido conjuntivo. São projetados para uma lenta contração durante um longo período, e não se cansam com facilidade. Uma das suas características especiais é que eles podem se estirar e encurtar e mesmo assim manter a sua função contrátil.

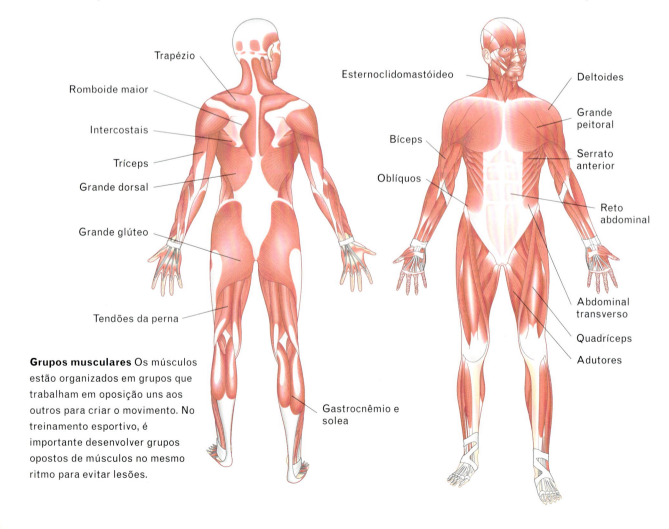

- Trapézio
- Romboide maior
- Intercostais
- Tríceps
- Grande dorsal
- Grande glúteo
- Tendões da perna
- Esternoclidomastóideo
- Bíceps
- Oblíquos
- Gastrocnêmio e solea
- Deltoides
- Grande peitoral
- Serrato anterior
- Reto abdominal
- Abdominal transverso
- Quadríceps
- Adutores

**Grupos musculares** Os músculos estão organizados em grupos que trabalham em oposição uns aos outros para criar o movimento. No treinamento esportivo, é importante desenvolver grupos opostos de músculos no mesmo ritmo para evitar lesões.

## ESTUDO DE CASO: **DOR MUSCULAR**

Alan, 44 anos, estava se recuperando de um câncer de próstata e a equipe do hospital o colocara em um programa de exercício, o que, no entanto, resultara em dores no pescoço e no ombro. Ele visitara o departamento de fisioterapia, de modo que decidiu experimentar um tratamento de aromaterapia para ver se o ajudaria.

### A ESCOLHA DOS ÓLEOS
Alan estava interessado em experimentar algumas combinações incomuns. Plai e lavanda são óleos analgésicos que atuam bem em conjunto, e o de plai também pode ter propriedades anti-inflamatórias. O sândalo relaxa e é uma boa fragrância masculina.

### A FÓRMULA
10 ml de óleo carreador: 5 ml de óleo de jojoba (para ajudar na massagem mais profunda) e 5 ml de óleo refinado de abacate (pelas suas propriedades de penetração.)
2 gotas de óleo de plai
2 gotas de óleo de lavanda
1 gota de óleo de sândalo
5 gotas = fórmula a 2½ por cento (pode ser aumentada para 3% mais tarde)

### TRATAMENTO
Uma vez por semana, Alan recebia uma hora de massagem nas costas e no tórax. A sessão começava com uma massagem no estilo sueco porque os seus músculos estavam muito tensos, seguida pela série de movimentos da massagem aromaterápica, que incluía a massagem nos pontos de pressão, com ênfase nos músculos trapézio e deltoide, encerrando com alguns pontos de pressão na cabeça e uma massagem profunda do crânio.

### RESULTADO
Depois de apenas quatro sessões, a fisioterapeuta disse que o que quer que Alan estivesse fazendo causara uma melhora tão grande que ele não precisava mais marcar horários com ela! Ele ficou felicíssimo e continuou com o tratamento aromaterápico por mais três semanas.

---

**O músculo cardíaco** é um tipo especializado de tecido muscular involuntário encontrado nas paredes do coração. Ele se contrai automaticamente ao longo da vida em um padrão rítmico, a uma velocidade controlada pelos nervos e pelos hormônios (por exemplo, as contrações podem ser aceleradas pela adrenalina). O músculo cardíaco é o tipo de músculo mais forte do corpo.

## A função muscular

O sistema muscular tem três principais funções: criar o movimento, manter a postura e produzir calor.

Quando um músculo se contrai, ele usa a energia derivada principalmente da glicose fornecida pelo sangue. Este último também conduz oxigênio, que o músculo usa para queimar a glicose. Durante a atividade normal, a glicose é decomposta para formar água e dióxido de carbono, que são removidos do músculo. Entretanto, durante os exercícios intensos, a glicose é respirada anaerobicamente, o que produz ácido láctico, que pode se acumular, afetando a elasticidade e resultando em fadiga.

Para que um músculo inicie um movimento, ele precisa ser mantido firmemente no lugar em uma das extremidades e estar livre para se mover na outra. Os músculos trabalham em oposição uns aos outros para criar o movimento. Quanto mais aquecido o músculo, mais ele relaxa, de modo que trabalha mais facilmente, com menos risco de sofrer lesões. Os músculos frios são rígidos, e podem sofrer uma distensão ou ruptura. O bom tônus muscular parece firme, enquanto os músculos com um tônus deficiente parecem frouxos e moles quando tocados.

## Como a aromaterapia pode ajudar

Os óleos essenciais podem ajudar a reduzir a dor e a rigidez, o espasmo muscular, as câimbras e as distensões. Também podem aliviar os sintomas de problemas musculares mais graves, como a distrofia muscular (uma doença degenerativa progressiva), a fibrose (inflamação dos tecidos nervosos do músculo) e lesão por hiperextensão.

Os aromaterapeutas precisam compreender todos os benefícios da massagem aromaterápica e também conhecer o sistema nervoso que regula a atividade dos diferentes músculos. Ao massagear as costas, será notado que o tecido fica teso e congestionado, o que é causado pela tensão e pela fadiga. Com o uso de óleos essenciais a área se tornará mais aquecida e os tecidos mais macios, de modo que a pessoa ficará mais relaxada e sentirá mais conforto. Os óleos anti-inflamatórios e os analgésicos são os que proporcionam mais alívio, e fornecer uma fórmula para o banho também é benéfico. Eis alguns dos óleos essenciais mais adequados:

- camomila-romana: reconfortante e analgésico
- esclareia: antiespasmódico
- manjerona: calmante e analgésico
- alecrim: um bom analgésico para músculos enrijecidos
- plai: analgésico e ao mesmo tempo refrescante e anti-inflamatório
- lavanda: analgésico, sedativo e anti-inflamatório
- gengibre: analgésico que produz calor; bom para a dor

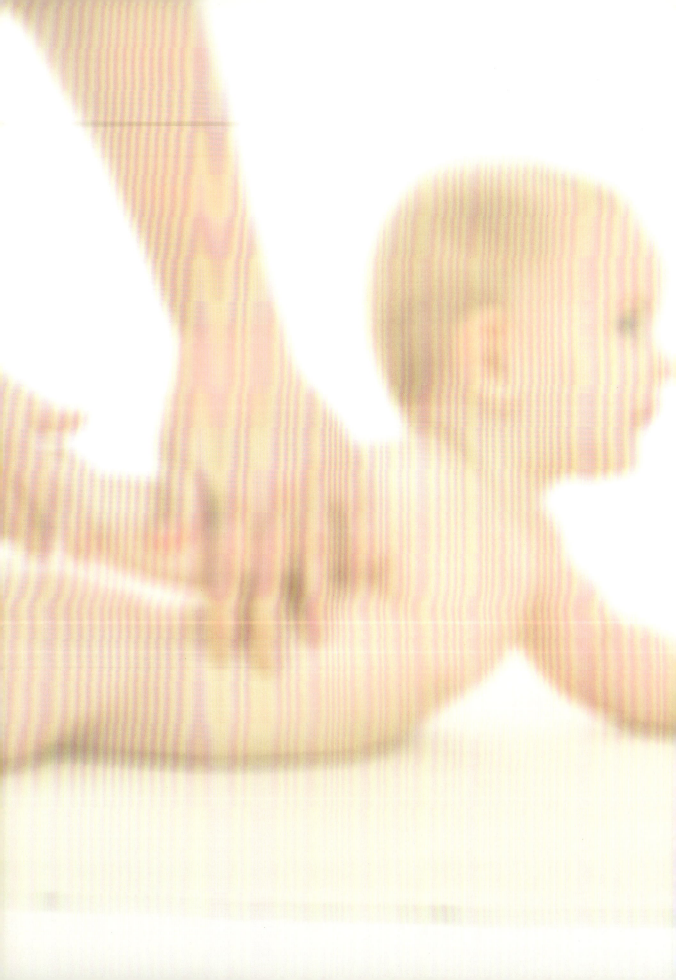

# Aromaterapia para situações e problemas especiais

A versatilidade da aromaterapia, aliada à natureza delicada do tratamento, a torna adequada a todos os estágios da vida, desde as primeiras semanas de vida a uma idade extremamente avançada. Ela pode ajudar a trazer alívio para problemas variados como artrite, dor nas costas e enjoo matinal, minorar os efeitos colaterais e a ansiedade de pacientes que estejam se submetendo a tratamentos médicos e ser uma fonte de alívio para o corpo estressado demais e a mente perturbada.

**A aromaterapia durante a gravidez e o parto** 214

**Como tratar dos bebês e das crianças** 220

**Como ajudar as pessoas com dificuldades de aprendizado** 226

**O alívio do stress** 229

**Aromaterapia para os idosos** 234

**A aromaterapia e o câncer** 238

# A aromaterapia durante a gravidez e o parto

As mulheres hoje em dia estão se esforçando para não mais tratar tudo como se fosse um problema médico e também para reduzir a intervenção tecnológica, confiando na capacidade do seu corpo de dar à luz de uma maneira natural. Uma abordagem holística que incorpore a aromaterapia possibilita que elas alcancem o seu objetivo ao mesmo tempo que equilibra o corpo e proporciona alívio a indisposições secundárias durante a gravidez.

## O corpo na gravidez

Os hormônios responsáveis por manter uma gestação saudável e pelo desenvolvimento do bebê causam mudanças em muitos sistemas no corpo da mãe, afetando-a tanto física quanto emocionalmente.

As mudanças no sistema digestivo podem causar náusea, vômito, prisão de ventre e azia, enquanto a adaptação no sistema cardiovascular (circulatório) pode provocar a retenção de líquido (edema) e câimbras nas pernas. O aumento do volume do sangue aumenta a pressão arterial, mas algumas posturas adotadas pela mãe podem causar uma rápida queda de pressão, o que produz tontura e desmaios.

À medida que o bebê cresce dentro do útero, ele desloca a bexiga, ocasionando a frequência urinária e, muitas vezes, infecções do trato urinário. Mudanças no pH vaginal também podem provocar o surgimento de candidíase.

O relaxamento dos ligamentos e a redução da densidade do tecido conjuntivo podem provocar dor nas costas e nos ligamentos, especialmente ao redor da região pélvica.

Mudanças na pele e o agravamento de problemas de pele pré-existentes podem se tornar visíveis, e o desenvolvimento da gestação pode resultar em estrias no abdômen, nos seios, nas coxas e nas nádegas.

No aspecto emocional, as mulheres podem vivenciar episódios de choro e irritabilidade devido à mudança dos níveis hormonais no corpo. Essa mudança exacerba a ansiedade natural, especialmente no caso da mãe que está tendo a sua primeira gravidez e está enfrentando responsabilidades até então desconhecidas, provavelmente ajustando-se a um novo estilo de vida depois de fazer parte de um casal com uma vida social, à redução do status e da renda, bem como a mudanças na imagem corporal.

Do ponto de vista médico, todas essas coisas podem corresponder apenas a distúrbios secundários esperados durante a gravidez, mas que podem parecer problemas enormes na concepção da futura mãe.

## Como a aromaterapia pode ajudar

Alguns aromaterapeutas podem ficar apreensivos ao tratar de uma mulher grávida, mas esse é um estado ao qual eles podem proporcionar um grande benefício emocional e físico. Existem, no entanto, algumas técnicas específicas das quais você precisa tomar conhecimento, e os aromaterapeutas devem fazer um treinamento específico antes de oferecer tratamento a mulheres durante a gravidez e o parto.

A utilização e a dosagem dos óleos essenciais durante a gravidez são limitados devido aos seus efeitos no corpo, que poderiam potencialmente causar um dano à mãe ou ao bebê, particularmente nas primeiras doze a quatorze semanas de gestação, quando ocorre o apogeu no desenvolvimento do bebê. É por esse motivo que uma consulta meticulosa e uma avaliação detalhada dos óleos essenciais são extremamente importantes, quando deve ser explicado à mãe como os óleos recomendados irão atuar no seu corpo (ver também a p. 217 para obter informações sobre os óleos que não devem ser usados durante a gravidez ou em certos estágios dela).

É fundamental fazer anotações meticulosas, bem como assegurar que a cliente irá informar aos profissionais da área médica o tipo de tratamento aromaterápico que está recebendo, para garantir a colaboração entre todos os envolvidos, e, portanto, para que não ocorram reações adversas nos tratamentos convencionais.

### ÓLEO CARREADOR

No caso de todas as fórmulas que se seguem, o óleo de semente de uva é um óleo carreador básico adequado, mas que pode ser substituído por óleo de jojoba, abacate ou amêndoa doce, se desejado. Todas as fórmulas têm uma dosagem a 1%.

## Enjoo matinal

Segue-se uma relação de alguns óleos essenciais com as suas respectivas qualidades, mas o seu uso precisa ser controlado pela mulher pois alguns odores podem piorar os sintomas.

**O óleo de petitgrain** é antiespasmódico, desodoriza e atua como um sedativo para os músculos do estômago

**O óleo de grapefruit** é estimulante e atua como um tônico do sistema digestivo

**O óleo de limão** estabiliza o sistema digestivo, reduzindo a acidez e a flatulência, e estimulando o apetite

**O óleo de laranja-doce** apresenta propriedades semelhantes às do limão para acalmar a digestão

**O óleo de gengibre** ajuda a evitar a náusea e o vômito

**Fórmula sugerida** em 50 ml de uma loção base simples ou de óleo carreador de semente de uva:
- 3 gotas de óleo de gengibre
- 3 gotas de óleo de limão
- 4 gotas de óleo de petitgrain

Aplique na parte interna do braço, no ponto de acupressura logo acima do pulso (ver p. 114)

## Prisão de ventre

Aliado à recomendação com relação à alimentação e à ingestão de líquido, qualquer um dos seguintes óleos é benéfico:

**Mandarina vermelha** para a digestão e os espasmos

**O de laranja-doce** é bom para a flatulência e os espasmos, ajudando a digestão de um modo geral

**O de grapefruit** é tônico e estimulante

**O de néroli** é benéfico para a digestão e os gases presos

**Fórmula sugerida** é uma combinação de dois dos óleos em uma composição a 1%, com uma massagem muito suave no abdômen no sentido horário.

## Indigestão/azia

Os seguintes óleos essenciais e a fórmula sugerida poderão proporcionar um alívio.

**Mandarina vermelha** para a digestão e os espasmos

**O de laranja-doce** é útil nos casos de flatulência e espasmos, ajudando a digestão de um modo geral

**O de petitgrain** é antiespasmódico e desodorizante

**O de gengibre** estabiliza a digestão e é benéfico para os casos de flatulência

**O de sândalo** é útil para espasmos e flatulência

**O de camomila-romana** atua como digestivo

**O de lavanda** atenua os espasmos e a flatulência, além de ser desintoxicante

**O de cardamomo** é benéfico na presença de espasmos, flatulência e distúrbios digestivos em geral

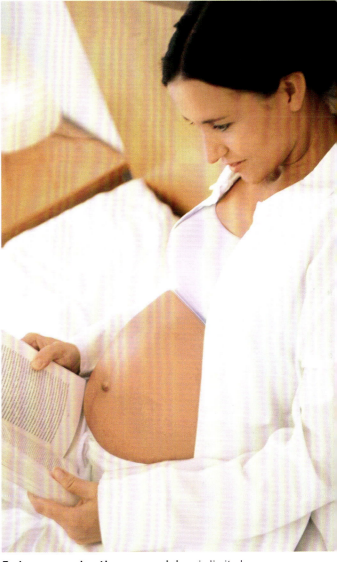

**Embora o uso dos óleos essenciais** seja limitado no período de gestação, a sua utilização cuidadosa pode ser muito benéfica para o bem-estar físico e emocional da mãe grávida.

**Fórmula sugerida** em 50 g de creme base simples, ou 50 ml de loção base simples ou 50 ml de um óleo carreador
- 2 gotas de óleo de cardamomo
- 4 gotas de óleo de laranja-doce
- 4 gotas de óleo de camomila-romana

Aplique a fórmula ao plexo solar quando necessário.

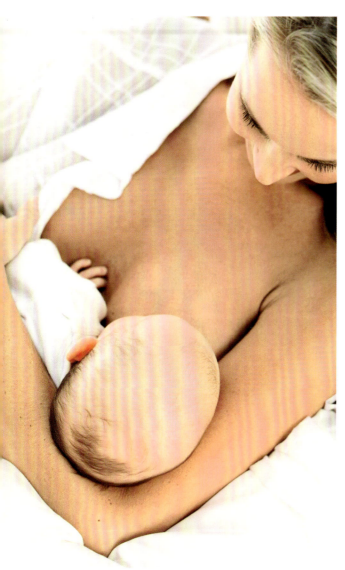

**À medida que os seios incham durante a gravidez,** eles têm a tendência de criar estrias, que também costumam ocorrer nas coxas e, especialmente, no abdômen.

## Insônia/stress

É importante descobrir a origem do problema, que pode ser uma manifestação física, emocional ou ambas. Os seguintes óleos essenciais podem ajudar a aliviar os sintomas, mas não curarão a causa básica. É importante que você explique isso à sua cliente e forneça também a ela informações sobre relaxamento e técnicas de respiração.

**O óleo de mandarina vermelha** é sedativo e levanta o ânimo
**Sândalo** sedativo
**Ylang ylang** antidepressivo, sedativo
**Lavanda** antidepressivo, sedativo, desintoxicante
**Camomila-romana** antidepressivo, sedativo
**Manjerona** sedativo, restaurador
**Vetiver** sedativo, ajuda na presença de distúrbios nervosos
**Raiz de valeriana** poderoso sedativo

**Fórmula para os momentos de crise** em 50 g de creme base simples: use durante uma semana apenas, e em seguida avalie a situação e escolha outra fórmula
- 1 gota de óleo de raiz de valeriana
- 4 gotas de óleo de lavanda
- 4 gotas de óleo de camomila-romana

Aplique na parte interna do antebraço ao cair da tarde e durante a noite, se necessário.

**Fórmula genérica** em 50 ml de uma base simples de banho de espuma
- 5 gotas de óleo de mandarina vermelha
- 5 gotas de óleo de ylang ylang

Combine com exercícios de respiração e relaxamento em um banho de banheira noturno antes de se deitar.

### Estrias

São causadas pelo estiramento das fibras da pele à medida que a gravidez avança e são mais comuns no abdômen, pois é ele que se distende mais, mas podem ocorrer também nos seios e nas coxas. Os óleos de néroli e mandarina vermelha são bons emolientes, e o de lavanda atua combatendo qualquer tipo de irritação arraigada.

**Fórmula sugerida** em 50 g de creme base simples ou 50 ml de óleo de semente de uva
- 4 gotas de óleo de lavanda
- 3 gotas de óleo de néroli
- 3 gotas de óleo de mandarina vermelha

Aplicação suave no abdômen, nas coxas ou nos seios.

### Erupções cutâneas

10 gotas de camomila-romana em uma loção base simples; um chá de camomila depois de frio, usado como compressa, também traz bastante alívio.

### Infecções do trato urinário

São comuns em qualquer estágio da gravidez, de modo que você deve sempre se assegurar de que a mulher procurou se aconselhar primeiro com o obstetra ou clínico geral. Os seguintes óleos essenciais são analgésicos (aliviam a dor), e podem ajudar a aliviar os sintomas desagradáveis que às vezes se manifestam.
**Camomila-romana** antiespasmódico
**Niaouli** bactericida

**Sândalo** antiespasmódico, reconfortante e antisséptico
**Eucalipto** reconfortante, com propriedades antivirais e bactericidas
**Bergamota** antiespasmódico

**Fórmula sugerida** uma combinação desses óleos pode ser adicionada a um banho de banheira morno com uma base de óleo carreador: um total de 4 a 6 gotas dos óleos essenciais escolhidos. Ou então, alternativamente, adicione à água do bidê um total de 2 a 3 gotas em uma base de óleo carreador.

## Óleos essenciais que devem ser evitados na gravidez

Certos óleos essenciais podem causar reações adversas na mulher grávida. Alguns são apenas contraindicados em épocas específicas ou em circunstâncias particulares, ao passo que outros não devem ser usados nunca durante o período de gestação. (Os óleos relacionados a seguir cujo nome em latim não está ao lado estão incluídos na Lista de óleos essenciais, nas pp. 56 a 109.)

**A pressão sanguínea** sobe naturalmente na gravidez, de modo que não é aconselhável causar um aumento deliberado, pois isso poderia prejudicar a mãe e o bebê, ao interferir no fluxo de sangue para a placenta. Os óleos essenciais que podem aumentar a pressão são os seguintes:
- alecrim
- tomilho branco
- hissopo

### SEGURANÇA

Os óleos essenciais classificados como abortivos, emenagogos ou tônicos/estimulantes uterinos, ou ainda qualquer um que se acredite afetar o útero ou os hormônios, particularmente o estrogênio ou a progesterona, devem ser evitados nas primeiras doze a catorze semanas da gravidez, especialmente na massagem direta, em particular na área acima do osso púbico ou na região do sacro. Depois desse período, aconselha-se cautela com relação a alguns óleos particulares, sendo que recomenda-se que alguns sejam completamente evitados praticamente até o fim da gestação.

Outras situações nas quais a cautela se faz necessária abrangem a massagem na área da panturrilha se a mãe tiver um histórico anterior de trombose nas veias profundas, a massagem vigorosa em volta do calcanhar e em pontos específicos de shiatsu no corpo relacionados com a estimulação do útero ou de órgãos adjacentes a ele. Por último, se a mãe tiver um histórico de sangramento vaginal, a massagem abdominal não é recomendável.

- pimenta-do-reino
- sálvia

Alguns óleos essenciais exercem uma **influência hormonal** e podem interferir na produção de estrogênio ou estimular a produção do leite materno, confundindo assim o ritmo natural da gestação e também o corpo. Eles incluem os seguintes óleos:
- cipreste
- manjericão
- cajuput (*Melaleuca leucadendron*)
- angélica (*Angélica archangelica*)
- may chang (também conhecido como *Litsea cubeba*)
- capim-limão
- erva-doce
- cominho (*Cuminum cyminum*)

Alguns óleos essenciais descritos como emenagogos devem ser evitados até a mulher completar pelo menos vinte semanas de gestação, e depois disso você deve prosseguir com cautela caso decida utilizá-los. Os seguintes óleos essenciais devem ser evitados no **início da gravidez:**
- cenoura (*Daucus carota* – ver óleos carreadores, p. 46)
- lavanda
- camomila-romana
- manjerona
- hortelã-pimenta
- gálbano (*Ferula galbaniflua*)

Devido à sua intensa ação uterina ou porque são descritos como estimulantes do parto (podem induzir o trabalho de parto), os seguintes óleos essenciais devem ser evitados **até a ocorrência do trabalho de parto natural** (durante 38 semanas):
- hortelã (*Mentha spicata*)
- esclareia
- melissa
- semente de anis (*Pimpinelle anisum*)
- noz-moscada (*Myristica fragrans*)
- louro (*Laurus nobilis*)
- jasmim
- olíbano
- junípero
- mirra
- rosa
- aneto (*Anethum graveolens*)

Os três óleos essenciais que se seguem têm diferentes propriedades que podem exercer um efeito adverso **durante a gravidez:**
- alho (*Allium sativum*), que estimula o peristaltismo no trato digestivo
- aipo (*Apium graveolens*), que é um forte diurético
- gerânio, que é regulador hormonal, diurético e anticoagulante.

# O parto e o pós-parto

A aromaterapia no trabalho de parto pode reforçar as estratégias da mulher para lidar com a situação, atuando em conjunto com outros mecanismos voltados para essa mesma finalidade. Os principais aspectos da sua utilização são ajudar a aliviar o stress e a ansiedade, proporcionar algum alívio ao mal-estar das contrações e auxiliar a eficácia do útero.

## Os estágios do trabalho de parto

O seu início é sinalizado pelo começo de contrações uterinas regulares, e o primeiro estágio prossegue até que o colo do útero atinja a sua dilatação máxima. O segundo estágio abrange a jornada do bebê pelo canal vaginal e o nascimento do bebê. No último estágio a placenta é expelida.

Os próprios médicos não têm realmente certeza do que desencadeia o trabalho de parto. Sabe-se que ocorrem mudanças nos níveis dos hormônios sexuais da mãe quando o nível de progesterona declina, o de estrogênio sobe e os níveis de oxitocina sobem causando as contrações uterinas.

À medida que as glândulas do bebê atingem a maturidade, ele também passa pelas suas próprias mudanças hormonais, o que contribui para o desencadeamento do trabalho de parto.

| Óleo essencial | Propriedades (ver termos na p. 59) | Advertências |
|---|---|---|
| lavanda | antiespasmódico, sedativo/calmante, analgésico, tônico uterino, hipotensivo | Não use ao mesmo tempo que os analgésicos petidina e epidural ou as infusões de oxitocina/pitocina (estimulantes das contrações uterinas) |
| esclareia | antiespasmódico, tônico uterino, antidepressivo, eufórico, hipotensivo e indutor do parto | Idem acima. Pode exercer um efeito eufórico nos outros. Pode acelerar o trabalho de parto |
| mandarina | antiespasmódico, sedativo, analgésico, inspirador | Fototóxico |
| limão | inspirador, revigorante, antiespasmódico, hipotensivo, hemostático, imunoestimulante | Não use ao mesmo tempo que os analgésicos petidina e epidural. Fototóxico |
| hortelã-pimenta | antitérmico/revigorante, expectorante, analgésico, cefálico, antiespasmódico | Não use se a pessoa vomitar um líquido manchado de bile |
| camomila-romana | anti-inflamatório, reconfortante/calmante, antiespasmódico, antialérgico, antipruriginoso | |
| olíbano | anti-inflamatório, expectorante, sedativo/calmante, tônico uterino | Não use ao mesmo tempo que a infusão de oxitocina/pitocina (medicamento ministrado para estimular as contrações uterinas) |
| jasmim | antidepressivo, relaxante, tônico uterino, analgésico, anti-inflamatório, sedativo | O mesmo que acima |
| rosa | antidepressivo, relaxante/calmante, sedativo para os nervos, antiespasmódico, analgésico, tônico uterino | O mesmo que acima |

## Como a aromaterapia pode ajudar

O critério para a utilização da aromaterapia é que a mulher tenha completado a 37ª semana de gestação, o bebê esteja mostrando a cabeça em primeiro lugar e exista apenas um bebê no útero. A dosagem ainda é a 1% nesse estágio. Uma consulta ao médico ou cautela são recomendados caso:
- a dor não esteja relacionada com o trabalho de parto
- exista um distúrbio médico subjacente
- a mulher tenha um histórico de um parto rápido
- a bolsa rompa e não haja contrações uterinas.

No trabalho de parto, caso a massagem não seja necessária, uma fórmula pode ser entregue à mãe, em uma bola de algodão ou em um lenço de papel, para ela cheirar durante o processo.

## Massagem para a dor nas costas e o trabalho de parto

No final da gravidez e durante o trabalho de parto, muitas mulheres começam a sentir um desconforto na região pélvica e dor na região lombar. A aplicação da seguinte fórmula nessas áreas pode ajudar a aliviar esse mal-estar, além de conferir ao parceiro no processo do nascimento um envolvimento ativo no trabalho de parto. Em 50 ml de óleo de semente de uva:
- 4 gotas de lavanda ou lavandin
- 3 gotas de camomila-romana
- 3 gotas de mandarina vermelha

## Para reduzir a ansiedade durante o trabalho de parto

Os óleos essenciais utilizados nesta fórmula produzem um estado de euforia e estimulam a liberação dos analgésicos naturais da mulher. Acredita-se que o olíbano bloqueie o fluxo de adrenalina e das substâncias que induzem os ataques de pânico. Em 50 ml de uma base simples de banho de espuma:
- 4 gotas de óleo de esclareia
- 6 gotas de óleo de olíbano
- Adicione 15 ml da solução em uma banheira com água morna depois do início do trabalho de parto caso não haja nenhuma contraindicação ou cuidados com relação ao seu uso.

## Depois do nascimento do bebê

Depois que o bebê nascer, a dosagem das fórmulas pode ser aumentada para 2%. Uma prática comum em algumas maternidades é proporcionar à nova mãe um banho de lavanda (6 a 8 gotas em um óleo carreador adicionadas à água morna da banheira). Os motivos para esse banho são os seguintes:
- como antisséptico, mantém limpa a região do períneo
- é analgésico e ajuda a aliviar a sensibilidade na região do períneo bem como as dores musculares
- ajuda a "pôr para fora" as contusões na área do períneo
- ajuda a acalmar e relaxar a mãe.

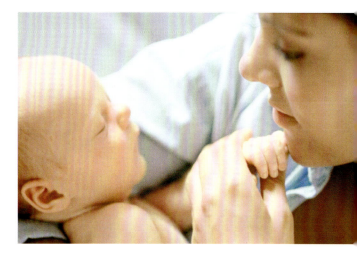

**A aromaterapia pode ajudar a mãe de diversas maneiras** depois do nascimento do bebê, como, por exemplo, aliviando a sensibilidade e a dor, promovendo a produção do leite materno, levantando o ânimo e equilibrando as emoções.

Entre outros problemas que a aromaterapia pode ajudar estão:

**Hemorroidas**, comuns depois da expulsão do bebê. O óleo essencial de cipreste pode ser útil como creme ou compressa.

**Mamilos doloridos ou rachados**, cuja causa pode ser a má postura durante a amamentação ou o fato de o bebê mamar com muita força! Adicione 2 ou 3 gotas de óleo de melaleuca a uma tigela em forma de seio contendo água morna, mergulhe o mamilo durante cinco minutos depois de amamentar o bebê.

**Pequeno suprimento de leite materno** O óleo de jasmim pode promover a produção do leite materno, quando usado em um óleo de massagem nos seios. Certifique-se de que o mamilo e a área em volta do seio estejam livres de óleo antes de amamentar novamente o bebê.

**Depressão pós-parto** É uma queixa relativamente comum, provavelmente causada pelo desequilíbrio hormonal ou outros fatores estressantes. Esse tipo de depressão frequentemente necessita de algo que levante o ânimo em vez de um sedativo. Os óleos essenciais adequados são os de bergamota, gerânio, melissa e rosa.

Essas são apenas algumas das indisposições que podem se seguir ao parto, mas você também precisa pensar na possibilidade de usar alguns óleos essenciais que equilibrem o humor e os hormônios, já que a nova mãe passará por muitos estágios diferentes de emoções ao se ajustar ao seu novo papel. Dois dos óleos essenciais que você poderá considerar são o de gerânio e o de angélica.

# Como tratar bebês e crianças

O bebê é exposto pela primeira vez à massagem quando avança pelo canal vaginal na hora do parto. O toque é um aspecto importante da vida a partir desse momento. O dr. Frederick Leboyer escreveu em *Loving hands*: "Ser abraçado, tocado e acariciado é como alimento para o bebê, um alimento tão necessário quanto os minerais, as vitaminas e as proteínas".

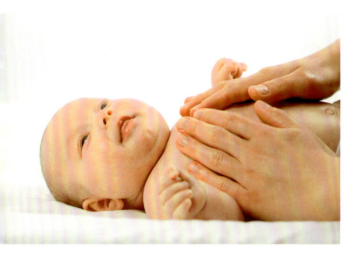

## A estrutura da pele

A pele de um recém-nascido é extremamente delicada. É muito mais fina do que a do adulto e levará alguns anos para se desenvolver plenamente e para que as suas funções amadureçam.

O bebê prematuro tem pouca gordura subcutânea, o que resulta em uma pele frouxa e uma aparência enrugada. A pele tem poucas camadas de estrato córneo, o que aumenta a sua permeabilidade; isso significa que tem uma barreira menor para a perda de líquido e de calor. Além disso, a epiderme não está muito bem ligada à derme, o que deixa a pele sujeita a formar bolhas.

O bebê nascido de uma gestação a termo tem uma epiderme bem-desenvolvida, mas mesmo assim a sua pele ficará facilmente ressecada. À medida que o bebê vai ficando mais velho, mais ativas se tornam as funções da pele. Um estrato córneo que funcione com mais eficácia resulta em uma pele mais bem hidratada.

## O papel do aromaterapeuta

O aromaterapeuta desempenha um papel vital ao trabalhar com os pais ou as pessoas que cuidam dos bebês e das crianças, desenvolvendo técnicas a ser seguidas em qualquer tratamento e estratégias que podem continuar a ser usadas depois de uma visita ao terapeuta. Espera-se que essas técnicas estabeleçam uma boa base para que as pessoas continuem a usar a aromaterapia sempre que ela for necessária na vida. Lembre-se de que você estará trabalhando em equipe com outros profissionais de saúde, de modo que a colaboração é sempre para o bem da criança.

Os bebês e as crianças muito pequenas não têm a capacidade de se comunicar verbalmente, de modo que é importante ter consciência de que eles passam por estágios quando aceitam novos conceitos e contatos. Isso se chama sequência interativa, e reconhecê-la o ajudará a trabalhar com êxito no ritmo da criança. A sequência é a seguinte:

1 resistência (inseguro/hesitante)
2 tolerância
3 aceitação passiva
4 prazer
5 cooperação
6 expectativa
7 imitação (copia técnicas de massagem)
8 iniciação (sempre desejará retribuir)

### OS BENEFÍCIOS DA AROMATERAPIA E DA MASSAGEM

- o toque ajuda a comunicação, o desenvolvimento e o crescimento
- promove a circulação
- libera as articulações e aumenta a flexibilidade
- limpa a pele e remove as células mortas
- ajuda a digestão da comida
- incrementa o sistema imunológico
- ajuda a formar uma ligação entre a criança e a pessoa que cuida dela
- os óleos essenciais podem ajudar a aliviar alguns sintomas desagradáveis, que afetam a criança e também os pais

## Precauções

Não ministre aromaterapia ou massagem:

- se a criança estiver mostrando sinais de aflição (dizendo "não" para você de uma maneira não verbal)
- se a criança tiver tomado uma vacina nas 48 horas anteriores
- na pele machucada, ou sobre uma cicatriz recente
- quando a criança estiver em estado de choque
- se a criança tiver um problema cardíaco
- logo depois de uma refeição
- quando a criança estiver com fome
- se a criança tiver um problema de pele infeccioso ou agudo
- se a criança estiver indisposta ou com doença infecciosa.

Exceções específicas aos casos acima residem no tratamento do eczema e da catapora, quando os óleos essenciais podem proporcionar um alívio extremamente eficaz (ver abaixo).

## A escolha dos óleos

A pele do recém-nascido é mais fina e tem uma maior capacidade de absorção, sendo incapaz de lidar com substâncias estranhas da maneira como a pele do adulto é. Pesquisas demonstraram, por exemplo, que se acredita que alguns componentes químicos dos detergentes modernos provoquem eczemas infantis e problemas de pele nas crianças. Recomenda-se portanto que, nas primeiras seis semanas de vida do bebê, até mesmo produtos especiais para bebês sejam usados com moderação, utilizando-se apenas água na maior parte do tempo. Essa precaução também se aplica aos óleos essenciais, e o contato direto deles com a pele do bebê deve ser evitado nessas primeiras semanas.

Depois de seis semanas, a dosagem recomendada para bebês de até 1 ano é de 0,5% (1 gota de óleo essencial em 10 ml de óleo carreador); depois, para crianças de 1 a 8 anos, a dosagem recomendada pode aumentar para 1%.

Os óleos carreadores sugeridos são: girassol, semente de uva, amêndoa doce, jojoba ou abacate. Faça sempre um teste na pele, no caso de hipersensibilidade. Como regra geral, quanto mais nova a criança, mais suave precisa ser o óleo essencial. Segue-se uma relação de óleos essenciais que são particularmente benéficos no tratamento de crianças pequenas.

### Lavanda

Exerce um efeito calmante e sedativo, e é descrito como nervino, de modo que pode ser útil para os problemas de sono. Também é analgésico e antiespasmódico, de modo que pode ajudar na presença de espasmos musculares. Outros problemas que podem ser beneficiados pelo óleo de lavanda são a psoríase, a aflição da dentição e a asma. Também pode ser usado junto com o óleo de camomila-romana para o eczema e outros problemas de pele.

### Camomila-romana

Reconfortante, calmante e promove o relaxamento, de modo que também pode ser útil no caso de problemas de sono. As suas propriedades antialérgicas, reconfortantes e emolientes ajudam a acalmar a pele irritada como quando há um eczema ou a catapora. Este óleo também é analgésico e antiespasmódico, e pode ser útil na presença de outros problemas comuns como os da época da dentição, as cólicas e a febre do feno.

### Laranja-doce e mandarina

São antiespasmódicos, estabilizam o sistema digestivo e auxiliam nos casos de prisão de ventre e cólicas.

### Melaleuca

Este fomentador do sistema imunológico também é antiviral, antibiótico, bactericida, fungicida e pode ser útil na presença de muitos problemas, particularmente da tosse e dos resfriados.

### Olíbano

Relaxa e aprofunda a respiração, sendo ainda calmante, digestivo e sedativo, de modo que pode ser particularmente útil para as crianças que sofrem de asma, e também para a tosse e o resfriado.

### Eucalipto

É refrescante (antitérmico) e também antiviral, descongestionante e balsâmico, de modo que pode ser benéfico para a asma, a febre do feno, a tosse, o resfriado e problemas nos seios da face.

### Mirto (*Myrtus communis*)

É calmante, sedativo e um bom expectorante, de modo que é benéfico para a tosse e o resfriado.

### Ylang ylang

Ajuda a diminuir o ritmo da respiração, o que é particularmente útil no caso de episódios de pânico. Este óleo também é um sedativo benéfico para os asmáticos.

### Ravensara (*Ravensara aromatica*)

Este é um óleo essencial versátil porém suave; é um fomentador do sistema imunológico, um antiviral muito poderoso, microbicida, anti-infeccioso, antiespasmódico e expectorante. É benéfico nos casos de tosse e resfriados, dor de ouvido, bronquiolite, e bronquite. É especialmente valioso para a catapora; aplique diretamente em cada lesão com um cotonete separado (esta medida evita a infecção cruzada e a propagação das lesões), o que ajudará a reduzir a irritação e eliminar a dor.

Problemas como a falta de sono ou irritações na pele podem ser sintomas de um problema bem diferente, como um distúrbio digestivo, de modo que conversar a respeito de qualquer coisa que você tenha observado com os profissionais de saúde envolvidos nos cuidados com a criança é uma parte importante do papel do aromaterapeuta. O descanso é fundamental para o crescimento, o desenvolvimento e a saúde da criança.

# Sequência de massagem no bebê

Você talvez não conclua toda esta sequência em uma única sessão na primeira vez que a fizer, mas seja paciente e vá aumentando o número de passos em cada sessão; o seu bebê a orientará. Sempre interaja com o bebê, mantendo contato visual e conversando com ele. Mantenha as mãos bem lubrificadas.

### Preparação

Antes de começar, certifique-se de que o quarto está com uma temperatura agradável e livre de correntes de ar, com uma iluminação suave. Prepare uma superfície macia e quentinha para deitar o bebê, de preferência no chão. Se a temperatura do quarto estiver agradável e o bebê se mostrar satisfeito ao ficar completamente despido, você pode tirar toda a roupa dele desde o início; caso contrário, comece a massagear o bebê totalmente vestido e só tire a fralda e a roupa da parte de baixo quando começar a massagear as pernas (Estágio 2) e a roupa da parte de cima quando chegar ao estômago (Estágio 7).

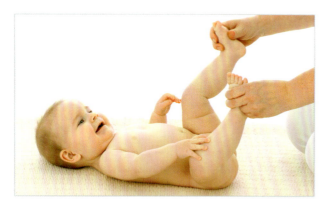

**1** Comece segurando os pés do bebê e peça permissão para começar a massagem. Passe levemente as mãos na sola dos pés dele e massageie a parte de cima entre o seu polegar e os outros dedos. Endireite cada dedo do pé do bebê, enquanto cria rimas ou brincadeiras.

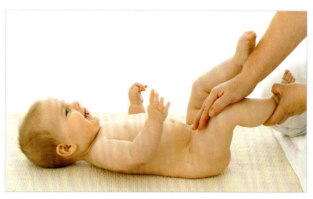

**2** Reponha óleo nas mãos e delicadamente puxe a perna do bebê com a mão da coxa até o pé, alternando cada mão (mão sobre mão). Depois de mais ou menos um minuto, sacuda gentilmente a perna dele. Repita o movimento na outra perna.

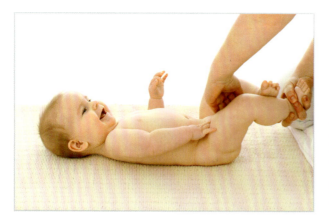

**3** Segure o pé direito do bebê com a mão direita e massageie a coxa dele com a mão esquerda. Repita o movimento na outra perna. Faça o mesmo na região da panturrilha de cada perna.

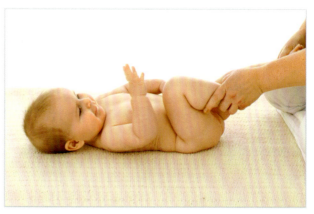

**4** Com o bebê ainda de costas, segure delicadamente as pernas dele pelos tornozelos e, certificando-se de que as pernas estão relaxadas, faça "bicicleta" com elas algumas vezes. Você pode cantar ao mesmo tempo uma pequena canção.

COMO TRATAR BEBÊS E CRIANÇAS **223**

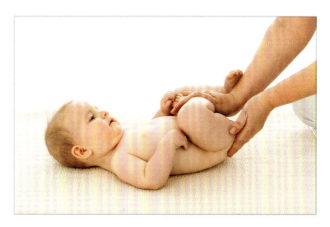

**5** Com a mão direita, desloque o pé direito do bebê em direção à região abdominal, e massageie a nádega direita dele com a mão esquerda. Repita o movimento do outro lado.

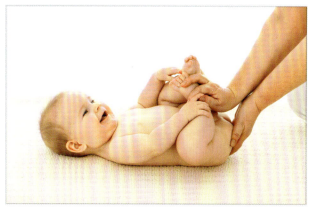

**6** Leve as pernas do bebê para a região abdominal e massageie a região do sacro. Faça novamente a brincadeira da bicicleta.

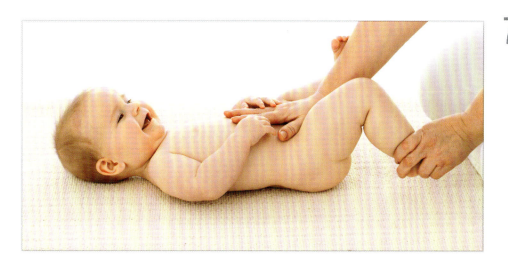

**7** Coloque a mão bem relaxada na barriga do bebê e faça uma massagem no sentido horário (em direção ao braço esquerdo do bebê).

**8** Massageie a parte da frente do tórax do bebê, suba em direção aos ombros e desça novamente. Certifique-se de que suas mãos estão bem lubrificadas.

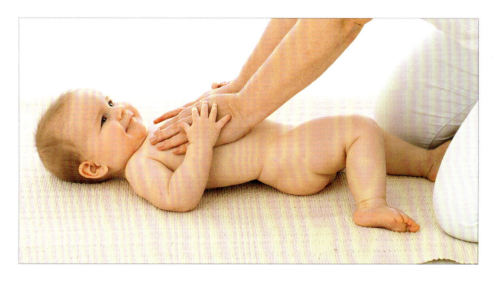

**9** Repita esse movimento, mas depois continue descendo pelos braços e saindo pelas mãos do bebê.

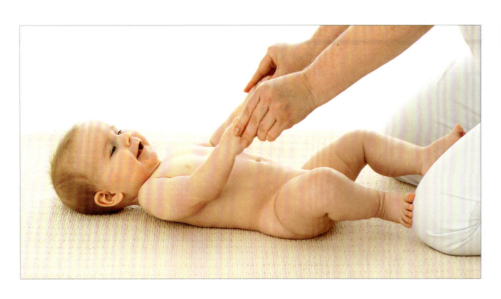

**10** Faça uma brincadeira de bater as mãos de leve uma na outra e depois, se o bebê deixar, leve os braços dele para o lado. Repita algumas vezes o movimento e (novamente, se o bebê deixar) levante mais os braços dele e leve-os para os dois lados da cabeça.

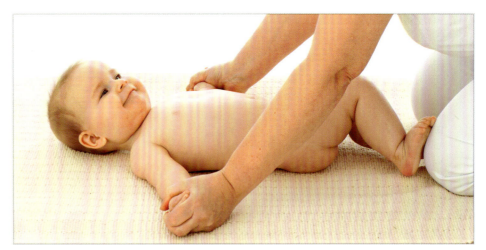

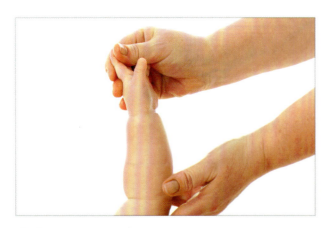

**11** Massageie as mãos dele, abrindo as palmas e endireitando os dedos.

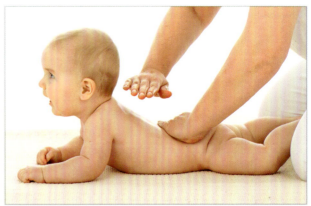

**12** Se o bebê deixar você virá-lo de bruços, faça uma massagem descendo pelas costas dele, sobrepondo mão a mão.

COMO TRATAR BEBÊS E CRIANÇAS **225**

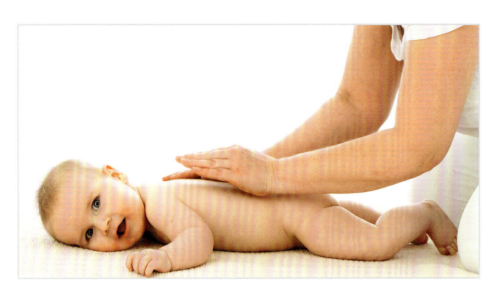

**13** Ponha as mãos levemente em concha e massageie levemente as costas do bebê com as mãos nessa posição.

**14** Se o bebê for capaz de empinar o peito, suportando o peso nas mãos ou nos braços, experimente este movimento para realmente abrir o peito dele e fortalecer a coluna vertebral. Desloque a sua mão bem lubrificada, começando na frente do peito, indo para o lado e descendo pelo braço do bebê que está ao longo do tórax. Faça isso algumas vezes e depois repita o movimento com o outro braço.

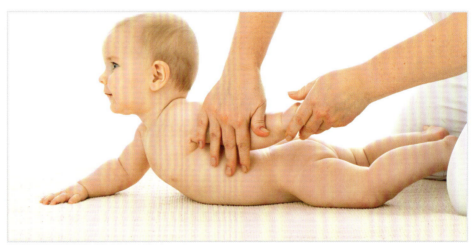

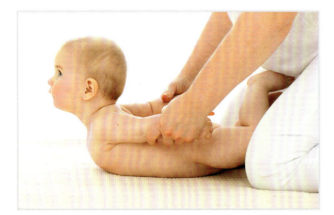

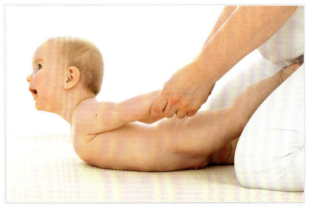

**15** Faça agora o mesmo movimento com os dois braços, deixando que os braços do bebê deslizem muito suavemente através da palma das suas mãos. Não puxe o bebê nessa posição.

A massagem agora está completa; vire o bebê ao contrário para abraçá-lo e agradecer a ele.

# Como ajudar as pessoas com dificuldades de aprendizado

A comunicação é feita de muitas maneiras, e os sentidos do tato e do olfato podem ser poderosos aliados na hora de entrar em contato com pessoas cuja compreensão do mundo é diferente, ou que têm dificuldade com a comunicação verbal.

### Entre em sintonia

Comece estabelecendo contato com a pessoa que está diante de você. Use o contato visual, fale em um tom reconfortante e suave, e aplique um toque leve (certifique-se de que as suas mãos estejam quentes e secas). Permaneça calmo e assegure-se de que a sua linguagem corporal esteja relaxada, mantendo os ombros abertos e os gestos lentos. Demonstre, de um modo geral, uma atitude receptiva a qualquer coisa que a pessoa esteja sentindo, usando para transmitir isso todo o seu corpo e os seus sentidos. Esta não será apenas outra massagem; este é um momento no qual você pode verdadeiramente entrar em contato com outro ser humano.

Apresente-se e conclua uma consulta completa, talvez com a ajuda de um membro da família ou da equipe. Inclua a pessoa o mais possível durante a conversa, mesmo que ela não fale por si mesma ou não seja capaz disso. Tome medidas para saber tudo a respeito do estado da pessoa, de maneira a estar preparado para um incidente como a incontinência ou um ataque epilépti-

**A massagem da mão** é uma boa maneira de introduzir a aromaterapia a um novo paciente ou amigo. Ela deve ser acompanhada por uma consulta completa para que a pessoa fique à vontade.

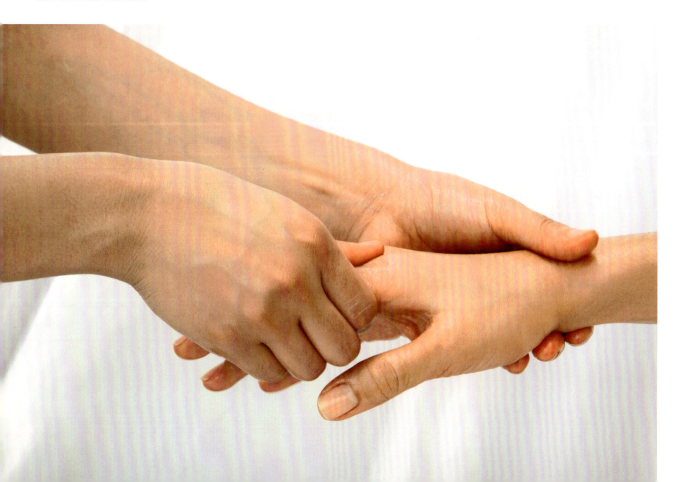

co. (No caso da epilepsia, por exemplo, você precisará perguntar a que indícios você deve ficar atento; existem nove tipos de epilepsia e nem todos envolvem um tremor incontrolável ou a perda da consciência.)

Faça também perguntas a respeito das preferências e do comportamento da pessoa, e converse sobre as coisas às quais ela reage de uma maneira positiva e negativa (ver quadro).

Encerre a consulta com uma breve massagem na mão na presença de alguém com quem a pessoa se sinta à vontade. Diga que você fará mais massagens na sessão seguinte e peça-lhe que pense a respeito dos locais nos quais ela gostaria de receber uma massagem: mãos, pés, pernas, costas.

## A preparação do terreno

A sessão deve ser feita em um local confortável onde não ocorram interrupções: o ideal é, com frequência, o quarto da pessoa. Esta talvez consiga subir em uma cama de massagem ou se sentar em uma cadeira, mas a própria cama da pessoa ou uma poltrona talvez sejam mais confortáveis. Apesar da importância do conforto para o cliente, você também precisa garantir que a sua postura seja adequada; você estará ministrando massagens durante muitos anos, de modo que precisa cuidar de si mesmo da mesma maneira que cuida dos clientes. Certifique-se de que é capaz de manter as costas retas e que não precisará se curvar para baixo em uma cama. Use uma combinação de saquinhos de sementes, banquinhos de plástico, cadeiras e almofadas no chão, qualquer coisa que lhe proporcione conforto.

A iluminação é uma importante ferramenta sensorial para criar a atmosfera desejada. Os abajures-bolha, a luz suave, lâmpadas coloridas e assim por diante podem ajudar a pessoa a relaxar antes e durante a massagem.

A música também pode melhorar a disposição de ânimo. Uma música calmante pode ser tocada pouco antes e durante a sessão para ajudar a pessoa a relaxar. Ela também pode ser usada como um sinal, para que a pessoa saiba que a massagem começará pouco depois. Se o cliente tiver tendências autistas, talvez seja interessante usar a mesma música todas as vezes, para possibilitar que ele se acostume à ideia da massagem com música.

## Sugestões úteis

- Se possível, pergunte se o cliente pode tomar um banho de banheira ou de chuveiro antes da sua visita, pois isso exercerá um efeito calmante e também ajudará a absorção dos óleos pela pele.
- Tente descobrir que óleos a pessoa parece apreciar, mas não apresente um número excessivo de opções. Ofereça um máximo de três óleos para ela cheirar, e deixe que ela se sinta envolvida na escolha, mas não pressionada a tomar uma decisão.

## O COMPORTAMENTO PROBLEMÁTICO

Antes de tratar uma pessoa que sabidamente tenha um comportamento problemático, descubra o protocolo que foi implementado para ela e use-o sistematicamente. Se a pessoa ficar agitada, pergunte que sinais você deve procurar e o que deve ser feito e dito nessa situação.

Garanta a sua segurança em todos os momentos. Verifique se o histórico do comportamento do cliente implica que você pode atendê-lo sozinha. Posicione-se no aposento de maneira a estar mais perto da porta. Tome medidas para que a sua equipe ou os membros da sua família saibam onde você está e que estejam disponíveis caso você precise da ajuda deles.

Se você sentir agitação em vez de aceitação ou relaxamento na pessoa, conceda a ela inicialmente algum espaço retirando as mãos e recuando um pouco. Nunca tente forçar a situação continuando com a massagem. Você talvez precise deixar o aposento. Peça ajuda imediatamente, pois a pessoa poderá se ferir, particularmente se você tiver deixado frascos com os óleos no local. Procure ficar calmo e mantenha a voz baixa e suave, pois se você elevar o seu tom de voz poderá deixar a pessoa ainda mais agitada.

Se ela tiver ficado agitada, não parta do princípio que foi por sua culpa. Conviver constantemente com alguma forma de incapacidade significa que frustrações podem explodir a qualquer momento, e a pessoa pode se voltar contra você porque é você que está mais perto dela na hora; não leve a situação para o lado pessoal. Não desista!

- Deixe um pequeno frasco na casa da pessoa para que possa ser usado como um objeto de referência. A família ou a equipe que cuida dela poderá usar o frasco (que poderá conter um pouco de óleo, se você desejar) como um lembrete visual para preparar a pessoa para as suas visitas.
- Nunca force alguém a receber uma massagem, e se a pessoa retirar a mão ou pé, simplesmente se recline, sorria e espere que ela volte a apresentar a mão ou pé para que você possa prosseguir com a massagem.
- Você está presente apenas para promover o relaxamento. Mesmo que você se depare com uma resistência inicial, insista nas visitas, mas talvez deva experimentar métodos alternativos de massagem. Procure realmente entrar em sintonia com a pessoa e com o que você acha que ela precisa que você faça.
- Vale a pena lembrar que as pessoas que cuidam desses pacientes ou os amigos deles também precisam de apoio e de alguns óleos essenciais que possam ajudá-las.

## A escolha dos óleos essenciais

Use óleos essenciais que sejam calmantes e estabilizadores. Use uma grande quantidade de notas de fundo como vetiver, sândalo, cedro, ylang ylang, olíbano e rosa. Experimente também os óleos calmantes de camomila, junípero e lavanda. Os óleos que elevam a disposição de ânimo podem ser úteis se a pessoa parecer desanimada e sofrer de depressão. Entre esses óleos estão os de néroli, bergamota e melissa.

Baixas diluições de 1 a 1½ por cento são suficientes, especialmente no caso de alguém que esteja tomando medicamentos. Tome cuidado ao usar óleos estimulantes, especialmente em pessoas com um comportamento problemático. A epilepsia é um distúrbio adicional comum e, se for este o caso, não utilize alecrim, hissopo ou funcho.

## A tranquilização do ritual

Para muitas pessoas com uma vida perturbada ou difícil, o familiar é um refúgio reconfortante. Pequenos rituais podem ajudar as suas visitas a se tornar um padrão familiar e reforçar as associações prazerosas. Isso poderá abranger seguir todas as vezes uma ordem precisa de tratamento ou incorporar um toque especial como cantarolar ou cantar em conjunto.

Lavar as mãos é necessário por razões de higiene, mas também proporciona um ritual introdutório extremamente útil. Quando você lava suas mãos e as mãos do cliente, a sessão começa com uma característica sensorial e desencadeia o processo do toque usando uma coisa com a qual a pessoa já está familiarizada. Se você fizer apenas uma massagem no pé, use algo como hidrossol de melaleuca e lenços de papel umedecidos para limpar o pé do cliente antes da massagem. As pessoas frequentemente apreciam a ação do borrifo do frasco de hidrossol, e esse é outro pequeno prazer nos momentos especiais que vocês passam juntos.

## Comportamento repetitivo

Alguns clientes que você venha a ter podem balançar o corpo. Às vezes você pode balançar no mesmo ritmo durante a massagem, e isso realmente o ajuda a entrar em sintonia com eles, fazendo com que eles sintam que você está tentando entrar no mundo deles e ajudá-los. Por outro lado, você pode agravar a situação ao imitá-los, de modo que ao experimentar essa técnica você deve observar com atenção se ela está fazendo a pessoa ficar mais calma ou mais agitada.

Se você sentir que o cliente está balançando porque está agitado, pode comentar que ele não precisa fazer isso, mas que esse é o momento de ele relaxar. Isso também funciona para promover o relaxamento e a calma, e você conseguirá sentir a tensão diminuir nos músculos contraídos.

Outra forma comum de comportamento repetitivo é cantarolar ou emitir sons. Também nesse caso, acompanhar o cliente pode ser uma maneira de estabelecer contato.

## A extensão do tratamento

Muitas pessoas podem não conseguir tolerar uma sessão que dure mais do que meia hora. Isso é algo que você pode aumentar com o tempo, mas inicialmente as sessões precisam ser mantidas breves devido à tolerância e à amplitude da concentração.

Relaxe e seja você mesmo. É um privilégio compartilhar o seu tempo com uma pessoa que precisa tanto que você a ajude a relaxar e a mime um pouco. Se você tiver permissão para entrar nesse mundo privado mesmo que apenas por um momento, valorize-o.

**Alguns clientes podem balançar o corpo** enquanto você os massageia. Dependendo do cliente, ele pode achar confortante você balançar no mesmo ritmo, mas isso também pode agravar a situação.

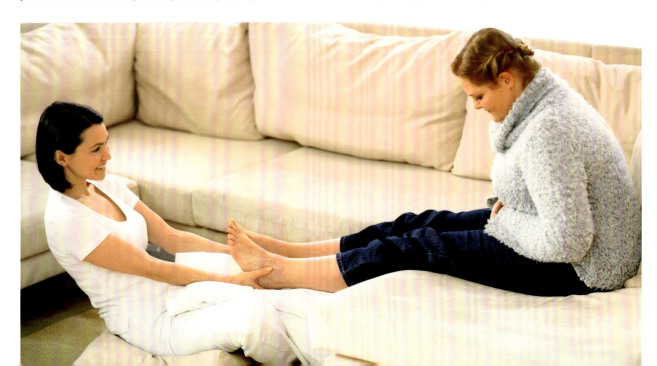

# O alívio do stress

A aromaterapia exerce poderosos efeitos na química e na fisiologia do corpo, mas talvez os efeitos maiores sejam na disposição de ânimo e nas emoções. À medida que a vida vai ficando mais complexa, porém não necessariamente mais difícil, a sociedade espera que abarquemos, frequentemente sozinhos, mais responsabilidades no trabalho e na vida pessoal. O resultado é com frequência o stress.

## Como reconhecer o stress

O stress se tornou parte da nossa linguagem do dia a dia, e os consultórios médicos estão sobrecarregados de pessoas que sofrem de doenças relacionadas com o stress. Mas o que ele realmente significa? Sofrer de stress significa estar em um elevado estado de tensão que, se não for controlado, pode, com o tempo, se tornar o início de uma doença física ou mental mais grave. Todos podemos sofrer ocasionalmente de stress, mas é um estado de stress "saudável", que torna a vida interessante, ou é um stress "prejudicial" que torna a vida impossível?

## Reações na presença do stress

As reações de stress incluem mudanças emocionais, fisiológicas e de comportamento. Se o stress além de um nível saudável nos afetar apenas de vez em quando, é possível recuperar a harmonia com relativa facilidade, mas os períodos prolongados de stress afetam o corpo e a mente de muitas maneiras.

Todos reagimos de um modo diverso a diferentes tipos de stress: o stress não é tanto o que ocorre conosco e sim a maneira como reagimos ao que acontece. Não podemos mudar o mundo, mas podemos mudar nossa atitude diante dele. Ao receber uma má notícia:

**A pessoa A** pode reagir gritando, chorando ou ficando zangada (demonstrando um excesso de sentimentos), de modo que pode ficar predisposta a sofrer de pressão alta, problemas cardiovasculares, obesidade e assim por diante.

**A pessoa B** pode permanecer calma, controlada e impassível, sem demonstrar nenhum sinal de raiva ou pesar, mas guardar tudo dentro de si pode torná-la propensa a contrair doenças infecciosas, reumatismo e até mesmo câncer, pois a constante agressão ao sistema nervoso afeta os trajetos de energia.

As pessoas que se situam entre esses dois extremos aceitam as más notícias com calma, não entram em pânico, se recompõem e depois deixam as coisas seguir o seu caminho durante algum tempo. Essas são as pessoas de sorte que conhecem o segredo de resistir ao stress!

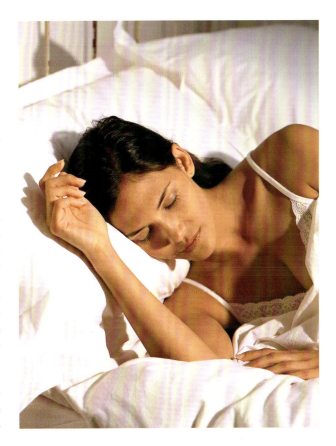

**As reações na presença do stress variam,** mas muitas pessoas constatam que ele afeta o seu padrão de sono. Usar alguma forma de aromaterapia antes de ir dormir pode ajudar o corpo e a mente a relaxar.

No geral, as mulheres parecem lidar melhor com o stress. São mais flexíveis e estão acostumadas a lidar com um grande número de situações conflitantes, de modo que se tornaram competentes em se adaptar rapidamente às exigências em eterna transformação de cada momento.

## Efeitos no corpo

Ao se ver diante de uma situação assustadora ou estressante, nosso corpo automaticamente se mostra à altura do desafio, equipando-nos para lidar com o que quer que esteja nos ameaçando. O nosso batimento cardíaco, respiração e músculos se preparam para lutar ou fugir. O hormônio adrenalina estimula reservas adicionais de energia, o sangue se concentra nos músculos onde poderá ser necessário, longe da pele, para que caso sejamos feridos não sangremos tão profusamente (as pessoas que estão correndo um perigo físico frequentemente não têm consciência, na ocasião, dos seus ferimentos). Quando percebemos que o perigo passou, o corpo volta ao seu estado normal, e o excesso de energia produzido foi usado para combater a ameaça ou para fugir dela.

A curto prazo, o corpo viceja nessa situação, mesmo que a "ameaça" não seja física: ela nos ajuda a pensar mais rápido e a cumprir um prazo final apertado, nos proporcionando também um empurrão adicional em uma corrida ou competição.

Entretanto, quando nosso corpo permanece em um constante estado de alerta, e nós nem lutamos nem fugimos, o estado de tensão elevado se mantém, passamos a não dar atenção aos sinais de angústia e o corpo leva mais tempo para voltar à "estaca zero". Os efeitos do stress tornam-se então cumulativos, e o corpo armazena no seu banco de memória tudo que lhe aconteceu. Os resultados típicos dessa situação são os seguintes:

- úlceras estomacais – um exemplo perfeito do que acontece quando não encontramos o equilíbrio certo e nos preocupamos com tudo.
- um ritmo respiratório alterado, que impede o corpo de receber oxigênio suficiente para os processos metabólicos. A respiração também desempenha um importante papel na circulação dos líquidos linfáticos, e a ação da caixa torácica também massageia o fígado, que por sua vez afeta o coração.
- níveis mais baixos de açúcar no sangue devido ao excesso de adrenalina no sistema, o que também causa um efeito prejudicial no sistema nervoso.

| Indícios fisiológicos | Emoções associadas ao stress | Efeitos no estado mental | Vícios do stress |
|---|---|---|---|
| o batimento cardíaco se acelera | ansiedade/preocupação | críticas excessivas a si mesmo | doces/biscoitos/bolo |
| a pressão sanguínea sobe | pensamentos persistentes | falta de objetividade | refrigerantes |
| o fluxo de sangue para os músculos, pulmão e cérebro aumenta | irritação | indecisão | fumo |
| a respiração fica rápida e superficial | irrita-se com facilidade | baixa autoestima | chá/café |
| os capilares periféricos se contraem | sensação de insegurança | memória fraca | álcool |
| os músculos ficam tensos | depressão | incoerência | uso ocasional de drogas |
| os glóbulos vermelhos aumentam; os glóbulos brancos diminuem | o choro vem fácil/sensação de tristeza | falta de concentração/agilidade mental deficiente | medicamentos |
| a adrenalina é estimulada | sensação de solidão | senso de direção na vida insatisfatório | |
| as funções digestivas são reduzidas | medo | incapacidade de ouvir corretamente | |
| o fígado aumenta a glicose no sangue | excesso/falta de sensibilidade | | |

● circulação prejudicada: os níveis de gordura no sangue durante períodos prolongados de stress começarão a se incrustar nas artérias, elevando a pressão sanguínea. E quando os hormônios não conseguem circular com eficiência pela corrente sanguínea, a nossa resistência às doenças e infecções pode ser drasticamente reduzida

Certos tipos de doenças parecem ter diferentes associações emocionais. Observou-se, por exemplo, que as pessoas que sofrem de câncer parecem com frequência ter dificuldade em se expressar ou tirar os problemas da mente. Foram relatados muitos casos de pessoas que sofriam de câncer e que tiveram uma boa resposta à meditação, a qual libera o stress reprimido. Se prestarmos atenção, o nosso corpo com frequência pode estar nos dando informações a respeito de uma doença anos antes de ela se desenvolver.

### A química do stress

A química do corpo muda na presença do stress. Sinais rápidos estimulam as suprarrenais a produzir adrenalina (ver p. 198). Antes que possamos saber o que está acontecendo, a respiração muda, o batimento cardíaco se acelera, a glicose é liberada no sangue e as pupilas se dilatam. Desse modo, a adrenalina prepara o corpo para "lutar ou fugir", como quando acordamos ao ouvir um barulho estranho à noite ou quando ocorrem brigas em família, que nos fazem ficar com raiva e perder a calma. Todo esse stress e energia é necessário para emergências. A energia é desviada da manutenção normal do corpo e do trabalho de reparação, de modo que as células do corpo ficam carentes de certos nutrientes e vitaminas.

Hoje se sabe que as mulheres têm mais facilidade em falar a respeito dos problemas; elas precisam fazer isso porque os homens produzem mais serotonina do que as mulheres, de modo que falar sobre os problemas aumenta os níveis dessa substância, e é por esse motivo que as mulheres aliviam o stress falando.

Por conseguinte, se a sua cliente começar a falar muito durante a sessão de aromaterapia, não tente interrompê-la, pois isso a ajudará a extravasar e ficar menos estressada.

### Como a massagem aromaterápica pode ser útil

A massagem aromaterápica do corpo inteiro confere uma sensação de totalidade que pode proporcionar um relaxamento profundo e benéfico. Ela também atua para reequilibrar os níveis de energia, devolvendo a harmonia a áreas dolorosas resultantes do acúmulo de toxinas.

Os pontos de pressão em cada lado da coluna vertebral funcionam como uma série de pequenas usinas de força para produzir energia. Assim sendo, a massagem induz um estado de liberação da tensão, e você verá os tecidos duros e os músculos congestionados deixarem de oferecer resistência aos seus dedos enquanto você trabalha. Massagear o plexo solar no senti-

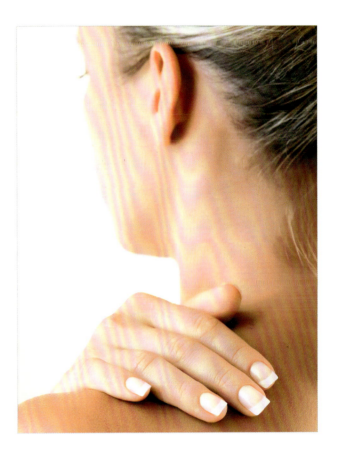

**A automassagem com uma combinação de óleos essenciais** pode proporcionar um alívio imediato quando os ombros e o pescoço parecerem rígidos por causa do stress.

### EFEITOS TÍPICOS DO STRESS
● Fadiga crônica, letargia e falta de interesse por atividades de lazer
● Dificuldade de concentração
● Dores de cabeça, distúrbios estomacais
● Tensão muscular
● Problemas de sono
● Aumento do consumo de álcool
● Vontade de ficar afastado da família e dos amigos
● irritabilidade
● Perda do senso de humor
● Crescente pessimismo
● Sentimentos de insegurança

# 232 AROMATERAPIA PARA SITUAÇÕES E PROBLEMAS ESPECIAIS

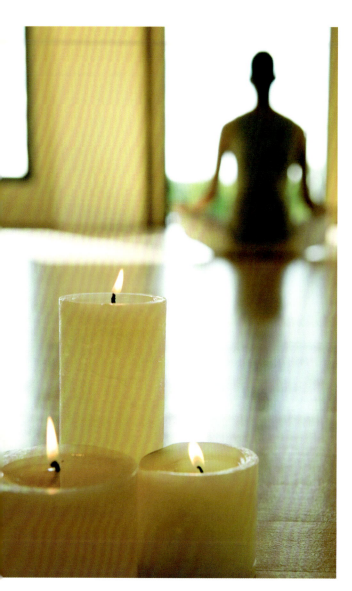

**A meditação ou um período tranquilo antes de dormir** são duas maneiras simples, entre outras, de reduzir os níveis de stress. A luz mortiça, a paz e o silêncio favorecem o relaxamento.

do anti-horário relaxa os centros nervosos e ajuda a relaxar o stress interior. Os tratamentos semanais são muito bons para interromper o acúmulo da tensão.

### Como os óleos essenciais podem ser úteis

Os óleos essenciais podem exercer um efeito profundo não apenas no corpo físico como também nos nossos aspectos mentais, emocionais e espirituais. Os óleos essenciais são aliados muito poderosos no combate ao stress e atuam tanto por meio do cheiro quanto da absorção.

Escolha os óleos essenciais pelas suas propriedades calmantes e reequilibrantes, como o de bergamota, gerânio, camomila, lavanda, manjerona, rosa, néroli, laranja e petitgrain; o de vetiver, que também é bom para a tranquilidade, pode ser usado em um banho de óleo, e não se esqueça o de pinheiro para o sistema imunológico. A Lista de óleos essenciais (p. 56) fornece detalhes de outros óleos.

### A consulta e as recomendações

No caso dos clientes que sofrem de stress, os aromaterapeutas seguem um programa para mantê-los relaxados e fazer com que voltem a ter um estilo de vida mais harmonioso. Dessa maneira, esperamos que aprendam a lidar com as formas específicas de stress que afetam a vida deles. O terapeuta poderá trabalhar com mais eficácia se se concentrar na avaliação do stress da pessoa.

A consulta é muito importante para que o terapeuta possa avaliar, junto com o cliente, quais são os principais tipos de stress a que ele está submetido. A conversa automaticamente libera o stress, e analisar em conjunto a situação frequentemente esclarece as coisas na mente do cliente. Também pode ser útil para explicar o dano duradouro que o stress a longo prazo pode causar.

Os aromaterapeutas não são orientadores psicológicos treinados, mas pode ser interessante que você sugira ao seu cliente algumas das seguintes maneiras pelas quais ele pode liberar ou reduzir os níveis de stress.

- ter uma "noite terapêutica" uma vez por semana, com tempo para recarregar as baterias: uma refeição leve seguida de um banho aromático, momentos tranquilos ouvindo música ou lendo um livro, e ir para a cama cedo
- se possível, fazer interrupções breves e regulares no trabalho, para quebrar a rotina
- nunca ir para a cama zangado, pois isso influencia o nível subconsciente e tem uma repercussão negativa em todo o ser
- meditar
- fazer musicoterapia ou cromoterapia
- fazer algum tipo de exercício como yoga ou nadar
- adquirir o hábito de se organizar para o dia seguinte, para evitar a sensação do pânico de última hora
- às vezes, detalhes simples como um chá de ervas ou a respiração profunda podem liberar uma tensão indesejada.

## Os óleos essenciais e os estados emocionais

| | |
|---|---|
| **Medo** | sândalo, olíbano, cardamomo |
| **Culpa** | jasmim, ylang ylang, milefólio |
| **Raiva** | florescência da tília, rosa, camomila-dos-alemães |
| **Irritabilidade** | ylang ylang, lavanda, esclareia, camomila-romana |
| **Depressão** | bergamota, mandarina, cardamomo, limão taiti |
| **Psicose maníaco-depressiva** | gerânio, rosa, olíbano |
| **Ansiedade** | lavanda, camomila-romana, vetiver |
| **Pesar** | benjoim, rosa, manjerona |
| **Confusão** | manjericão, hortelã-pimenta, alecrim, lavanda |
| **Apatia** | pimenta-do-reino, gengibre, cardamomo, hortelã-pimenta, limão |
| **Colapso emocional** | rosa, sândalo, lavanda, esclareia |
| **Trauma** | néroli, olíbano, cedro |
| **Remorso** | rosa, pinheiro, patchuli |
| **Solidão** | benjoim, rosa, florescência da tília |
| **Rejeição** | jasmim, grapefruit, pimenta-do-reino |
| **Tendência a argumentar** | manjerona, lavanda, sândalo, jasmim |
| **Ataques de pânico** | ylang ylang, néroli, olíbano |
| **Repressão** | jasmim, patchuli, cardamomo |
| **Dúvida** | manjericão, olíbano, grapefruit |
| **Indecisão** | limão, grapefruit, rosa |
| **Baixa autoestima** | bergamota, gerânio, néroli, olíbano, ylang ylang |
| **Tirar os problemas da mente** | milefólio, patchuli, rosa |
| **Autoconfiança** | bergamota, gerânio, olíbano, sândalo, ylang ylang |
| **Stress físico** | lavanda, camomila, manjerona, gerânio |
| **Pressão no trabalho** | néroli, manjericão, alecrim |

# Aromaterapia para os idosos

A velhice pode trazer não apenas as limitações e fraquezas físicas que acompanham a idade, como a diminuição da visão, da audição e da mobilidade, como também pode significar a necessidade de enfrentar a morte de pessoas muito chegadas, a perda da independência e do status, e a instabilidade da acuidade mental. A aromaterapia pode ajudar a aliviar o desconforto físico e, por meio do uso de óleos essenciais cuidadosamente selecionados, pode acabar com a depressão e a ansiedade, e também reduzir padrões de inquietação e de um comportamento "errático".

### A osteoartrite e a artrite reumatoide

A doença degenerativa das articulações pode se manifestar de várias maneiras. A osteoartrite, a forma mais comum de artrite, caracteriza-se pela perda da cartilagem e alterações no osso subcondral. Ela ocorre mais frequentemente em consequência do desgaste (por volta dos 65 anos, 80% das pessoas apresentam sinais de osteoartrite em algumas articulações, embora somente 25% delas possa apresentar sintomas), mas também pode estar associada ao stress físico traumático, como o decorrente de cirurgias, fraturas e lesões ao longo da superfície das articulações, ou ainda à pressão sobre as articulações quando a pessoa é obesa.

**A massagem nas pessoas idosas** precisa ser ministrada com muita delicadeza, pois elas são muito mais vulneráveis à pressão e às lesões nas articulações.

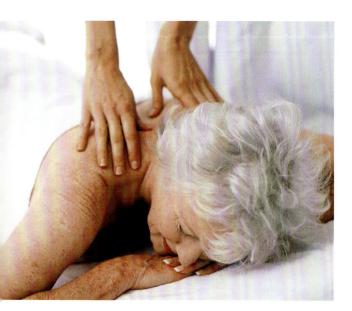

A artrite reumatoide afeta tipicamente os grandes nós dos dedos das mãos, e também o pulso, o cotovelo, o joelho e os pés; ela afeta as articulações do quadril menos do que a osteoartrite. Existem indícios de que, em vez de estar relacionada com a pressão física, a artrite reumatoide é uma reação autoimune. Anticorpos se desenvolvem para combater o tecido da articulação e causam uma reação que é a adaptação do corpo para se proteger de um ambiente hostil. O que desencadeia essa reação permanece amplamente desconhecido.

### Como a aromaterapia pode ajudar

Óleos essenciais desintoxicantes como os de junípero, cipreste, funcho e limão são fundamentais para ajudar o corpo a eliminar toxinas. Eles devem ser usados na massagem e em banhos de óleo.

Óleos analgésicos e anti-inflamatórios como o da camomilados-alemães, eucalipto, gengibre, alfazema, manjerona e alecrim podem ser usados em banhos e na massagem local e compressas sobre as articulações afetadas. A circulação local pode ser estimulada pelo uso de óleos rubefacientes como os de pimenta-do-reino, gengibre e manjerona.

As articulações osteoartríticas apresentam menos tendência a inflamar, mas os princípios do tratamento aromaterápico são semelhantes aos aplicados à artrite reumatoide, talvez com mais ênfase nos óleos essenciais com propriedades analgésicas e rubefacientes como os de pimenta-do-reino, gengibre, lavanda, manjerona, alecrim e tomilho.

**Advertência:** sempre que você aplicar calor a uma articulação parcialmente enrijecida, é muito importante movimentá-la o máximo possível depois, caso contrário o calor poderá causar congestão.

## Osteoporose

A osteoporose é o definhamento do osso. O tamanho do osso permanece o mesmo, mas a estrutura fica mais fraca e frágil porque o equilíbrio entre a decomposição do tecido velho e a produção do material de substituição é perturbado.

A causa mais comum é o envelhecimento; todos os ossos passam por este problema quando ficam velhos. A densidade óssea também é afetada por uma alimentação que contenha muito pouco cálcio ou proteína, pela imobilização prolongada e por distúrbios hormonais.

Apesar da elevada estatística de osteoporose nas pessoas idosas (um em doze homens com mais de 50 anos têm esse problema e uma em cada quatro mulheres com mais de 60 anos sofre uma fratura), poucas apresentam sintomas problemáticos, a não ser que a osteoporose ocorra nas vértebras. A dor intensa nas costas e a compressão gradual das vértebras enfraquecidas farão com que a pessoa fique com os ombros arredondados e diminua de estatura. As mulheres têm mais tendência a ser afetadas devido às mudanças hormonais depois da menopausa. A osteoporose se manifesta mais quando há uma queda e o osso enfraquecido se fratura com facilidade.

### Como a aromaterapia pode ajudar

Muitos óleos essenciais têm propriedades analgésicas (aliviam a dor) – ver a Lista de óleos essenciais, pp. 56 a 109 – e um deles ou uma combinação deles que agrade ao paciente pode se revelar muito reconfortante.

**O exercício suave regular pode ajudar** a manter uma boa densidade óssea e aliviar as dores e o desconforto associados à osteoporose nos idosos.

> ### PREVENÇÃO E AUTOAJUDA
>
> Não existe nenhum tratamento para reverter os efeitos da osteoporose, mas as seguintes recomendações podem ajudar a manter uma boa densidade óssea:
> - uma alimentação rica em cálcio e proteína (com suplementos de cálcio, se necessário)
> - exercício suave e regular
>
> As mulheres (que estão mais sujeitas a sofrer o adelgaçamento dos ossos do que os homens) podem se beneficiar da TRH depois da menopausa. Todos os idosos devem tomar cuidado para evitar as quedas, pois os ossos fraturados levarão mais tempo para se consolidar, e as fraturas serão pontos futuros de vulnerabilidade.

## O QUE É A DEMÊNCIA?

A demência é um distúrbio no qual a capacidade da pessoa de se dedicar às atividades normais da vida do dia a dia fica prejudicada devido ao declínio da memória e da capacidade cognitiva. A pessoa também pode apresentar um declínio no controle emocional, no comportamento social, na motivação e/ou nas funções corticais mais elevadas. Existem diferentes formas de demência, entre elas a doença de Alzheimer e a demência vascular, mas independentemente da forma, as mudanças no cérebro são irreversíveis.

A demência pode ser muito frustrante e bastante assustadora, e as pessoas afetadas por ela frequentemente sentem depressão, ansiedade e angústia emocional, o que pode resultar em explosões atipicamente agressivas e noites agitadas.

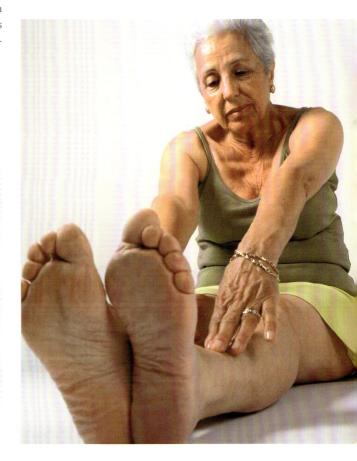

## Problemas mentais

Embora os anos pós-aposentadoria possam ser uma época de serenidade depois das pressões da vida profissional, a velhice também impõe as suas formas de stress. Pode ser difícil suportar as preocupações financeiras, a solidão e a perda de um ente querido, e os que moram nos lares de idosos podem se sentir entediados com a rotina do dia a dia, sofrer com a perda do ambiente pessoal, do status e da identidade, e também ser afetados pelos possíveis incômodos da vida comunal.

Há também a ameaça da demência. As pessoas que sofrem desse mal podem ficar muito abatidas e desanimadas, e é importante ficar alerta para reconhecer a verdadeira depressão. A demência em si não pode ser curada, mas um tratamento com um aromaterapeuta atencioso e empático pode aliviar vários problemas que a acompanham.

A depressão também acontece no período da pós-aposentadoria. Pode ser suave, moderada ou severa e geralmente se ca-

**Às vezes os tratamentos mais simples são os melhores.**
O mero fato de você ficar de mãos dadas com um paciente, cantar ou cantarolar com ele, ou acariciá-lo suavemente pode ser muito reconfortante.

### REMINISCÊNCIAS DO PASSADO

Tem havido alguns projetos muito bons em vários hospitais, um dos quais se especializou nos odores dos óleos essenciais. A lavanda criou uma resposta emocional óbvia à medida que os pacientes idosos pensavam nos seus jardins e em tempos passados. Muitos recordaram os jardins dos seus avós e conversaram alegremente enquanto se lembravam da infância. Outros falavam em fazer saquinhos de lavanda e caules secos, e em amassar as flores em uma vasilha. Ombros que estavam curvos no início da sessão tinham se soltado, e os pacientes estavam completamente despertos, porém relaxados. (As lembranças associadas a diferentes odores é um tema interessante. A lavanda inglesa funcionou para os pacientes ingleses; eu me pergunto o que despertaria as recordações das pessoas de outros países?)

racteriza por sintomas psicológicos, físicos e sociais, por exemplo sentimentos de ansiedade, tristeza, desesperança e reduzidas atividades sociais com a perda de contato com os amigos. As causas são várias e complexas, embora entre algumas situações que a desencadeiam estejam os eventos penosos da vida como a morte de uma pessoa chegada, uma doença física, dificuldades de relacionamento e problemas financeiros. Muitas pessoas procuram ajuda em terapias complementares como a aromaterapia.

### Como a aromaterapia pode ajudar

No caso dos clientes que gostariam de receber uma massagem breve, essa seria a melhor maneira de ajudar. Se for apropriado, você também pode fornecer uma fórmula para ser adicionada à água do banho ou usada em um vaporizador, para que o próprio cliente possa usá-la entre os tratamentos.

Óleos essenciais em um difusor de ambiente pode exercer um bom efeito na ansiedade; os de grapefruit ou limão pela manhã são refrescantes, enquanto os de esclareia, gerânio e lavanda usados mais tarde durante o dia podem ajudar a promover a calma e o equilíbrio (a agitação frequentemente aumenta ao longo do dia). O óleo de néroli e possivelmente o de jasmim também são recomendados para a ansiedade.

Bons padrões de sono também podem ser estabelecidos, procedentes do relaxamento induzido pela aromaterapia e pelo uso dos óleos essenciais. O óleo de lavanda e o de manjerona são benéficos para a insônia: sugira de 1 a 2 gotas colocadas nos tecidos ou na roupa de cama, em um banho de banheira noturno ou aplicadas por meio de uma massagem ou de uma leve carícia.

# AROMATERAPIA PARA OS IDOSOS

Os óleos de bergamota, lavanda, néroli e rosa são muito bons para a inquietação, e para o cliente irritado e que tem dificuldade para dormir, uma boa escolha seriam os óleos de camomila-romana, esclareia, lavanda, sândalo e ylang ylang. Para a fadiga e a letargia, experimente os óleos de bergamota, gerânio, melissa e rosa.

Curiosamente, uma série de pesquisas científicas indicaram que embora as pessoas deprimidas não tenham dificuldade em identificar diferentes odores, a depressão parece sufocar o sentido do olfato. No entanto, quer ou não os clientes tenham o sentido do olfato enfraquecido, as suas preferências devem ser levadas em conta na hora de escolher os óleos. Isso ajudará a determinar as mudanças na disposição de ânimo e as necessidades do cliente; com frequência as preferências dele se revelam a escolha certa naquele momento particular.

Em todos os casos você deve ser cuidadoso ao selecionar a variedade de óleos entre os quais o cliente poderá escolher: os óleos sedativos podem ser ideais para as pessoas ansiosas, irritáveis ou que têm dificuldade para dormir, mas é pouco provável que sejam benéficos para aquelas que se sentem anormalmente fatigadas ou apáticas. Por essa razão, é importante determinar com precisão como a depressão está afetando a pessoa.

O óleo de alecrim é bom para a perda da memória, mas considero o seu uso arriscado se existe a possibilidade de a pessoa ser hipertensa. Descobrir o tipo de música que o cliente gosta e ouvi-la ao lado dele é relaxante, e uma viagem ao país das recordações com palavras ou música proporciona momentos de dignidade e bem-estar para a pessoa.

## Alguns óleos recomendados para sintomas físicos

Antes de usar os óleos essenciais, verifique se existe alguma advertência ou contraindicação (ver Lista de óleos essenciais na p. 56). Na presença de sintomas médicos graves, ou se você estiver em dúvida, consulte um profissional qualificado. É aconselhável que você empregue apenas a metade da concentração normal de óleos essenciais ao ministrar uma massagem nas pessoas idosas, por exemplo, usando uma fórmula a 1%. Às vezes, algumas gotas no travesseiro ou em um vaporizador/queimador pode ser igualmente benéfico ou até mesmo preferível (no entanto, você deve ter em mente que o óleo vaporizado afetará outras pessoas que estejam presentes no aposento, o que representará um problema nos lares de idosos ou em um local semelhante.

\* Mais amplamente recomendado

| Sintoma | Óleos recomendados | Como usar |
|---|---|---|
| Artrite, articulações inchadas | lavanda, junípero, manjerona, camomila, cipreste | Banho; compressa; massagem/friccione a área afetada com óleo de massagem e gel de aloe vera (babosa) |
| Contusões | *lavanda, melaleuca | Banho; compressa, aplique de leve com 1 a 2 gotas em um pedaço de algodão |
| Catarro | cedro, eucalipto, olíbano, hortelã, lavanda, limão | Inalação; banho; compressa |
| Má circulação | cipreste, junípero, limão, manjerona, laranja, *alecrim | Banho; massagem/friccione com óleo de massagem |
| Prisão de ventre | *manjerona, hortelã, laranja, tangerina, ylang ylang | Banho; massagem/friccione o abdômen no sentido horário com óleo de massagem |
| Convalescência | esclareia, néroli | Banho; massagem; fragrância para o ambiente/difusor |
| Tosse/resfriados/gripes | cedro, mirto, eucalipto, manjerona, limão, lavanda | Massagem/friccione a garganta e o peito com óleo; fragrância para o ambiente |

# A aromaterapia e o câncer

No caso da maioria das pessoas, um diagnóstico de câncer é um momento de profunda crise psicológica e pode ser o maior e mais intimidante desafio que elas tenham que enfrentar. A aromaterapia, como parte da terapia complementar, desempenha um papel importante no alívio dos sintomas físicos e também do stress psicológico, promovendo estados profundos de relaxamento e uma sensação de paz. Qualquer melhora na qualidade de vida de um paciente é valiosa.

## A complementação dos tratamentos médicos

O câncer é uma doença muito difícil de tratar, pois os resultados são muito diferentes, e a sensação de medo e ansiedade que as pessoas têm pode intensificar os sintomas, não apenas os efeitos colaterais do tratamento mas também a maneira como sentem a dor e o mal-estar. Nessas situações, as pessoas precisam relaxar em um ambiente seguro e tranquilizador, e é nesse aspecto que as terapias complementares desempenham um papel importante. Elas podem fortalecer as pessoas para que assumam o controle da sua situação, possibilitando que lidem melhor com o desconhecido e com a ansiedade provocada pela doença. Por essa razão, um número crescente de médicos e hospitais estão acolhendo positivamente o trabalho do aromaterapeuta qualificado. Por conseguinte, um passo inicial importante é manter contato com a equipe oncológica, ou com os responsáveis pelo tratamento médico do paciente, e pedir autorização para o tratamento.

Quando conversar com o paciente e com a equipe médica, verifique quais as áreas do corpo que será apropriado massagear. Não existem evidências científicas que provem ou refutem o uso da massagem nos casos de câncer: a disseminação metastática não ocorre apenas porque um tumor foi tocado. Entretanto, é aconselhável não massagear diretamente os tumores, pois a área poderá estar dolorida. Uma vez que isso seja determinado, você saberá que áreas deverão ser evitadas e poderá definir a sequência da massagem.

Empregue um toque leve, delicado e não invasivo, lembrando que as sessões deverão ser de curta duração. Depois de uma cirurgia, os pacientes talvez não queiram se despir completamente, ou depois da quimioterapia as mulheres poderão não querer tirar a peruca. Lembre-se de que você não está tratando do câncer e sim da pessoa como um todo.

**O diagnóstico de câncer** causa uma crise na vida das pessoas. A aromaterapia pode ajudar a diminuir o medo, a raiva, a negação e o desespero que frequentemente acompanham o choque da notícia.

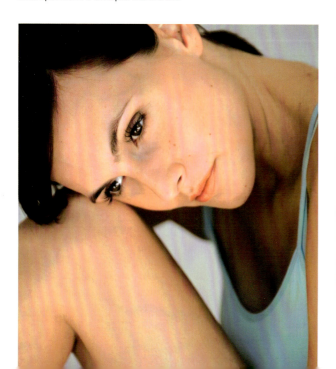

**Advertência:** Evite trabalhar nas seguintes áreas ou condições:
- diretamente sobre orifícios do corpo, curativos e cateteres
- áreas afetadas por metástases ósseas
- membros/áreas afetadas por um edema linfático, a não ser que você tenha um treinamento específico
- em uma pessoa que esteja com uma infecção ou que esteja vomitando
- áreas afetadas nos casos de trombose venosa profunda (TVP), flebite ou varizes
- em alguém que sofra de uma doença cardíaca como angina instável ou outros problemas clínicos
- tenha sempre em mente que os pacientes podem precisar de privacidade ao se despir, especialmente se tiverem se submetido a uma cirurgia.

**Radioterapia** Evite as áreas que estejam sendo tratadas, inclusive os locais de entrada e saída, durante o período do tratamento e mais ou menos durante seis semanas depois de ele terminar ou enquanto a pele ainda estiver sensível. Estimule os pacientes a seguir as recomendações feitas pela equipe da radiologia sobre os cuidados com a pele. Fique atento aos efeitos colaterais como os distúrbios digestivos. A fadiga é um efeito colateral comum do tratamento que raramente é abordado.

**Quimioterapia** Embora não existam evidências de que seja prejudicial fazer tratamentos terapêuticos ao mesmo tempo que a quimioterapia, acredita-se que os pacientes devam pedir ao seu corpo para fazer uma coisa de cada vez. Assim sendo, uma sessão de massagem pode ter lugar antes de uma de quimioterapia, mas só deve acontecer pelo menos 24 horas depois desta última. Se um paciente estiver se submetendo continuamente a qualquer tipo de quimioterapia, talvez seja aconselhável que ele não receba nenhum tipo de tratamento alternativo, embora alguns profissionais da área médica sejam de opinião que uma gota de óleo essencial em um óleo carreador aplicada na testa e nos ombros poderá ajudar a melhorar o ânimo do paciente sem interferir na quimioterapia.

Fique atento aos efeitos colaterais da quimioterapia como: náusea, vômito, cansaço, baixa imunidade, contagem dos glóbulos sanguíneos baixa (plaquetas/glóbulos brancos do sangue, o que resulta no aumento da sensibilidade às contusões e infecções), pele seca e com descamações, distúrbios digestivos, sensações alteradas e perda de cabelo.

## A escolha dos óleos essenciais

Use óleos seguros e suaves que possam ser usados em crianças e bebês (ver p. 221), e pense em utilizar uma diluição de 1 a 2% de óleos essenciais a não ser que haja alguma indicação em contrário.

Escolha óleos reconfortantes e que elevem o espírito, oferecendo uma perspectiva positiva e fortalecendo o sistema imunológico. Permaneça particularmente consciente do cheiro e da sensibilidade; a associação a certos odores pode causar náusea, de modo que é recomendado que um único óleo essencial seja usado nessa ocasião e que você verifique com o paciente se ele é bem tolerado.

Os óleos essenciais recomendados para a massagem também podem ser adicionados como um creme ou loção caso a pele esteja muito seca: o de aloe vera é recomendado, seja diretamente da planta ou em forma de creme, mas não deixe de testá-lo primeiro no paciente. Não aplique óleos essenciais sobre a pele danificada.

### Para a massagem
Lavanda, néroli, olíbano, sândalo, grapefruit, mandarina/tangerina, palma-rosa.

### Para a dor
Camomila-romana, manjerona, lavanda, néroli. O óleo de esclareia também é indicado, mas não para a dor decorrente de câncer do útero ou do ovário. Use uma diluição de apenas 1%.

### Antes da radioterapia
Niaoli – este óleo costuma ser recomendado na França, mas não foi pesquisado mais amplamente.

### Para o vômito
Os óleos de gengibre, hortelã-pimenta e pau-rosa costumam ser muito úteis, bem como o de melissa.

### Para a fadiga
Grapefruit, néroli, limão, mandarina.

### Advertência
- Não use alecrim, sálvia ou hissopo nos pacientes com câncer, pois tem-se informações de que esses óleos exercem um efeito neurotóxico.
- Não use óleos do tipo estrogênico em pacientes com tumores relacionados com hormônios como no seio, no ovário e no câncer de próstata, e evite especialmente os de gerânio e erva-doce.
- Tome cuidado com os óleos fotossensíveis como o de bergamota.

## O PROPÓSITO DO AROMATERAPEUTA COM RELAÇÃO AOS PACIENTES COM CÂNCER
- melhorar a qualidade de vida
- ajudar a aliviar os sintomas
- ajudar a relaxar
- afastar a tensão, o stress e a ansiedade
- proporcionar conforto e segurança por meio do toque carinhoso
- proporcionar um ambiente no qual o paciente possa se sentir seguro e conversar livremente em um contato individual
- conceder tempo e empatia à necessidade do paciente, não importa o tempo que isso possa levar
- usar sempre que possível uma abordagem holística para avaliar as necessidades do paciente
- permitir que os pacientes permaneçam no estado de compreensão deles, seja este qual for, sem julgar a situação
- proporcionar uma experiência agradável e ao mesmo tempo sutil, combinando os poderosos efeitos do aroma e do toque
- melhorar o sistema imunológico
- ajudar o paciente a se desfazer da raiva e do medo, e aceitar os fatos
- dar apoio à família – ajudar os que são deixados para trás com a dor da perda.

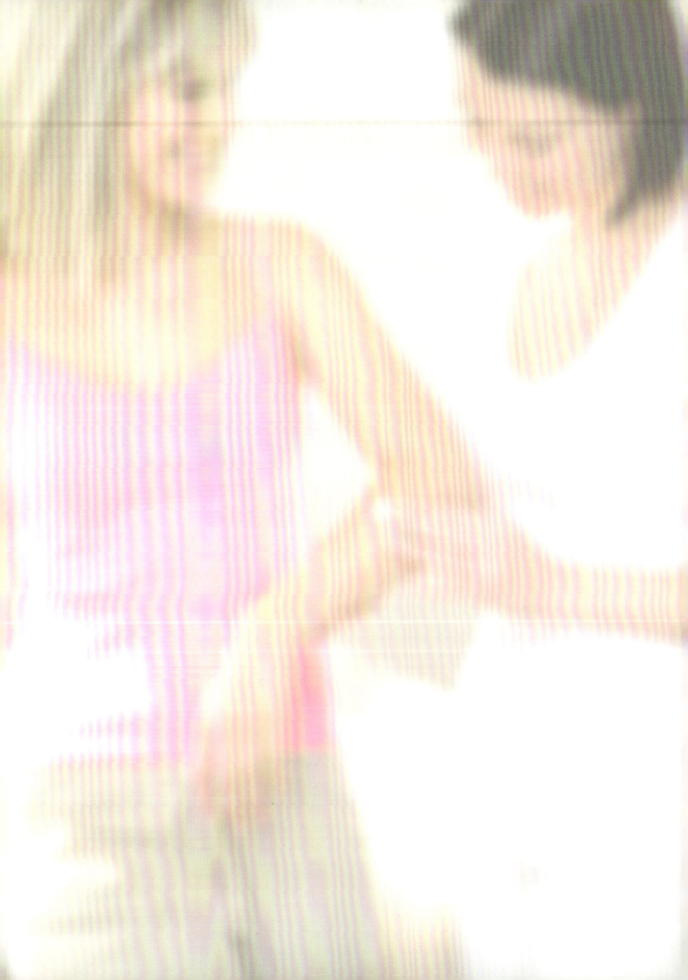

# Como se tornar um aromaterapeuta bem-sucedido

Você concluiu o seu treinamento e se tornou um aromaterapeuta profissional, e está agora cheio de entusiasmo e com muita vontade de começar as suas atividades; mas como fazer isso? Obter o diploma é um começo, não um fim, e agora você terá que fazer muitas perguntas a si mesmo: a respeito da maneira como deseja trabalhar, com quem e onde. Administrar um negócio envolve inevitavelmente fazer um planejamento, elaborar um orçamento, cuidar da publicidade, da contabilidade e de outros aspectos práticos, além de tratar dos clientes.

**O início das atividades profissionais** 242

**Como montar a sua própria clínica** 244

**A propaganda e a promoção** 246

**A manutenção dos padrões profissionais** 248

# O início das atividades profissionais

Existem muitas oportunidades para um aromaterapeuta habilitado, e o local e a maneira como você escolherá trabalhar dependerão das suas circunstâncias pessoais, da sua personalidade e preferências, as quais poderão mudar com o tempo e com a experiência.

### As escolhas disponíveis

Os aromaterapeutas trabalham em várias circunstâncias e ambientes diferentes, entre eles:
- em um dos cômodos da sua própria residência
- em grupo, ao lado de outros profissionais, como em uma clínica de terapia complementar
- como um terapeuta que atende na casa das pessoas
- como um terapeuta que trabalha por conta própria, possivelmente empregando outras pessoas
- em uma clínica médica ou em um hospital
- em um spa, centro de lazer ou salão de beleza.

Essas opções não são mutuamente exclusivas: os profissionais que trabalham por conta própria, por exemplo, podem passar um dia por semana trabalhando em um hospital, ou também se oferecer para atender na casa das pessoas.

### O trabalho em uma clínica de terapia

Esta pode ser uma boa maneira de começar caso você sinta que talvez venha a precisar de apoio. Existem vários tipos de clínicas e elas são organizadas de várias maneiras: você pode trabalhar como funcionário ou por contra própria, fazer parte da sociedade ou simplesmente alugar uma sala em um local que você compartilha com outros profissionais. Na clínica, você provavelmente poderá contar com os serviços de uma recepcionista para marcar os horários, o que pode ser muito útil, e os colegas possivelmente poderão substituir uns aos outros em um caso de doença ou de algum tipo de emergência.

Ao colher informações sobre as clínicas locais, faça perguntas a respeito da estrutura da empresa, do tipo de cliente que ela costuma atender e de qual seria o seu grau de independência: se você poderia fazer a sua própria propaganda e até que ponto teria autonomia para definir as suas horas de trabalho.

### O trabalho em um hospital ou em um consultório médico

Neste caso também estão incluídas as clínicas para doentes terminais e os lares de idosos. Em geral é preferível ter alguma experiência antes de trabalhar nesse tipo de ambiente, se bem que um aromaterapeuta com uma formação médica ou em enferma-

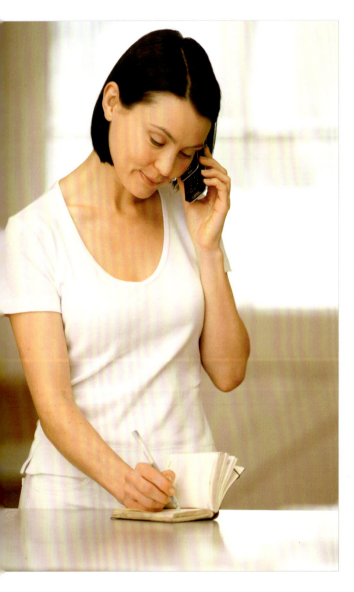

**Onde quer que você trabalhe, uma boa conduta no telefone** é importante na hora de marcar a hora com os clientes. Em todas as ocasiões, o aromaterapeuta deve ser cordial, prestativo e ter uma atitude profissional.

O INÍCIO DAS ATIVIDADES PROFISSIONAIS 243

gem se sentirá mais à vontade com os pacientes desde o princípio. Alguns hospitais aceitam voluntários que oferecem tratamentos, embora, mesmo assim, a documentação deles tenha que ser analisada para que possam ser contratados. Nessa situação, você precisaria decidir a sua área de interesse e descobrir o nome e o cargo da pessoa certa para procurar.

## Montar a sua própria clínica

A aromaterapia é uma atividade que combina bem com o trabalho autônomo, mas montar a sua própria clínica pode parecer bastante intimidante (ver p. 244). Uma alternativa é trabalhar em casa ou visitar os clientes na casa deles.

### Trabalhar em casa

Um número significativo de terapeutas trabalha em casa. Se você tiver um cômodo adequado que possa ser usado nas sessões de tratamento, o desafio que você irá enfrentar será bem menor do que gerir um local separado. Trabalhar por conta própria significa que você será responsável pelas suas despesas, saúde, segurança e impostos. Além disso, você terá que levar em consideração o seguinte:

- o equipamento profissional, inclusive a cama de massagem, um suprimento suficiente de toalhas etc. (ver p. 245)
- o alvará e qualquer outro tipo de licença necessário.
- o seguro
- uma secretária eletrônica
- tomar medidas para não ser interrompido como, por exemplo, pelo barulho de crianças ou latidos de cachorros.

### O atendimento na casa do cliente

Se você planeja atender os clientes em casa, também terá que se equipar com uma cama de massagem portátil, que pode ser bastante volumosa, e ser bem-organizado para garantir que estará levando tudo o que poderá precisar. Você também terá que levar em conta até onde está preparado para se deslocar, o que pode depender da região em que você mora e do número de terapeutas que trabalham na área; você terá que pensar ainda em como poderá cobrar pelo tempo que levará se locomovendo e pelo custo do transporte. Se possível, uma boa ideia é tentar arranjar vários clientes no mesmo bairro, o que economizará muitas viagens.

Uma variação a ser considerada é atender as pessoas no local de trabalho em vez de na casa delas. A massagem no local de trabalho está se tornando cada vez mais popular, e as pessoas que ficam sentadas o dia inteiro diante do computador, ou em um *call center* ou no caixa de um banco ou loja poderão acolher os seus serviços de uma maneira especialmente favorável. As empresas estão cada vez mais abertas a essa ideia, mas mesmo assim você terá que se esforçar bastante para se promover junto aos empregadores e convencê-los dos benefícios que os seus serviços proporcionarão à equipe deles. Uma sequência passo a passo da massagem sentada, ou no local de trabalho, é apresentada na p. 154.

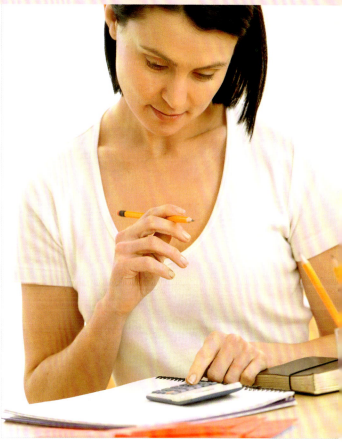

**Gerir o seu próprio negócio** significa que você terá que adquirir conhecimentos de contabilidade e controle de estoque. Você também será responsável pela saúde e segurança dos seus clientes.

Antes de se comprometer com uma linha de procedimento particular, faça primeiro as seguintes perguntas a si mesmo:
- Você pode trabalhar em qualquer lugar, ou está preso à sua casa ou a uma localidade específica?
- Você tem vontade de trabalhar horário integral ou deseja encaixar a sua atividade ao redor de outros compromissos, como a família ou os estudos?
- Você está preparado para gerir o seu próprio negócio?
- Você aprecia a agitação de um ambiente comunitário ou prefere trabalhar sozinho?
- O seu principal interesse é trabalhar ao lado de profissionais da área médica ou fazer parte do mundo da saúde e da beleza? (Você talvez não tenha experiência suficiente para responder a esta pergunta.)

Não existem respostas certas ou erradas para essas perguntas, mas é importante que você examine sinceramente o que provavelmente será melhor para você antes de começar a trilhar o caminho que escolher na prática da aromaterapia.

# Como montar a sua própria clínica

Esta pode ser uma perspectiva emocionante, mas envolve muito planejamento e tomada de decisões. Entre outras coisas, você precisará encontrar o local, comprar equipamentos e anunciar os seus serviços.

## A pesquisa e avaliação do mercado

Se você se estabelecer em um bairro com um excesso de oferta de aromaterapeutas, terá dificuldade em conseguir clientes, mas terá igualmente problemas se quiser introduzir a aromaterapia em uma área na qual as pessoas não estejam familiarizadas com as terapias complementares. Pesquise a sua zona de influência e procure descobrir que tipo de concorrência você tem, que outras terapias complementares estão sendo oferecidas e o tipo de cliente que você poderá atrair. Lembre-se de que os centros médicos, hospitais e escritórios têm clientes em potencial.

Uma vez que você tenha se assegurado da viabilidade de montar uma clínica de aromaterapia, e talvez visitado possíveis locais, elabore uma estratégia de negócios. Discuta os seus planos com um gerente de banco amigo ou contador, o qual deverá ser capaz de aconselhá-lo e ajudá-lo. Lembre-se de acrescentar informações sobre o seu treinamento e qualificações ao lado de uma ideia a respeito dos seus honorários ou uma comparação com os preços de um concorrente.

## O local certo

Embora seja importante para o seu negócio que você esteja em um lugar de fácil acesso, o local precisa ser tranquilo o bastante para garantir um ambiente de calma durante as sessões de tratamento, o que significa eliminar os ruídos perturbadores. Verifique se as pessoas terão facilidade para estacionar, bem como acessibilidade do transporte público. Os locais adequados não precisam ser grandes, mas a sala de tratamento deve ser espaçosa o suficiente para acomodar:

- uma cama de massagem com um espaço suficiente em volta para que você se desloque livremente
- um banco ou uma cadeira para você se sentar
- um carrinho para os óleos, toalhas e acessórios
- uma cadeira para o cliente e, provavelmente, uma mesa, para que ambos possam se sentar com conforto e você possa fazer anotações durante as consultas.

Além disso, deverá haver um banheiro nas proximidades bem como uma pia com água quente e fria, de preferência dentro da sala de tratamento, para você usar durante as sessões.

Desenhe uma planta baixa, calculando cuidadosamente o lugar onde os pontos elétricos e hidráulicos estão ou precisam estar. É pouco provável que você encontre um local onde tudo esteja como você precisa, de modo que você deve pedir um orçamento para todo o trabalho, inclusive a decoração, as modificações e o acabamento do piso.

| Custos da instalação | Custos da manutenção |
| --- | --- |
| adaptação e decoração do local | aluguel do local |
| mobília e equipamento (ver p. ao lado) | reposição do estoque |
| estoque inicial (ver p. ao lado) | seguro (do local e de responsabilidade civil e profissional) |
| propaganda/promoção | contas de concessionárias ( água, luz, telefone) |
| | **possivelmente:**<br>viagens<br>limpeza e/ou lavanderia<br>recepcionista/ajuda administrativa |

COMO MONTAR A SUA PRÓPRIA CLÍNICA

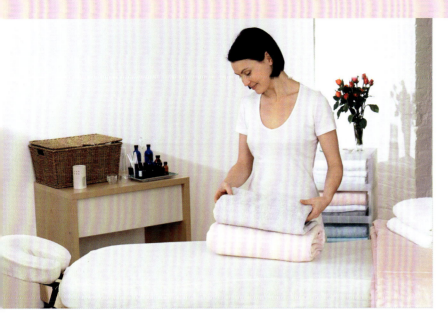

**O ambiente da sua clínica** precisa ser acolhedor, profissional e cordial, além de estar totalmente equipado para todos os tratamentos e para todas as questões de saúde e segurança que possam surgir.

## A atmosfera adequada

A clínica deverá refletir os serviços profissionais que você está oferecendo. Deverá proporcionar conforto e relaxamento a partir do momento em que o cliente entrar pela porta. Quer você esteja trabalhando em casa, quer em outro local, os seguintes elementos precisam estar corretos:

**Cor e iluminação** Escolha um esquema de cores reconfortante e evite um branco muito brilhante para o teto (lembre-se de que o cliente estará olhando para lá durante uma parte da sessão). Evite também a luz direta sobre a cabeça; uma luz suave e natural ou que imite as luzes da natureza é preferível.

**Temperatura** O aposento não deve estar nem quente nem frio demais. É fácil regular o aquecimento, mas pense também que talvez seja necessário esfriar o ambiente no calor: abrir as janelas poderá permitir a entrada de muito ruído e o ar-condicionado pode ser barulhento. O local também deve ser bem ventilado, porém livre de correntes de ar.

**Som** Uma música suave e reconfortante é opcional, mas a maioria dos terapeutas acha que ela promove o relaxamento; entretanto, você deve ter em mente que alguns clientes poderão preferir não ter música de fundo. Um tapete macio confere um toque luxuoso e ajuda a abafar o som, mas pode não ser prático.

## Seguro

É essencial para qualquer negócio e para você mesmo. O local em si precisa ser segurado, e você também vai precisar de um seguro para si mesmo e os seus clientes. Ser membro de uma associação profissional lhe dará acesso a um aconselhamento a respeito da escolha não apenas do seguro de perdas e danos profissionais como também de outros tipos de cobertura adequados às suas circunstâncias individuais.

### LISTA DE VERIFICAÇÃO DOS EQUIPAMENTOS

- cama de massagem – firme, confortável com um "buraco para o rosto"
- banco ou cadeira para a cama de massagem
- cadeira para o cliente
- carrinho ou mesinha, se possível com uma gaveta
- um armário ou ganchos para pendurar a roupa e os casacos
- pequeno banco para ajudar o cliente a subir na mesa
- toalhas e lençóis
- cobertores
- almofadas
- rolo de papel para forrar a mesa (caso seja utilizada)
- óleos essenciais
- óleos carreadores
- proveta de vidro
- tigelas de vidro para as misturas
- mexedores de vidro
- algodão
- lenço de papel
- tiras de teste
- desinfetante
- detergente e loção tônica floral
- frascos de vidro escuros para conter as misturas
- rótulos

# A propaganda e a promoção

Algumas pessoas apreciam a atividade de atrair clientes, outras a evitam e simplesmente esperam que os clientes as procurem. No entanto, para que o seu negócio decole, é importante que você torne o seu nome conhecido anunciando os seus serviços, mesmo que informalmente.

## Cartões de visita e folhetos

O seu cartão de visita pode simplesmente ter impresso o seu nome, qualificações e informações de contato. Você também pode colocar no cartão o nome do seu negócio, ou então imprimir nele uma frase que transmita a ideia do serviço que você está oferecendo, talvez algo como: "Relaxe e recupere o equilíbrio e a energia".

Não é caro mandar imprimir um folheto ou prospecto que descreva os seus serviços, talvez incluindo uma lista de preços. Escolha para ele as mesmas cores e *design* do seu cartão de visita.

## Propaganda

O espaço publicitário, mesmo em um jornal ou revista local, pode ser caro, portanto escolha com cuidado a publicação para atingir os clientes mais prováveis. Você também pode incluir uma oferta especial de, digamos, 10% de desconto na primeira sessão. Uma alternativa para a compra do espaço publicitário é convidar um jornalista para visitar a sua clínica e receber uma sessão de tratamento de cortesia o que, esperançosamente, lhe conseguirá um anúncio gratuito no jornal ou revista dele.

Entre outras maneiras menos dispendiosas de anunciar estão colocar um cartão com palavras cuidadosamente escolhidas em lojas próximas ou folhetos no para-brisa dos carros.

## Ative a sua rede de contatos

Convide alguns amigos e parceiros comerciais para uma noite de "queijos e vinho". Distribua alguns prospectos ou lista de preços e sugira que eles podem indicar você para outras pessoas mesmo que não queiram fazer pessoalmente o tratamento; a propaganda boca a boca é um jeito poderoso de promover seu negócio.

Dependendo do seu mercado-alvo, você poderia procurar centros de lazer, academias, clubes de golfe, farmácias locais, consultórios médicos e bibliotecas.

## Espalhe a notícia

Um passo à frente da rede de contatos é dar uma palestra, e muitas organizações teriam prazer em convidá-lo a fazer isso, entre elas instituições beneficentes, associações femininas e clubes sociais. Formar um pequeno grupo informal é uma boa maneira de começar, e depois você pode progredir para grupos maiores à medida que for se sentindo mais confiante.

Dar palestras pode ser intimidante a princípio se você não estiver acostumado a falar diante do público, mas os aromaterapeutas têm uma ajuda bem à mão sob a forma dos próprios óleos essenciais. Depois de uma breve apresentação a respeito de si mesmo, você poderia contar um pouco da história da aromaterapia, explicar o que são os óleos essenciais e em seguida estimular alguma participação do público. Leve com você alguns óleos essenciais populares e coloque uma gota em algumas tiras adequadamente rotuladas. Você pode então fazer circular as tiras pelo público enquanto fala a respeito desse óleo específico e das maneiras como ele pode ser usado. O público certamente gostará de comparar os diferentes aromas, o que dará vida às suas descrições. Os recursos visuais como gráficos ou fotos das plantas a respeito das quais você estiver falando também ajudam a tornar uma palestra interessante e memorável.

Um cartão com títulos que descrevam a estrutura da palestra é um lembrete útil, mas jamais leia a partir de um roteiro. Ensaie em casa o que você vai dizer, com um cronômetro, não se esquecendo de sorrir, e lembrando-se de reservar um tempo para perguntas e respostas no final da apresentação.

## Promoção subliminar

Os clientes podem se sentir inicialmente atraídos pela propaganda, mas o desejo deles de voltar e indicá-lo para outras pessoas dependerá da impressão que levarem para casa. É claro que o tratamento profissional empático é fundamental, mas com frequência é fácil negligenciar pequenas coisas que enviam mensagens subliminares positivas ou negativas: toalhas aquecidas e felpudas adicionam um toque de luxo e mimo, ao passo que revistas ou folhetos com o canto das páginas dobrado fazem com que o lugar pareça decadente.

Se você tiver uma recepcionista, ou dividir uma com um grupo de colegas, nunca se esqueça de que essa pessoa é o primeiro ponto de contato com os seus clientes: um sorriso e uma voz cordiais são a parte mais importante do seu negócio com exceção do tratamento propriamente dito. A recepcionista também pode ajudar no funcionamento do local. Ela pode, por exemplo:

- marcar e acompanhar na agenda as consultas e sessões
- ser responsável pelo controle de estoque (ver p. 245)
- manter a recepção sempre acolhedora, arrumada e agradável.

## PRIMEIRAS IMPRESSÕES

As primeiras impressões realmente contam, de modo que se o local tiver uma área de recepção, é importante que ela seja convidativa e apresente uma atmosfera na qual os clientes sintam que podem relaxar até mesmo antes que a sessão de tratamento comece. Cadeiras confortáveis, uma seleção de revistas e flores frescas contribuem para um ambiente adequado. Um difusor de óleo essencial é um toque agradável, mas somente se a fragrância não chegar à sala de tratamento, pois isso interferiria no aroma dos óleos que você estivesse usando no cliente que estivesse atendendo.

# A manutenção dos padrões profissionais

O profissionalismo deve permear todas as áreas do exercício da profissão da aromaterapia, entre elas os detalhes práticos como lençóis e toalhas limpos, a pontualidade, a consideração pelo direito do cliente à privacidade, e manter os seus assuntos financeiros em ordem.

### A ficha do cliente

Uma ficha completa e precisa de todas as consultas, inclusive telefonemas e tratamentos para cada cliente é imperativo. A maneira de fazer isso é examinada no Capítulo 5 (ver p. 110). Este é um processo contínuo e não apenas uma papelada a ser preenchida na primeira consulta. Confirme detalhes anteriores e avalie novas informações em cada sessão. A ficha detalhada do cliente é uma marca de profissionalismo; ela o ajuda a tomar as decisões certas no plano do tratamento e, caso necessário, é a melhor proteção contra possíveis reclamações.

Demonstre consideração e sensibilidade sempre que fizer perguntas a um cliente e lembre-se sempre de que todas as informações são confidenciais; deixar a ficha dos clientes à vista não é uma boa prática.

### A escrituração

Quer você trabalhe por conta própria, quer faça parte de uma sociedade, precisa manter um registro detalhado de todas as transações financeiras. Você precisará anotar todas as suas receitas e despesas: recibos, faturas, extratos da conta bancária e a agenda de consultas fazem parte dos registros do seu negócio.

Recorra a uma consultoria profissional quando estiver começando a montar um negócio: um contador habilitado será capaz de aconselhá-lo em coisas como deduções de impostos e também de fazer os seus cálculos anuais.

### Manutenção de rotina

O estoque deve ser verificado frequentemente para garantir que tudo está em condições adequadas e que não há nada que corra risco de faltar. Os óleos essenciais devem ser escolhidos e preparados antes de o cliente entrar na sala.

As instalações e o equipamento que você usar precisam ser verificados regularmente para assegurar que se encontram em perfeitas condições. Os corredores precisam ser mantidos desimpedidos, as superfícies, os lençóis e as toalhas devem estar sempre limpos, os equipamentos funcionando de acordo com as normas de segurança e checados para a verificação de ava-

## SAÚDE E SEGURANÇA

Assegure-se de que o local onde você trabalha respeita integralmente a legislação em vigor com relação às normas de saúde, segurança e higiene; essas normas podem variar de país para país e de um ano para o outro.

## SEGURANÇA CONTRA INCÊNDIOS

- Tome conhecimento dos procedimentos de evacuação.
- Estabeleça uma política com relação à utilização de chamas expostas com velas, incenso e assim por diante.

## PRIMEIROS SOCORROS

- Mantenha no local um kit de primeiros socorros que seja sempre submetido à manutenção
- Tome medidas para que o kit esteja localizado em um lugar bem visível.
- Faça um bom treinamento em técnicas de primeiros socorros.
- Mantenha informações de emergência e números de contato bem à vista perto de todos os telefones.

rias. Você precisa fazer todo o possível para eliminar a possibilidade de causar um dano a si mesmo ou a um cliente.

### Ética profissional

As organizações profissionais definem altos padrões que abrangem a maneira como os terapeutas se conduzem, bem como o seu relacionamento com os clientes e outros profissionais. Esses padrões incluem procedimentos práticos e éticos.

**Regras dos limites entre terapeuta e cliente**
- Nunca abuse do relacionamento entre terapeuta e cliente.
- Coopere sempre com outros profissionais da área de saúde.
- Descubra por que o cliente está buscando um tratamento e quais as expectativas dele.

# A MANUTENÇÃO DOS PADRÕES PROFISSIONAIS

- Explique o tratamento e converse com o cliente a respeito do custo envolvido antes do início do tratamento.
- Respeite o sigilo do cliente: nunca divulgue informações do cliente sem uma permissão dele por escrito, a não ser que seja obrigado a fazer isso por lei, e sempre peça permissão ao cliente caso precise consultar o médico dele antes ou depois de uma sessão de tratamento.
- Nunca faça o diagnóstico de um problema médico, nunca afirme ser capaz de curar alguma coisa e jamais ofereça um conselho não qualificado.
- Tenha sempre em mente que os clientes podem ser exigentes, não cooperativos, excessivamente emocionais ou hipocondríacos.
- Tenha sempre uma conduta profissional, e seja sempre cortês e respeitoso com os clientes.
- Ao tratar de uma pessoa que sofra de um problema médico, você deve falar com os membros da equipe médica envolvida. É apropriado pedir aos clientes que estejam sob cuidados médicos que confirmem por escrito que desejam fazer o tratamento com você.
- Tome medidas para que qualquer tipo de propaganda represente o seu negócio da maneira mais profissional possível.
- Estabeleça um horário para dar atendimento e informe esse horário para todos os seus clientes.
- Se um cliente telefonar dizendo que tem um problema de emergência, seja suficientemente flexível para entender e mudar, se possível, o horário de atendimento e não cobre a consulta.
- Separe a sua vida social da profissional.

**Segurança pessoal**
- Ao levantar equipamentos ou clientes, use uma mecânica corporal apropriada e técnicas de levantamento para evitar as lesões.
- Saiba onde está o kit de primeiros socorros e mantenha atualizado o certificado de primeiros socorros.

### O VAREJO
Muitos aromaterapeutas estão entrando no mercado dos óleos essenciais, vendendo fórmulas especiais, cosméticos exclusivos e outras maravilhas aromáticas. Uma distinção é traçada entre a venda de produtos para os clientes como parte do tratamento e a venda para o público em geral. Os produtos vendidos para o público estão sujeitos a várias regras e regulamentos que se tornaram cada vez mais complexos desde que as normas do conteúdo dos rótulos e a legislação pertinente entraram em vigor, o que pode variar de país para país.

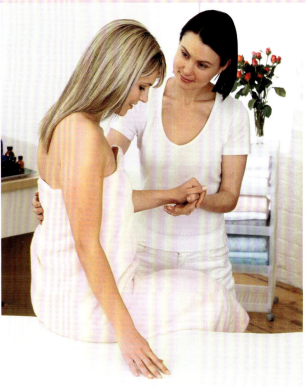

**Ajudar o cliente a subir e descer da cama de massagem** não apenas garante a segurança da pessoa como também demonstra uma atitude interessada.

- Conheça as precauções e contraindicações da aromaterapia e trabalhe dentro da esfera de ação das suas atividades.

**A segurança do cliente**
- A entrada do local e os corredores devem ser seguros e bem iluminados.
- Ajude o cliente a subir e descer da cama de massagem se necessário.
- Não ministre massagens se você estiver doente ou com um problema contagioso.
- Evite massagear feridas abertas e locais inflamados.
- Utilize os procedimentos adequados ao lidar com doenças e lesões. Recorra às autoridades médicas apropriadas quando surgir esse tipo de problema.

## O desenvolvimento profissional
Frequentemente existem boas oportunidades para que você expanda o seu conhecimento e experiência em seminários e conferências. Há também congressos de treinamento que abordam temas como a drenagem linfática manual, o diagnóstico ayurvédico, a técnica de Bowen e a massagem sentada de acupressura, que combinam bem com a aromaterapia, e durante esses seminários e conferências, você terá a oportunidade de conversar com outros terapeutas, fazer novos amigos e trocar ideias.

# Índice remissivo

**A**

absinto 22
absolutos 42
*Achillea millefolium* (milefólio) 58, 61
ácido(s) 22
   benzoico 22
   gerânico 22
acne 16, 169
ACTH (hormônio adrenocorticotrófico) 196
acupressura 114, 116
adenoides 182
ADH (hormônio antidiurético) 196
adstringentes 179
água, bebendo 183
águas florais 41
AIDS (Síndrome da Imunodeficiência Adquirida) 182
alcoóis nos óleos essenciais 22
álcool 121
   maceração no 43
aldeídos 22-3
alecrim 14, 30-1, 100, 211, 233
   cetonas 22
   e a epilepsia 121
   identificação 51
   pessoas idosas e o 237
alergias a nozes 53
alimentação 17, 204
amamentação 219
amêndoa 30, 47, 214
   doce 30, 47, 214
amenorreia 203
amigdalite 172
anabolismo 161
androgênios 199
anéis aromáticos 21
anemia 178
anetol 23
anorexia nervosa 188
anotações das consultas 119-20
   sobre os casos 119
ansiedade 150, 188
   e as dores de cabeça de tensão 189
   no parto 219
antidepressivos 189
antiespasmódicos 173, 193, 203

antiguidade 10, 112
anti-inflamatórios 209, 234
antirreumáticos 209
Apiaceae 30
apoplexia 179
Arcier, Micheline 13, 105, 116, 188
   técnica de massagem de 117-8
armazenagem dos óleos carreadores 46
aromas, descrição dos 51
aromaterapia como arte de cura 16-7
aromatizadores de ambiente 108
   sprays 153
   vaporizadores e difusores 153
artérias 176-7
articulações
   cartilaginosas 208
   condiloides 207
   deslizantes 207
   do tipo dobradiça 207
   esféricas 207
   fibrosas 208
   óleos essenciais para alecrim 100
      benefícios 234
      camomila-dos-alemães 87
      camomila-romana 66
      capim-limão 79
      cipreste 78
      coentro 77
      esclareia 101
      eucalipto 81
      gengibre 107
      junípero 84
      lavanda 85
      manjerona 93
      milefólio 61
      mirra 76
   sinovial 207-8
   selares 207
   sinoviais 207-8
   trocoides ou pivô 207
artrite 63, 150-1, 209, 234
   reumatoide 209, 234
asma 16, 152, 172
astecas 12
atendimento na casa do cliente 243
ative a sua rede de

contatos 246
átomos 20-1
Avicena 12, 112

**B**

baço 182
banho
banho(s)
   das crianças 150
   de chuveiro 151
   de lavanda depois do parto 219
      dos pés 151
   óleos essências nos 35, 150
      normas de segurança 108-9
bebê(s) 220-5
   massagem aromaterápica para os 220-5
   normas de segurança e óleos essenciais 108
   pele 220
benefícios da aromaterapia 16-7
benjoim 42, 102, 233
bergamota 71, 233
   expressão da 44
bergapteno 23
bexiga 194
bile 192
biologia integral 16
bolas perfumadas 12
*Boswellia carteri* (olíbano) 10, 63
braços, massagem dos 129
brácteas 25
bronquite 16, 172
*Bursera glabrifolia* (linaloa) 62

**C**

cabelo
   alecrim 100
   esclareia 101
   glândulas 167
   milefólio 61
   ylang ylang 64
camada
   subcutânea/hipoder-me 165
camomila
   dos-alemães 87, 233
   romana 66, 193, 211, 218, 233

massagem no bebê 211
   no parto 218
*Canaga odorata* (ylang ylang) 21, 41, 64, 221, 233
canal(is)
   anal 190-1
   de óleo 30
   de resina 30
câncer 16, 121, 229, 231, 238-9
canela 30
cânfora 41
*Cânon da Medicina* (Avicena) 12, 112
capilares 176
   linfáticos 180
capim-limão 79
   aldeídos 22
carbono 20-1
cardamomo 215, 233
cariofileno 21
carminativos 193
cartilagem hialina 163
cartões de visita/folhetos 246
Casa de Banho dos Quatro Ventos 11
catabolismo 161
caules (plantas) 25
Cayola, dr. Renato 13
cedro 21, 65, 233
   de Atlas 21, 65
   do Himalaia 65
   do Texas 65
*Cedrus atlantica* (cedro de Atlas) 21, 65
células
   de óleo 30
   de resina 30
   glandulares 20 (plantas) 24, 30
      destilação 40
   (sistemas corporais) 160-1
centríolos 160
cerebelo 185
cérebro 184-5
cetonas 22-3
Chen Nang 10
choque 150
ciática 188
ciclo cardíaco 175
   diastólico 175
   menstrual 202
   sistólico 175

ciência dos óleos essenciais 18-35
   estruturas que produzem óleo 30
   sentido do olfato 32-3
   absorção através da pele 34-5
   fundamentos da química 20-1
   estruturas que armazenam óleo 30-1
   grupos funcionais 22-3
   anatomia e metabolismo das plantas 24-5
*Cinnamomum camphora* (Howood leaf) 62
cipreste 78
cistite 16, 150
citoplasma 30, 160-61
civilização do Vale do Indo 13
clientes
   a conversa com os 118
   anotações das consultas 119-20
   avaliação e cuidados subsequentes 148-9
   com dificuldades de aprendizado 226-8
   com problemas médicos existentes 121
   concentre-se nos 118
   ética profissional 248-9
      *feedback* 149
   ficha dos 248
clínica(s)
   como montar a sua própria clínica 244-7
   o trabalho com a terapia 242
clorofila 24, 26
cobação 41
coentro 30, 77
colágeno 165
colagogos 193
coluna vertebral, massagem da 126
cominuição 40
*Commiphora myrrha* (mirra) 76
como combinar os óleos essenciais 50-5, 59

# ÍNDICE REMISSIVO 251

a formulação de uma mistura 52
as notas 50
exemplos de algumas combinações 53
método de Joanna Hoare de 51-3
óleos carreadores 52-3
preparo de uma combinação 54
sinergia 50
como comprar os óleos carreadores 46
como comprar os óleos essenciais 45
complexo de Golgi 160
comportamento problemático 227
compressas 151
frias 151
quentes 151
concreto 42
coníferas 30
continuação do desenvolvimento profissional 249
coração 174-5
corticoides sexuais 198
creme de óxido de zinco 152
crianças e os óleos essenciais 108, 150
cromossomos 161
Culpeper, Nicholas 98
*Complete Herbal* 12
cumarinas 23
curvas da coluna vertebral 207
*Cymbopogon citrates* (capim-limão) 22, 79
*Martini* (palma-rosa) 80, 98

## D

*De Materia Medica* (Pedânio Dioscórides) 10
demência 14, 235-6
dendritos 185
depressão 150, 188
pós-natal 219
depurativos 209
dermatite 150
derme 164-5
descongestão dos seios nasais 139
desequilíbrios hormonais 199
desintoxicação 183
destilação 12, 21, 40-2
a vapor 21-2, 40-1

da água 40
fracionada 41
diabetes 198
clientes com 121
dieta 17, 204
dificuldades de aprendizado 226-8
demência 14, 235-6
dióxido de carbono extração 42-3
discos intervertebrais 208
dismenorreia 203
distúrbios psicológicos 188
diterpenos 21
doença(s)
cardíacas 178
de Addison 198
de Alzheimer 14, 235
de Graves 198
degenerativa dos nervos 188
dor(es)
de cabeça 150, 189
ansiedade e tensão
óleos essenciais para 16
de garganta 53
muscular 53, 211
nas costas 208
na gravidez e no parto 214, 218
drenagem linfática 116, 140
a Longa Jornada 141
manual (DLM) 115
drogas
medicinais 121
recreativas e a massagem aromaterápica 121
ductos linfáticos 181

## E

eczema 16, 49, 150, 168
*effleurage* (alisamento) 44 113-4, 116
egípcios 10-1, 65
elastina 165
elétrons 20-1
emenagogo 203
encéfalo 184-5
endometriose 199, 203-4
enfisema 172
enjoo
matinal 215
nas viagens 153
enzimas 185
epiderme 34-5, 164-5, 167

epiglote 170
epilepsia 16
tratamento de clientes com 121
equipamento, como montar a sua própria clínica 245
eritrócitos (glóbulos vermelhos do sangue) 175
erva-doce 30, 82, 199
esclareia 101, 203, 211, 233
no parto 218
esclerose múltipla 113
esôfago 190
espécies (plantas) 27
esqueleto
apendicular 208
axial 208
estados emocionais, e os óleos essenciais 233
ésteres 22-3
estimulação linfática
pés e pernas 146
rosto 139
estômago 190-1
estrias 216
estrogênio 199, 202
estrutura óssea 206
ética profissional 248-9
eucalipto 16, 22-3, 81, 151
massagem nos bebês 221
eugenol 23
expectorantes 173
expressão das frutas cítricas 44
extração
com hidrocarboneto 43
dos óleos essenciais 40-4
com solvente 42-3
extratos 42

## F

família(s) de plantas
*Anonaceae* 60
*Apiaceae* (*Umbelliferae*) 60
*Asteraceae* (*Comppositae*) 60
*Burseraceae* 60
*Cupressaceae* 60
*Geriniaceae* 60
*Lamiaceae* (*Labiatae*) 21, 30, 60
*Lauraceae* 60
*Myraceae* 27, 60
*Oleaceae* 60

*Pinaceae* 60
*Poaceae* (*Graminae*) 60
*Santalaceae* 60
*Styracaceae* 60
*Zingibercaceae* 60
*Rosaceae* 60
faringe 190
febre 121
fenóis 23
fibras reticulares 165
fibrocartilagem
amarela 163
branca 163
fibrócitos 163
fibroides 203
fígado (o) 191-2
flores
destilação 40
família *Lamiaceae* 27
reprodução 25
florescência da tília 233
*Foeniculum vulgare* (erva-doce) 30, 82, 199
folhas, 24-5
destilação 40
fotossíntese 24, 26
frutas 25
cítricas, expressão das 44
destilação 40
funcho (erva-doce) 30, 82
furocumarinas 23

## G

Galeno 10
gânglios (pontos reflexos) 116
Garri, dr. Giovanni 13
Gattefossé, René-Maurice 9, 12-3
gênero (plantas) 27
gengibre 107, 211, 215, 233
gerânio 94, 98, 118, 168, 199, 233
Gesner, Conrad 12
Glândula(s)
paratireoides 198
pineal 199
pituitária 196
prostática 206
sebáceas 167
sexuais 199
sudoríparas 167
suprarrenais 198
tireoide 121, 198
glicocorticoides 198
gomenol 89
granulócitos 175
grapefruit 73, 215, 233

gravidez 214-7
e a esclareia 203
e a massagem 121, 154
enjoos matinais 215
erupções cutâneas 216
estrias 216
hormônios 214
indigestão/azia 215
infecções do trato urinário 214, 216-7
insônia 216
prisão de ventre 215
sistema reprodutor feminino 201-2
uso dos óleos essenciais durante a 108, 215-7
gregos, antigos 10, 112

## H

hélio 20
hemorroidas 219
hepáticos 193
Hepatite B 182
herpes-zóster 150
hidratantes 152
hidrodifusão 41
hidrogênio 20-1
hidromassagem 115
hidrossóis 41
hipérico (erva-de-São-João) 49
hipersecreção 198
hipertensão 178
hipertensivos 179
hipertermia 23
hipertireoidismo 121
Hipócrates 10, 112
hipotensivos 179
história da aromaterapia 10-3
homeopatia 14
homeostase 195
hormônio(s) 196-9
do crescimento (somatotrópico) 196
e os óleos essenciais 217
gonadotrópicos (sexuais) 196
gravidez 214
hortelã-pimenta 16, 91, 233
adulterado 45
no parto 218
sistema digestivo 14, 193
Howood leaf 62

## 252 ÍNDICE REMISSIVO

**I**

idade e a massagem aromaterápica 121
Idade Média 10-2
ilhotas de Langerhans 198
imagem profissional 117
imunização 121
imunoestimulantes 173
inalação dos óleos essenciais 152
incenso 10, 63
incontinência urinária 195
Índia 10
indigestão 150
   na gravidez 215
infecções do trato urinário 195, 214
   na gravidez 214, 216-7
ingestão acidental de óleos essenciais 109
insônia 150
   na gravidez 216
insulina 196
interneurônios 185
intestino(s) 190-91
   delgado 190-1
   grosso 190-1
irritação dos olhos e os óleos essenciais 109

**J**

jasmim 83, 233
   extração com solvente 42
   no parto 218
*jet lag* 121, 153
junípero 84
*Juniperus* (cedro) 65

**L**

lactonas 23
Langerhans, ilhotas de 198
laranja-doce 75, 215, 221
laranjeira-amarga 58, 68
lavagem e massagem das mãos 116, 122, 147, 228
lavanda 14, 27, 86, 233
   adulterado 45
   composição química 21
   efeito sedativo da 59
   lembranças associadas a 236
   massagem no bebê 221
   no parto 218
   para queimaduras 12-3, 17

ligações covalentes (átomos) 21
ligamentos 208
limão, 72, 233
   erva-cidreira (melissa) 90
   expressão do 44
   no parto 218
   para o enjoo matinal 215
limão taiti 49, 67, 233
linaloa (*Bursera glabrifolia*) 62
linfa 180
linfócitos 175
linhaça 49
*Litsea cubeba* (may Chang) 86
*Livro da Cura (O)* (Avicena) 12
loção de calamina 152
loções tônicas 152
Longa Jornada (A) 141
luz solar 109

**M**

maceração 43-4
mandarina 74, 218, 221, 233
manjericão 22, 92, 189, 233
manjerona 30, 93, 211, 233
manteiga de cacau 49
manto ácido 166
massagem 16, 110-57
   abdominal 143-44
   acupressura 114
   antigo Egito 10
   ayurvédica 115
   com pedras quentes 115
   da cabeça 124-5, 135
      do pé 145-7
      desinfecção 122
      ponto do plexo solar 133
   durante o trabalho de parto 219
   efeitos benéficos da 113
   *effleurage* (alisamento) 113-14, 116
   esportiva 115
   hidrotérmica 115
   história da 112
   imagem profissional 117
   indiana da cabeça 115
   nas costas 129

nas mãos 14, 142, 226
necessidade da 112
no couro cabeludo 125, 135
no local de trabalho 115, 154-7, 243
no pescoço 124-5, 130-1, 140-1
no tórax 140-1
ocidental 115
oriental 115
*petrissage* (compressão) 114
pontos de pressão linfática 114
pós-operatórias 121
(sentada) no local de trabalho 115, 154-7, 243
sueca 113, 116
   tailandesa 115
*ver também* massagem aromaterápica
massagem aromaterápica
   abdominal 143-4
   a conversa com os clientes 118
   a elaboração do histórico do caso 119
   a Longa Jornada 141
   avaliação e cuidados subsequentes 148-9
   braços 129
   cabeça 124-5, 135
   como montar a sua própria clínica 244-7
   concentre-se nos clientes 118
   costas 129
   couro cabeludo 125, 135
   crie o ambiente adequado 118
   e o câncer 238-9
   *feedback* dos clientes 149
   fim do tratamento 147
   imagem profissional 117
   limpeza 122
   mãos 142
      nádegas 127-8
   no trabalho de parto 219
   notas de consulta 119-20
   objetivos da 117
óleos carreadores 46

óleos essenciais
   aplicação 122
   diluições dos 108
   medidas dos 54
   registro dos 148
ombros 130-31
para bebês 220-5
para o alívio do stress 231-2
pernas 132-3, 145-6
   parte de trás das 132-3
pés 145-47
pescoço 124-5, 130-1, 140-1
ponto do plexo solar 133
precauções e contraindicações 121
preparação 122
preparativos 116-8
quadris 127-8
rosto 136-39
sentada 115, 154-7
sessão completa passo a passo 122-47
   sequências iniciais 123
terapia da polaridade 134
técnica de Micheline Arcier 117-8
Maury, Marguerite 13, 17, 53, 117
may chang 86
*Medical Aromatherapy* (Schnaubelt) 41
medicina ayurvédica 10, 107
medicina chinesa 10, 86, 134
medicina
   complementar 14, 16-7
      e a massagem aromaterápica 121
      e o câncer 238
   holística 14
   preventiva 16
meditação 231
medula espinhal 186
meiose 161
melaleuca 14, 17, 88, 168
   hidrolato 122
   hidrossol 41
   inalação 152
   massagem no bebê 211
   terpenos 21
melanina 167

melatonina 199
*Meleleuca alternifolia ver* melaleuca
melissa (*Melissa officinalis*) 89
membrana(s) 163
   mucosa 163
   serosa 163
memória e o cheiro 54
meningite 16
menopausa 16, 202, 204
*Mentha piperita* (hortelã-pimenta) 14, 16, 45, 91
milefólio 58, 61, 233
mineralocorticoides 198
mirra 10, 76
mirto 221
mitocôndrias 160-1
mitose 161
moléculas 21
monócitos 175
monoterpenos 21
MRSA, o estafilococo dourado 14
MSH (hormônio estimulante de melanócito) 196
mundo clássico 10
músculo
   esquelético 210
   liso 210
Musée International de la Parfumerie em Grasse 40
música 245

**N**

nádegas, massagem das 127-8
nariz
   descongestionar 138
   sistema respiratório 170-1
néroli 58, 69, 168, 215, 233
neurônios
   motores 185
   (sistema nervoso) 185
nêutrons 20
niaouli (*Meleleuca viridiflora*) 89
níveis do açúcar no sangue 230
nodos linfáticos 180-1
notas
   de frente 50
   de fundo 50
   intermediárias 50
núcleo
   (átomos) 20-1
   (células) 160-1

# ÍNDICE REMISSIVO 253

**O**

*Ocimum basilicum*
(manjericão) 23, 92,
189, 233
Óleo(s)
adulterados 45
antissépticos 12, 14,
173
antivirais 173
da erva-de-são-joão
(hipérico) 49
da flor de maracujá
49
da flor-estrela
(borragem) 49
da nogueira-de-
Iguape 49
da noz-macadâmia 49
da semente de anis 23
de abacate 25, 46-7
de amendoim 49
de avelã 48
de borragem (flor-
estrela) 49
de calêndula 46-7
de camelina 49
de caroço de
damasco 25
de cássia 45
de cenoura 46, 49
de centelha asiática
49
de coco 48
de filipêndula 49
de germe de trigo, 46,
49
de jojoba 46, 48, 215
de linhaça 49
de milho 49
de noz 49
de palma 49
de prímula 48
de rícino 49
de rosa rubiginosa 49
de semente de cereja
49
de semente de uva
46, 48, 214
de tamanu 49
de tomilho branco
104
de tomilho vermelho
104
do caroço de pêssego
46
fixos 46, 49
fixos básicos 46
fixos especializados
46
maceração no 43
macerados 46, 49

óleos carreadores 46-9
para bebês 221
baseados em nozes 53
para mulheres
grávidas 214
como comprar e
armazenar 46
tipos de 46
a mistura com
óleos essenciais
52-3
óleos essenciais
a escolha e a
utilização 36-53
acne 169
adicionados à água
do banho 35
anorexia nervosa 188
antibacterianos 12, 14
antiespasmódicos
173, 193, 203
antissépticos 12, 14,
173
aplicação à pele 17
ciência dos 18-35
combinação 50-5, 59
como comprar 45
composição química
dos 21
desequilíbrios
hormonais 199
desintoxicação 183
destilação 12, 21, 40-2
dificuldades de
aprendizado 228
diluições 108
distúrbios do
esqueleto 209
dor muscular 53, 211
dor nas costas 208
dores de cabeça de
ansiedade e tensão
189
e a medicina
complementar 14
e medicamentos
homeopáticos 14
e o alívio do stress
232-3
eczema 168
endometriose 199,
203-4
enfisema 172
extração 40-4
extração com
solvente 42
hipertensão 178
inadequados para o
uso doméstico 109
ingestão acidental de
109

lista de 56-109
classificação 58
natureza da 59
massagem
aplicação 122
diluições dos 108
medidas dos 54
registro dos 148
na gravidez 108, 215-7
não diluídos 17
não seguros para uso
geral 109
no parto 218
normas de segurança
108-9
nos banhos 35, 108-9,
150
pacientes com câncer
239
para bebês 221
para níveis de stress
elevados 179
pesquisas dos 14
pessoas idosas e os
236-7
pioneiros da
aromaterapia 12-3
sementes para
aromaterapia 25
síndrome do intestino
irritável 193
sinusite 173
sistema linfático 183
sistema urinário 195
tratamentos caseiros
150-3
varejo 249
*ver tambem* oleos
carreadores
olfato 32-3
olfato, sentido do 32-3
olíbano 10, 63, 168, 233
massagem no bebê
221
no parto 218
ombros, massagem nos
130-1
ordens das plantas 27
organelas 24, 160
órgãos genitais
femininos 201
masculinos 205
*Origanum marjorana*
(manjerona) 30, 93
ossificação 206
osso
compacto 206
esponjoso 206
osteoartrite 209, 234
osteomalacia 166
osteoporose 202, 209, 235

ovários 201-2
óxidos 23
oxigênio 20-1
oxitocina 196

**P**

padrões profissionais
248-9
palma-rosa 80, 98
palpitações 178
pâncreas 192, 199
Paoli, Professor Rovesti
13
Paracelso 12
paralisia cerebral 188
parto 218-19
patchuli 40, 97, 233
pau-rosa 62
pé de atleta 168
Pedânio Dioscórides 10
pedras nos rins 195
*Pelargonium graveolens*
*ver* gerânio
pele 164-7
bebês 220
camada
subcutânea/hipoder-
me 165
derme 164-5
e os óleos essenciais
absorção dos 34-5
aplicação sem
diluir 108
efeitos benéficos da
massagem 113
epiderme 34-5, 164,
165, 167
estrutura 164-5
funções 166
glândulas 167
medida do pH 166
na gravidez 214, 216
oleosa 168
seca 168
pelos
capitatos (plantas) 30
peltados (plantas) 30
*Pen Tsao* 10
pênis 200, 205
perianto 25
periósteo 206
peritônio 190
pernas, massagem 132-3,
145-6
pés *ver* massagem dos pés
pesquisas 14
clínicas 14
pessoas idosas 234-7
petitgrain 58, 70, 215
*petrissage* (compressão)
114

picadas e ferroadas de
insetos 153
pimenta-do-reino 25, 96,
211, 233
pinheiro 95, 233
*Pinus sylvestris* (pinheiro)
95
pioneiros da
aromaterapia 12-3
*Piper nigrum* (pimenta-
do-reino) 25, 96, 211
plai 58, 106, 211
plantas
anatomia e
metabolismo 24-6
classificação 27-8
famílias 27, 60
óleos macerados das
46
plaquetas (trombócitos)
175-6
plasma 176
*Pogostemon cablin*
(patchuli) 40, 97
polinização 25
pomadas 44
ponto(s)
de pressão linfática
114
do plexo solar 133
*Practice of Aromatherapy*
*(The)* (Valnet) 13
pressão alta 150
pressão sanguínea 174
hipertensão 178
na gravidez 217
primeiros socorros 109,
248
prisão de ventre 150
na gravidez 215
problemas de memória
16, 236
problemas de pele 16,
168-9
óleos essenciais cujo
uso deve ser evitado
108
óleos essenciais para os
alecrim 100
benjoim 103
bergamota 71
camomila-dos-
alemães 87
camomila-romana
66
capim-limão 79
cedro de Atlas 65
cipreste 78
erva-cidreira 90
esclareia 101
eucalipto 81

# 254 ÍNDICE REMISSIVO

gerânio 94
grapefruit 73
hortelã-pimenta 91
jasmim 83
junípero 84
laranja-amarga 68
laranja-doce 75
lavanda 85
limão 72
limão taiti 67
mandarina 74
manjericão 92
manjerona 93
may chang 86
melaleuca 88
milefólio 61
mirra 76
néroli 69
niaouli 89
olíbano 63
palma-rosa 80
patchuli 97
pau-rosa 62
petitgrain 70
pimenta-do-reino 96
rosa 99
sândalo 102
vetiver 105
ylang ylang 64
tratando os clientes com 121
problemas
médicos existentes 121
menstruais 16, 188, 203
neurológicos 188
processo fitônico 43
produção de vitamina D 166
produtos de limpeza 152
progesterona 199, 202
promoção subliminar 246
propaganda 246
prótons 20
psoríase 150
puberdade 200-1
pulmões 170-1

## Q

quadris, massagem nos 127-7
qualificados
como montar a sua própria clínica 244-7
o início da prática da aromaterapia 242-3
padrões profissionais 246-9
queimaduras 12-3, 17

de sol 121
quimioterapia 121, 238-39
quimiotipos 31

## R

radioterapia 239
raquitismo 166
ravensara 30, 88, 211
reações alérgicas 172
recepcionistas 246
redestilação (retificação) 41
reflexologia 115
reflexos nervosos 186
regulação
da temperatura do corpo 166
menstrual 150
Reiki 118
relaxantes nervosos 189
repelente contra insetos 153
reservatórios de óleo 31
resfriados 150
resinoides 42
resposta imunológica 182
retenção de líquido 53, 150, 195
retículo endoplásmico 180
reumatismo 150-1
ribossomos 160-1
rins 194
romanos 10, 112
rosa 218, 233
absoluta 12, 98-9
attar (rosa damascena) 41, 98-9
damascena 41, 98-9
rosto
massagem 54, 136-9
vaporização facial 152
rubefacientes 179, 209

## S

SAD (distúrbio afetivo sazonal) 199
Salomão, Rei 10
*Salvia sclarea* (esclareia) 101, 203, 211, 218, 233
sândalo 102, 233
sangue 175-6
fluxo do sangue através do coração 174-5
saúde e segurança *ver* segurança
saunas 151
Schnaubelt, dr. Kurt 41
*Secret of Life and Youth (The)* (Maury) 13, 17

segurança
clientes com um comportamento problemático 227
contra incêndios 248
do cliente 249
óleos essenciais 108-9
alecrim 100
benjoim 103
bergamota 71
camomila-dos-alemães 87
camomila-romana 66
capim-limão 79
cedro de Atlas 65
coentro 77
de tomilho vermelho 104
erva-cidreira 90
erva-doce 82
esclareia 101
eucalipto 81
gengibre 107
gerânio 94
grapefruit 73
hortelã-pimenta 91
jasmim 83
junípero 84
laranja-amarga 68
laranja-doce 75
lavanda 85
limão 72
limão-taiti 67
mandarina 74
manjericão 92
manjerona 93
may chang 86
melaleuca 88
milefólio 61
mirra 76
na gravidez 217
néroli 69
niaouli 89
olíbano 63
palma-rosa 80
patchuli 97
pau-rosa 62
petitgrain 70
pimenta-do-reino 96
pinheiro 95
plai 106
rosa 99
sândalo 102
vetiver 105
ylang ylang 64
pessoal 249
primeiros socorros 109

saúde e 248
seguro 245
seios 202, 216
sementes 25
sensibilidade da pele aos óleos essenciais 108-9
sentido
primário do olfato 32
secundário do olfato 32
sesquiterpenos 21
shiatsu 115
sigilo 249
síndrome
de Cushing 198
do intestino irritável 193
do ovário policístico 199
do túnel do carpo 188
sinergia 50
sinusite 172-3
sistema(s)
aéreos (plantas) 25
do corpo 158-211
límbico 33
linfático 180-1
radiculares (plantas) 24
urinário 194-5
sistema circulatório 174-9
ciclo cardíaco 175
coração 174-5
distúrbios 178-9
e o stress 231
efeitos benéficos da massagem 113
óleos essenciais 179
alecrim 100
camomila-dos-alemães 87
camomila-romana 66
capim-limão 79
cipreste 78
coentro 77
erva-cidreira 90
erva-doce 82
esclareia 101
eucalipto 81
gengibre 107
gerânio 94
grapefruit 73
hortelã-pimenta 91
junípero 84
laranja-amarga 68
laranja-doce 75
lavanda 85
limão 72

saúde e 248
limão taiti 67
manjerona 93
may chang 86
milefólio 61
mirra 76
néroli 69
patchuli 97
pimenta-do-reino 96
pinheiro 95
rosa 99
tomilho 104
ylang ylang 64
problemas 121, 150
sangue 175-6
sistema digestivo 190-3
distúrbios 193
na gravidez 214
óleos essenciais
alecrim 100
bergamota 71
camomila-dos-alemães 87
camomila-romana 66
capim-limão 79
coentro 77
erva-cidreira 90
erva-doce 82
esclareia 101
gengibre 107
grapefruit 73
hortelã-pimenta 91
laranja-amarga 68
laranja-doce 75
limão 72
limão-taiti 67
mandarina 74
manjericão 92
milefólio 61
mirra 76
néroli 69
óleo de hortelã-pimenta 14
palma-rosa 80
pimenta-do-reino 96
rosa 99
sândalo 102
tomilho 104
órgãos acessórios 192
sistema endócrino 196-9
glândula pituitária 196
óleos essenciais benéficos para o 83, 94, 99, 101
sistema geniturinário
óleos essenciais
bergamota 71
camomila-dos-

ÍNDICE REMISSIVO **255**

alemães 87
camomila-romana 66
cedro de Atlas 65
cipreste 78
erva-doce 82
esclareia 101
gerânio 94
junípero 84
manjericão 92
manjerona 93
milefólio 61
mirra 76
niaouli 89
pinheiro 95
sândalo 102
sistema imunológico
óleos essenciais 182-4
benjoim 103
erva-cidreira 90
hortelã-pimenta
junípero 84
laranja-amarga 68
laranja-doce 75
melaleuca 88
niaouli 89
pau-rosa 62
pinheiro 95
sistema muscular
efeitos benéficos da
massagem 113
estrutura muscular
210-1
função muscular 211
óleos essenciais
alecrim 100
camomila-dos-
alemães 87
camomila-romana
66
capim-limão 79
cipreste 78
coentro 77
dor 53, 211
esclareia 101
eucalipto 81
fórmula para o
músculo
gengibre 107
hortelã-pimienta 91
junípero 84
lavanda 85
manjerona 93
milefólio 61
mirra 76
pimenta-do-reino
96
rosa 99
sistema
musculoesquelético
206-9

sistema nervoso 184-9
autônomo 186
clientes com
disfunções 121
distúrbios 188-9
medula espinhal 186
neurônios 185
o encéfalo 184-5
óleos essenciais
alecrim 100
benjoim 103
camomila-dos-
alemães 87
camomila-romana
66
capim-limão 79
cedro de Atlas 65
cipreste 78
coentro 77
erva-cidreira 90
esclareia 101
eucalipto 81
gengibre 107
gerânio 94
grapefruit 73
hortelã-pimenta
91
jasmim 83
junípero 84
laranja-amarga 68
laranja-doce 75
lavanda 85
limão 72
limão-taiti 67
mandarina 74
manjericão 92
manjerona 93
may chang 86
milefólio 61
néroli 69
olíbano 63
palma-rosa 80
patchuli 97
pau-rosa 62
petitgrain 70
pimenta-do-reino
96
pinheiro 95
rosa 99
sândalo 102
tomilho 104
vetiver 105
ylang ylang 64
periférico 186
reflexos nervosos 186
sistema nervoso
autônomo 116, 186
periférico 186
sistema reprodutor 83,
200-4
distúrbios 203

feminino 200, 201-4
masculino 200, 205
puberdade 200-1
sistema respiratório 170-1
distúrbios 172-3
óleos essenciais
alecrim 100
benjoim 103
bergamota 71
cedro de Atlas 65
cipreste 78
erva-doce 82
esclareia 101
eucalipto 81
gengibre 107
hortelã-pimenta
91
lavanda 85
limão 72
manjericão 92
manjerona 93
may chang 86
melaleuca 88
mirra 76
niaouli 89
olíbano 63
pinheiro 95
plai 106
sândalo 102
tomilho 104
pulmões 170-1
trato respiratório
superior 170-1
sono 17, 168, 229, 236-7
SOP (síndrome do ovário
policístico) 203
Stone, dr. Randolph 134
stress 16, 229-33
alívio 150
alívio 229
e a doença 229, 231
e a massagem 112
e as mulheres 229, 231
e os distúrbios do
sistema nervoso 189
efeitos corporais do
230-1
efeitos típicos do 231
massagem
aromaterápica para o
231-2
na gravidez 216
óleos essenciais para
o 179
pessoas idosas 236
química do 231
reações na presença
do 220-30
*Styrax benzoin* (benjoim)
42, 103

**T**
taxa metabólica 161
TDAH (transtorno do
déficit de atenção
com hiperatividade)
16
Tecido(s)
adiposo 113, 163
areolar 163
(células das plantas)
24
(células do corpo)
162-3
conjuntivo 163
epitelial (epitélio) 162
linfoide 163
técnicas de relaxamento
16
tendões 208
Teofrasto 10
terapia
da polaridade 134
do stress 115
terminações nervosas
sensoriais 166
terpenos 21
*terroir* 31
testículos 200, 205
timo 182
timol 23
tinturas 43
toalhas 122
tomilho 23, 104
tônicos 179
nervinos 189
uterinos 203
tonsilas 182
tosse 150
TPM [síndrome (tensão)
pré-menstrual] 203
trabalhar em casa 243
trabalho no hospital 242-
3
transpiração 26, 166
*Tratado sobre os Odores*
(Hipócrates) 10
tratamentos caseiros
150-3
tratamentos
com cama solar (luz
ultravioleta) 109
de beleza 14
TRH (terapia de
reposição hormonal
202
trombose (DVT) 121
trompas uterinas 201
tronco cerebral 185
troncos (plantas) 25
TSH (hormônio
estimulante da

tireoide) 196
tubo digestivo 190-91
tuia 22
Tui-ná 115
tujona 22

**U**
úlceras estomacais 230
umbelíferas 30
unhas 167
unidades de isopreno 21
uretra 194
útero 201

**V**
vagina 201
Valnet, dr. Jean 13, 117
varizes, 178
vasos linfáticos 180
veias 176-7
venda de fórmulas de
óleos essenciais 249
verbenona 22
vesícula biliar 192
vetiver 105, 233
vulva 201

**X**
xampus 151

**Y**
yin/yang e a terapia da
polaridade 134
ylang ylang 64, 233
composição química
21
destilação fracionada
do 41
massagem no bebê
221

**Z**
zigotos 161
*Zingiber cassumunar*
(plai) 106
*Zingiber officinalis*
(gengibre) 107, 211,
215

# Referências e agradecimentos da autora

**Referências e leitura complementar**

Arcier, M., *Aromatherapy,* 1990, Hamlyn, Londres.

Ball, J. dr., *Understanding Disease* 1990, C. W. Daniel, Saffron Walden.

Battaglia, S., *The Complete Guide to Aromatherapy,* 1997, The Perfect Potion (Austrália) Pty., Ltd.

*Botanical Information, Aromatherapy Quarterly,* número 48 – Primavera de 1996, Scottish Agricultural College.

Bowles, E. J., *The Basic Chemistry of Aromatherapeutic Essential Oils,* 2000, E. Joy Bowles, Sydney, Austrália.

Buckle, J., *Clinical Aromatherapy in Nursing,* 1997, Arnold (Hodder Headline Group), Londres.

Davis, P., *Aromatherapy an A-Z,* 1995, C. W. Daniel, Saffron Walden.

Fountain Centre, *Cancer Therapy Information,* St. Luke's Cancer Centre, The Royal Surrey County Hospital, Guildford.

Gallant, A., *Body Treatments and Dietetics for the Beauty Therapist,* 1978, Stanley Thornes (Editores) Ltd.

Gattefossé, M., (org .por R. Tisserand). *Gattefossé's Aromatherapy,* 1992, C. W. Daniel, Saffron Walden.

Johnson, C., *How to Be a Successful Therapist,* 2003, The Book Guild Ltd, Brighton.

Lavabre, M., *Aromatherapy Workbook,* 1990, Healing Arts Press, Vermont.

Lawless, J., *The Encyclopedia of Essential Oils,* 1992, Element, Shaftesbury.

Maury, M., Ryman, D. e Maury, E. A., *Marguerite Maury's Guide to Aromatherapy: The Secret of Life & Youth,* 1990, C. W. Daniel, Saffron Walden.

McGuiness, H., *Aromatherapy: Therapy Basics,* 2002, Hodder & Stoughton, Londres.

McNamara, P., *Massage for People with Cancer,* 1994, Wandsworth Cancer Support Centre, Londres.

Pitman, V. *Aromatherapy: a Practical Approach,* 2004, Nelson Thornes Ltd, Cheltenham.

Price , L., com Smith, I. e Price, S., *Carrier Oils for Aromatherapy & Massage,* 1999, Riverhead, Stratford-upon-Avon.

Ross e Wilson, *Anatomy & Physiology in Health and Illness,* 1993, Churchill Livingston, Oxford.

Susskind, P., *Perfume: The Story of a Murderer,* 1966, Penguin, Londres.

Tisserand e Balacs, *Essential Oil Safety,* 1995, Churchill Livingston, Londres.

Valnet, Dr. J. *The Practice of Aromatherapy,* 1993, C. W. Daniel, Saffron Walden.

Williams, D. G., *The Chemistry of Essential Oils,* 1996, Micelle Press, Weymouth.

Worwood V. A., *The Fragrant Mind,* 1995, Doubleday Transworld Publishers, Londres.

**A autora** deseja agradecer a Sarah Wilson, jornalista, por ajudá-la a compor este livro. Agradeço também a Megan Joyce pelo auxílio com o computador, pela orientação prática e por redigir a parte a respeito da ajuda às pessoas com dificuldades de aprendizado, e Pauline Allen da IFA por ter me estimulado.

Obrigada a Sue Mousley por ter redigido a parte sobre a Gravidez e o Parto, e a Charles e Jan Wells de Essentially Oils of Chipping Norton por permitir que eu usasse a sua relação de informações de segurança. Sou grata à minha amiga Glenys Bennett, que me ajudou a entender um pouco de computadores, bem como pelo apoio de todos os meus bons amigos, particularmente Anne Manning, Sarah Hutchings, Genie Allenby, Pauleen Dowsett e os amigos do The Fountain Centre, Guildford, pelo seu estímulo ao longo de todo este projeto.

Este livro não teria existido sem os pioneiros da Aromaterapia, do dr. Jean Valnet a Marguerite Maury, porém mais recentemente o trabalho de outros profissionais, entre eles a minha instrutora e mentora, a falecida Micheline Arcier, e o de Patricia Davis, Julia Lawless, Robert Tisserand, Valerie Anne Worwood, Shirley e Len Price, Pierre Franchomme e Daniel Penoel entre outros.

**O editor** deseja agradecer a Alternative Products Limited por fornecer a cama de massagem Starlight.

**Fotografia Especial:**
© Octopus Publishing Group Limited/Ruth Jenkinson

**Outras Fotografias:**
Alamy/Bubbles Photolibrary 208; /Jennie Hart214; **Art Archive** /Ragab Papyrus Institute Cairo 13**;** **Corbis**/ Michael A. Keller 84; /Ingolf Hatz/zefa 146; /Alan Schein/zefa 195; /Image Source 239; **Digital Vision** 191; **Getty Images**/Sylvain Grandadam 15; **Octopus Publishing Group** 21; /Frank Adam 225 embaixo à esquerda; /Paul Bricknell 17, 160; /Frazer Cunningham 19; /Randy Faris 241; /Jeremy Hopley 192 em cima à direita; /Ruth Jenkinson 23, 65; /William Lingwood 192 em cima à esquerda, 225 em cima à esquerda, 225 em cima à direita, 225 embaixo à direita; /Lis Parsons 192 embaixo à esquerda; /Peter Pugh-Cook 192 embaixo à direita; /William Reavell 75; /Russell Sadur 96, 149, 197; /Gareth Sambidge 77; /Niki Sianni 131 em cima à direita; /Ian Wallace 245; **Photodisc** 103, 131 em cima à esquerda, 142, 143, 216; **Science Photo Library**/Greg Schaler 18

**Designer** Geoff Borin
**Ilustradores** Susan Tyler, Kate Nardoni e Sudden Impact Media Ltd
**Pesquisador de Imagens** Ciaran O'Relly